終末期リハビリテーションの臨床アプローチ

編集 **安部能成**
千葉県立保健医療大学 健康科学部
リハビリテーション学科 作業療法学専攻 准教授

MEDICAL VIEW

本書では，厳密な指示・副作用・投薬スケジュール等について記載されていますが，これらは変更される可能性があります。本書で言及されている薬品については，製品に添付されている製造者による情報を十分にご参照ください。

Patient First Rehabilitation at the End of Life Care
(ISBN 978-4-7583-1718-4 C3047)

Editor: Kazunari Abe

2016. 9. 20 1st ed

©MEDICAL VIEW, 2016
Printed and Bound in Japan

Medical View Co., Ltd.
2-30 Ichigayahonmuracho, Shinjyukuku, Tokyo, 162-0845, Japan
E-mail ed@medicalview.co.jp

編集の序

　21世紀となって15年が過ぎ，日本は少子・高齢・多死社会を迎えている。明治維新以降，若者への対応に追われてきたわが国では，ようやく「若さに対する老い」，あるいは「生に対する死」の問題が浮かび上がってきた。そこで求められるものは，高齢者に多い「病勢の末期」や「人生の最終段階」への対応である。

　ところが，傷痍軍人に対する機能回復訓練による社会復帰を起源とする医学的リハビリテーションは，青年期から成人期の人々を対象として活動の場を与えられてきたが，人生の最終段階にまでは思いが至らなかった。生命維持は当然の前提条件となって背景に退いており，予後を顧みずに機能回復の促進に邁進していたのである。

　20世紀においてプラトーとは，病院における機能回復訓練を終了する理由であったが，現在では見直されている。高齢者の増加により，右肩上がりの機能回復だけではなく，機能維持の重要性が認識されてきたためである。なるほどプラトーでは，顕著な機能回復がみられない。けれども，努力して機能を維持している状況ともいえる。なぜなら，努力を怠ると機能低下により廃用症候群に陥り，生命活動の終焉を迎える場合があるためである。

　生命維持にリハビリテーションの関与が必要なことは，廃用症候群の研究から明らかにされた。人は，事故による外傷，病勢の進行による末期以外にも二次性の障害で生命を絶たれることがある。国家資格の誕生から半世紀を経て，ようやくわが国のリハビリテーション専門職にも，このような認識が生まれたならば，職種として成熟してきたとみてよい。

　すでに英国や北米，欧州や豪州で実施されている終末期リハビリテーションが，わが国ではみられない。より正確にいえば，少数の先達による活動が緒についたばかりである。その理由を解明するには詳細な分析を待つ必要があるが，プライマリヘルスケアの素地がなく，近代ホスピスの歴史が浅く，医師中心医療に依存してきたからであろう。

　2015年，第20回日本緩和医療学会学術大会のリハビリテーションフォーラムにおいて，ICU，大学病院，がんセンター，ホスピスなどの臨床現場から，リハビリテーション専門職の活動が報告された。そしてシンポジウムでは，「緩和ケアチームにおけるリハビリテーション専門職の活用を考える」が取り上げられた。ホスピス/緩和ケアに関与しているパイオニアは複数の領域で着実に活動を積み上げてきており，その実績は公表されるべき段階にあることが明らかとなった。

　終末期リハビリテーションの臨床アプローチに関与している先達に実践報告をお願いしたところ，多忙な臨床活動にもかかわらず快く引き受けてくださった。その範囲は，北は北海道から南は九州に至るまで，リハビリテーション専門職だけではなく，医師・看護師・ソーシャルワーカーにまで及んだ。力作ぞろいの今回の著作が，志を同じくする終末期リハビリテーションの関係諸氏の臨床活動に役立てば望外である。

　終末期は誰にでも訪れる。したがって，この著作はすべての人に読んでいただきたいのであるが，とりわけ終末期リハビリテーションに関係する職種である歯科医師，薬剤師，保健師，（管理）栄養士，臨床心理士（カウンセラー），臨床宗教師（チャプレン），社会福祉士（ソーシャルワーカー），精神保健福祉士，介護支援相談員（ケアマネジャー），介護福祉士，そして，政策立案者や行政関係者を念頭に置いている。

　各々の職種の教育課程で勉強中の学生諸君にも手に取ってもらえたら誠に嬉しい。現在は教えられる立場であったとしても，近い将来，臨床活動に参加する可能性があり，やがては教える立場となる人材だからである。

　最後に，今回の企画に多大なる御助力を頂戴したメジカルビュー社阿部篤仁氏に感謝を申し上げる。

2016年8月　盛夏

安部能成

執筆者一覧

編 集

安部能成
千葉県立保健医療大学 健康科学部 リハビリテーション学科 作業療法学専攻 准教授

執筆者（掲載順）

安部能成
千葉県立保健医療大学 健康科学部 リハビリテーション学科 作業療法学専攻 准教授

櫻井卓郎
国立がん研究センター中央病院 軟骨部腫瘍・リハビリテーション科

藤吉健史
市立砺波総合病院 総合リハビリテーションセンター 呼吸療法係

梅﨑成子
東京大学医学部附属病院 リハビリテーション部

野知有郁子
東札幌病院 リハビリテーション課

岩城　基
太田整形外科・大成呼吸器クリニック

大岩孝司
さくさべ坂通り診療所 院長

鈴木喜代子
さくさべ坂通り診療所

阿部まゆみ
名古屋大学大学院医学系研究科 看護学専攻 特任准教授

林　邦男
栄光病院 リハビリテーション課 課長

田實武弥
松原アーバンクリニック／小笠原内科／穂波の郷クリニック

加藤恒夫
かとう内科並木通り診療所 理事長

染谷明子
富山協立病院 リハビリテーション科 科長

平川友恵
目達原整形外科 訪問リハビリテーションめたばる

古賀友之
のぞみの花クリニック 院長

川村幸子
のぞみの花クリニック

西尾玲子
のぞみの花クリニック

伊藤佳世子
りべるたす株式会社 代表取締役

大山良子
脊髄性筋萎縮症(SMA)患者 当事者

並木新一
筋萎縮性側索硬化症(ALS)患者 当事者

輪竹一義
りべるたす株式会社

大松重宏
兵庫医科大学 地域総合医療学 ささやま医療センター 准教授

大石春美
穂波の郷クリニック

窪　優子
広島大学病院 診療支援部 リハビリテーション部門

東谷成晃
徳山病院 リハビリテーション科

小笠原文雄
小笠原内科 院長

目次

❶ 終末期リハビリテーションと緩和ケア 1

1 終末期リハビリテーションとは何か？ 安部能成 2
- リハビリテーション小史：終末期リハビリテーションを理解するために 2
- 医学的リハビリテーションの定義 3
- 医学的リハビリテーションの方向性 5
- 終末期リハビリテーションの定義 8
- 終末期リハビリテーションの特色 9
- 終末期リハビリテーションの対象 10
- 終末期リハビリテーションの方法 13
- 終末期リハビリテーションの展開 17

2 がん患者に対する緩和ケアと医学的リハビリテーション 櫻井卓郎 22
- はじめに 22
- がん，希少がんとリハに関するセラピストの意思決定 23
- 緩和ケア 23
- 転移がん（脳転移，骨転移） 25
- 疼痛 28
- 創作活動 31
- 患者会/家族会 33
- 多職種との連携 34

3 非がん患者に対する緩和ケアと医学的リハビリテーション 安部能成 37
- はじめに 37
- 総論：疾患経過 39
- 循環器疾患 41
- 呼吸器疾患 44
- 脳血管障害 46
- 難病 47
- 認知症および老化による衰弱 49
- 二次性の障害：不活発な生活は病気か？ 51
- おわりに 54

❷ 病院における終末期リハビリテーション 57

1 ICU：職種の垣根を越えて生と死に向き合う 藤吉健史 58
- はじめに 58
- 当院ICUに必要とされるリハビリテーション専門職となるために 59
- 当院ICUでの日常：生と死の狭間で 63
- おわりに 69

2 大学病院におけるがんの作業療法の実際と緩和ケアチームとのかかわり 梅﨑成子 71
- はじめに 71
- 当院のリハビリテーションについて 71
- がん患者のリハビリテーションについて 72
- 緩和ケアチームとリハビリテーションとのかかわり 72
- 作業療法の実際 74
- リハに緩和ケアチームがかかわることによるメリット 80
- 緩和ケアにリハがかかわることによるメリット 80

多職種へのメッセージ ……………………………………………………… 81
　　　おわりに ……………………………………………………………………… 81

　3　治療病棟から地域への移行　　　野知有郁子　　83
　　　はじめに ……………………………………………………………………… 83
　　　目標設定 ……………………………………………………………………… 83
　　　院内でのアプローチ ………………………………………………………… 86
　　　在宅での介入につなげる …………………………………………………… 96
　　　おわりに ……………………………………………………………………… 98

　4　呼吸リハビリテーションのアプローチ　　　岩城　基　　99
　　　はじめに ……………………………………………………………………… 99
　　　終末期における息苦しさと呼吸リハビリテーションの役割 …………… 99
　　　終末期呼吸リハビリテーションの実際 …………………………………… 101
　　　おわりに ……………………………………………………………………… 109

❸ ホスピスにおける終末期リハビリテーション　111

　1　在宅緩和ケアでのリハビリテーション　　　大岩孝司，鈴木喜代子　　112
　　　はじめに ……………………………………………………………………… 112
　　　緩和リハビリテーションとは ……………………………………………… 112
　　　緩和リハビリテーションに必要な理論と技術 …………………………… 115
　　　臨死期の緩和リハビリテーション ………………………………………… 123
　　　おわりに ……………………………………………………………………… 126

　2　英国のデイホスピスとわが国の緩和デイケアの取り組み　　　阿部まゆみ　　127
　　　はじめに ……………………………………………………………………… 127
　　　英国におけるホスピス緩和ケアサービスの展開 ………………………… 127
　　　新たなアプローチ「通所型」ホスピスの誕生とその機能 ………………… 129
　　　デイホスピスにおける心身のリハビリテーションアプローチ ………… 131
　　　St. Christopher's Hospice のデイケアとその活動 ……………………… 133
　　　わが国の緩和ケア事情とデイホスピス …………………………………… 135
　　　動き出したわが国の緩和デイケア ………………………………………… 138

　3　ホスピス　　　林　邦男　　143
　　　はじめに ……………………………………………………………………… 143
　　　一般的リハビリテーションと終末期リハビリテーションの相違点 …… 143
　　　スピリチュアルケアへの理解 ……………………………………………… 144
　　　リハビリテーションとホスピス …………………………………………… 146
　　　ホスピスにおける実践 ……………………………………………………… 149
　　　セラピスト特有の患者との距離感 ………………………………………… 153
　　　診療報酬上の解釈 …………………………………………………………… 154
　　　おわりに ……………………………………………………………………… 155

　4　在宅ホスピス緩和ケアの地域性　　　田實武弥　　156
　　　はじめに ……………………………………………………………………… 156
　　　各施設における在宅ホスピス緩和ケア …………………………………… 157
　　　おわりに ……………………………………………………………………… 171

❹ 在宅における終末期リハビリテーション ····· 173

1 地域におけるリハビリテーションの活用　安部能成, 加藤恒夫 ····· 174
- はじめに ····· 174
- かとう内科並木通り診療所の展開 ····· 175
- 世界各国の医療制度と終末期リハビリテーション ····· 179
- 英国の近代ホスピスからの発想 ····· 181
- 地域医療と入院医療の特徴 ····· 182
- 高齢者医療はデイホスピタルからデイホスピスへ ····· 183
- 緩和医療の教育 ····· 184
- 終末期リハビリテーションのポイント ····· 186
- おわりに ····· 189

2 地域リハビリテーションにおけるスキルミックス　染谷明子 ····· 190
- はじめに ····· 190
- 今，地域における医療・介護はどうなっているのか ····· 190
- 地域リハビリテーションにおける終末期のとらえ方 ····· 193
- 地域リハビリテーションにおけるスキルミックスの考え方 ····· 195
- スキルミックスの実際 ····· 197
- 事例紹介 ····· 202
- 満足のいく最期を迎えるために ····· 204
- 地域を知るために「プロボノ」をしよう ····· 204
- おわりに ····· 205

3 地域リハビリテーションの実像　平川友恵 ····· 206
- はじめに ····· 206
- 病院緩和ケアと在宅緩和ケアの違い：リハの視点から ····· 206
- 在宅における終末期リハビリテーションの臨床ポイント ····· 208
- 在宅緩和ケアに訪問作業療法士としてたずさわった事例 ····· 211
- まとめ・考察 ····· 217

4 地域におけるチーム医療　古賀友之, 川村幸子, 西尾玲子 ····· 219
- はじめに ····· 219
- 在宅におけるチームケア ····· 219
- チームアプローチ ····· 220
- 在宅がんリハビリテーション ····· 222
- 終末期リハビリテーション ····· 222
- 地域のチーム医療における各専門職の役割 ····· 223
- 在宅がんリハビリテーションの実際 ····· 227
- 症例紹介 ····· 228
- 今後の地域における在宅がんリハビリテーション ····· 232
- まとめ ····· 233

5 難病患者へのリハビリテーションの取り組みについて
伊藤佳世子, 大山良子, 並木新一, 輪竹一義 ····· 234
- はじめに ····· 234
- 難病とは ····· 234
- 事業所立ち上げの理由 ····· 234

　　　　神経・筋疾患者からの相談 ……………………………………………… 237
　　　　当事業所の支援の取り組み ……………………………………………… 238

　6　リハ専門職がかかわる意思決定支援：療養場所の選択　　大松重宏 …… 247
　　　　はじめに …………………………………………………………………… 247
　　　　「意思決定」の支援者としてのリハビリテーション専門職 ………… 248
　　　　意思決定の支援とは ……………………………………………………… 249
　　　　がん治療病院からホスピス・緩和ケア病床への移行時の課題 ……… 250
　　　　終末期に向かうがん患者と家族の心理社会的課題 …………………… 252
　　　　終末期の療養場所についての意思決定への支援 ……………………… 255
　　　　まとめ ……………………………………………………………………… 259

5　家族・遺族とのかかわり　　261

　1　リハビリテーション専門職への期待　　大石春美 …… 262
　　　　はじめに …………………………………………………………………… 262
　　　　症例①：Aさん，80歳代男性，一人暮らしで入院中 ………………… 262
　　　　症例②：Bさん，30歳代女性 …………………………………………… 265
　　　　まとめ ……………………………………………………………………… 271

　2　遺族会への取り組み　　窪　優子 …… 273
　　　　はじめに …………………………………………………………………… 273
　　　　グリーフケアとは ………………………………………………………… 274
　　　　小児がん患者の遺族会「いちご会」立ち上げの経緯 ………………… 274
　　　　対象 ………………………………………………………………………… 274
　　　　方法 ………………………………………………………………………… 276
　　　　結果 ………………………………………………………………………… 280
　　　　考察 ………………………………………………………………………… 283
　　　　今後の課題 ………………………………………………………………… 286
　　　　おわりに …………………………………………………………………… 286

　3　リハビリテーション病院から在宅へ　　東谷成晃 …… 289
　　　　スピリチュアルペインとの出会い ……………………………………… 289
　　　　緩和ケア病棟から在宅へ ………………………………………………… 293
　　　　まとめ ……………………………………………………………………… 304

　4　リハ専門職のもつトータルヘルスプランナーとしての可能性　　小笠原文雄 …… 306
　　　　はじめに …………………………………………………………………… 306
　　　　トータルヘルスプランナーとは ………………………………………… 306
　　　　終末期患者の在宅ホスピス緩和ケアとは ……………………………… 310
　　　　在宅ホスピス緩和ケアでの多職種ケアとTHPの役割 ………………… 312
　　　　症例紹介 …………………………………………………………………… 313
　　　　リハビリテーション専門職がTHPになるためには …………………… 315
　　　　おわりに …………………………………………………………………… 318

索引 …………………………………………………………………………………… 321

1

終末期リハビリテーションと緩和ケア

1. 終末期リハビリテーションと緩和ケア

終末期リハビリテーションとは何か？

安部能成

リハビリテーション小史：
終末期リハビリテーションを理解するために

●医学におけるリハビリテーション

　中世西欧に生まれたリハビリテーション（rehabilitation，以下，リハ）は，語源的にみると宗教的復権に始まり，名誉回復，失業者の再就職，犯罪者の更生，災害からの復興などの語義的変遷があった[1-3]。医学との出会いは，20世紀の大戦争を契機とする。大量に発生した傷痍軍人に対する救命救急後の機能回復訓練による社会復帰を目的とする活動であり，その多くが再就職を果たしたことから知名度を高めた。

　このように，リハが医学的意味合いをもったのは，語義的変遷からみれば比較的新しいものであり，第一次世界大戦（1914〜1918）の発生から起算しても100年程度の歴史しかない。看護の祖として高名なFlorence Nightingale（フローレンス・ナイチンゲール）（1820〜1910）が活躍したクリミア戦争は1853〜1856年であるから，医学的リハは半世紀ほど遅れて始まったといえる。

●わが国における医学的リハビリテーション

　傷痍軍人は若年男性が多かった。そのためか医学的リハは対象者に軍隊式の機能回復という訓練を行い，身体機能の改善を試みる介入であった。日本語の「リハビリテーション」は，カタカナで表記されていることからもわかるように外来語である。わが国で初めての使用例は第二次世界大戦後の1945（昭和20）年，当時の連合国軍総司令部（General Headquarters：GHQ）による"Rehabilitation of Japan"といわれている。これは「戦後日本の復興」を意味しており，やはり医学的意味合いをもたない。

　わが国に医学的リハがもたらされたのは，占領下の連合国軍病院における医学的リハに接した医師たちが感銘を受け，WHO（World Health Organization：世界保健機関）のフェローとなって先進国のリハ医学を学び，わが国に持ち帰ったことを契機としている。病院の片隅で行われている機能回復訓練という「リハビリテーション」のイメージは，このような歴史的背景による。

● リハビリテーションの用語法

　ここで，用語法について述べておきたい。前述のように，医学的意味合いをもたなかったリハが，20世紀の大戦争を契機に医学・医療の分野で用いられるようになった。これを医学的リハビリテーションという。つまり，医学的リハ（medical rehabilitation）は，リハの分野や領域を示す場合に用いる[4]。

　これに対してリハ医学（rehabilitation medicine）とは，医学的リハの基礎となる方法を意味する場合に用いる。例えば，心理学や工学をリハに用いた場合，リハ心理学，リハ工学と表現することになる。看護やソーシャルワークをリハの方法論として用いれば，リハ看護，リハソーシャルワークとなる。紛らわしい場合があるので留意してほしい。

医学的リハビリテーションの定義

● 米国リハビリテーション評議会による定義：1943年

　医学的リハの定義としては，1943年に米国リハビリテーション評議会により表明された「リハビリテーションとは障害者をして身体的，精神的，社会的，職業的ならびに経済的に能うる限りの有用性を発揮しうるように回復せしめることである」が第一に引用される。これは，今日に至る医学的リハの定義の出発点としての意義をもつものであるが，身体的・精神的・社会的・職業的・経済的側面から，障害者が有用性を発揮できることを目的としている。このような介入により，多くの傷痍軍人が社会復帰を果たしたため，リハ医学は，治療，予防に続く第三の医学ともよばれるほどの成功を収めた[4]。

　この定義によると，障害をもった人は有用性を発揮できるまでに回復に努力しなければならない。別の見方をすれば，「働かざる者食うべからず」といった勤労意欲を前面に押し出した考え方であり，個人的努力を前提条件にしている。このころのスローガンに"From tax eater to taxpayer"があった。これは「税金で食べさせてもらう立場から，税金を納める立場になろう」という意味にとれる。けれども，祖国のために働いたのに，あたかも国には責任がなく，障害者の個人的問題とされている点は時代を感じさせるものである。さらにいえば，働きたくとも働けない者のことまでは考慮されていない。

● WHOによる定義：1981年

　1981年の国際障害者年にWHO専門委員会は，「リハビリテーションは障害（能力低下や社会的不利）およびそれをもたらす状態を改善し，障害者の社会的統合を達成する手段を含む。さらに，障害者が環境に適応するための訓練だけではなく，障害者の社会的統合を促進するために全体としての環境や社会に手を加えることも目的とする。したがって，障害者，家族，地域社会が，リハビリテーショ

ンに関係するサービスの計画や実行にかかわり合わなければならない」と，再定義を行った。ここでは，リハの対象は障害者に留まらず，障害者を取り巻く環境をも含み，障害者を受け入れる社会の取り組みにまで言及している。

　この前年，WHOは国際障害分類（International Classification of Impairments, Disabilities and Handicaps：ICIDH）を定めた。それによると，疾病・外傷による傷害（impairment）の発生が，なんらかの能力低下（disability）をもたらし，そのことが社会的なハンディキャップ（handicap）に至るという3段階から構成される障害を定義した。これには少なからぬ批判もあるが，これを踏まえたリハの定義も，障害者と環境との相互作用にまで範囲を拡大した。すなわち，疾病・外傷による後遺症・後遺障害のある場合，その人が置かれた状況により障害となるかならないか，その程度もさまざまとなりうる点が新しい。その後の多方面からの論争を呼び起こした点でも一定の意義があった。

●WHOの定義改訂（ICF）：2001年

　21世紀初頭の2001年5月，WHOは1990年代の議論を踏まえながら1981年の定義を改訂した。これは，医学モデルと社会モデルを統合したBio-Psycho-Social modelに基づいたものであり，ICIDH-2に該当するものであるが，国際生活機能分類（International Classification of Functioning, Disability and Health：ICF）とよばれた（**図1**）。

　この分類は，「心身機能・身体構造」「活動」「参加」による生活機能，そして「環境因子」と「個人因子」により構成される背景因子，という2つの領域からなる5つの構成要素が相互に関係し合うことを踏まえて，諸次元からなる構造体として障害を定義しようとする試みである。この定義の使用に際してはマニュアルを

図1　国際生活機能分類

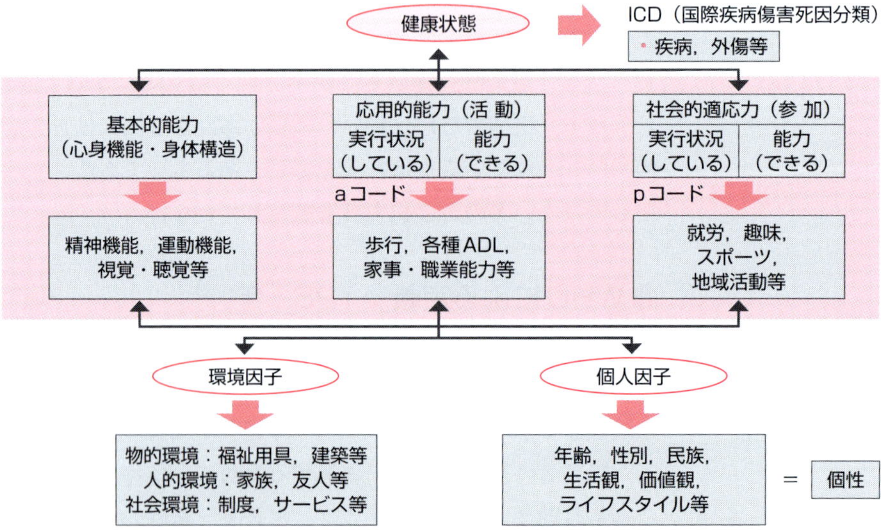

準備し，共通用語としての普及に配慮をみせているが，これに関連する論文の発表数などからみて，いまだ道半ばというのが正直なところである。

医学的リハビリテーションの方向性

　前述のように医学的リハは，旧来の医学・医療のように外傷・疾病の治癒を図るための介入としてではなく，機能回復訓練による社会復帰を目的とした介入として登場した。その意味で，治癒が難しい疾患ほどリハが重要視されることになるのである。

　その際のキーワードは，機能回復を示す指標である日常生活活動（activities of daily living：ADL），そして患者が家庭復帰，あるいは復学・復職により社会復帰を果たしたことにより改善するQOL（quality of life：生活の質，患者の満足度）である。このような点からみて，ADLとQOLが医学的リハのキーワードとなる。この2つを用いて，医学的リハのもつ方向性について，その構造的特徴をみておきたい。

● 機能回復リハビリテーション（図2）

　機能回復リハにおいては，身体的あるいは精神的機能の向上，つまりADL向上が，家庭復帰や社会復帰による患者の満足度（QOL）改善という結果をもたらす。このことについて，キーワードを用いて構造的にみてみると，まずADLを考え，次にQOLを考えることから，ADLが先でQOLは後という前後関係，およびADLが向上すればそれに伴ってQOLも改善する，という平行関係にある。つまり，ADLとQOLは時間的な前後関係にあるとともに両者はパラレルな位置関係，平行関係をもつという二重構造になっている。

　このような二重構造をもつリハ介入が，傷痍軍人を対象に大きく展開したのである。このことは戦時下，戦後だけではなく，今日に至るまで評価されており，医学的リハもその伝統上にある。わが国だけではなく，多くの国々で展開され，国際学会も開催されるに至っている。

図2　機能回復リハビリテーション

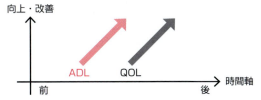

ADLが向上すればQOLも改善

● 機能維持リハビリテーション(図3)

機能低下,廃用症候群を防ぐ

　機能維持の場合,リハ介入を行っても顕著な機能回復はみられないため,ADLのスコアは一定の値を示す。平行関係にあるQOLも顕著な改善はみられない。このようなADLおよびQOLとも向上・改善のみられない状態を,プラトー(plateau:高原状態)とよぶこともある。かつては病院内における機能回復訓練の終了理由とされ,今日では急性期リハから次のステップに移行する指標となっている場合もある。

　ところが,この状況でリハを中止してしまうと,やがて機能低下をきたして廃用症候群に陥ることがある。しかも,廃用症候群には生命の危険のある徴候が複数知られており,決して侮れない。その意味で機能維持による廃用症候群の予防は,患者の生命を維持するための活動ともいえるものであり,その重要性を忘れてはならない。

　しかし,このような機能維持を目的とする「守りのリハ」は,治療効果の評価が難しい。放置すれば悪化することがわかっているため,無作為割り付けによる研究デザインを設定することは倫理的に許されない。したがって,統計的手法を用いた実験研究ができず,証明が困難なのである。現実の臨床ではすでに知られている事実であるため,なんらかの形での検証が必要である。

図3　機能維持リハビリテーション

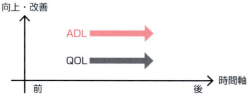

努力をして機能を維持しており,努力しなければ機能は低下する

機能維持リハビリテーションの重要性

　端的にいえば,医学的リハの目的は機能回復訓練による社会復帰にある。つまり,機能回復の指標として関節可動域の拡大や筋力向上,あるいはADLスコアの上昇が求められた。20世紀では,もはや顕著な機能回復のみられなくなった状況はプラトーとよばれ,この状況に至った入院患者は「自宅療養」を求められたのである。医学的リハを必要とする患者は多く,人的・物的資源は少なかったため,新患紹介に対応するにはやむを得ない面もあった。また,少しでも多くの患者にリハを提供する方法ともなっていた。

　確かに,プラトーの状況では顕著な機能回復はみられないが,前述のように医学的リハを止めてしまうと機能低下する場合がある。つまり,プラトーを別の角度からみると,機能維持の努力を継続している状況といえる。その証拠に,リハ

活動を中止してしまうと，遅かれ早かれ機能低下は避けられない。もちろん，本人の努力による自主訓練で機能維持が可能なら別であるが，残存した障害の回復には長い年月を要するもの，あるいは専門職による介入がなくなると機能低下が避けられない障害が知られるようになった。

　このような状況にあって声を上げた者の一人が，東京大学名誉教授で世界的な免疫学者であった多田富雄（1934～2010）である。2001年に脳血管障害により右半身不随となり，失語症と嚥下障害を負い，リハを継続していた。2006年4月に厚生労働省が「リハビリテーションの日数期限」を設定すると，「最弱者の生存権を否定するもの」として批判運動を展開し，40万人にも及ぶ署名を集めて厚労省に掛け合ったが，「反応がない」と漏らしていた。その運動のかいあって，機能維持の重要性に多くの医療専門職が気づいたにもかかわらず，当の厚生労働省の反応は極めて鈍かった[5]。

● 機能低下リハビリテーション（図4）

原疾患を治癒できない場合

　がんだけではなく慢性の臓器疾患や神経難病などの場合，原疾患を治癒できなければ，病勢の進行に伴い早晩のADL低下は不可避である。そして，平行関係にあるQOLも低下する。このような状況をリハの方向性でみれば，機能低下リハとなる。

　旧来の医学的リハの観点に立てば，ADL・QOLともに成果を得られないのであるから，リハ介入は意義をもたない。成果の得られない機能低下リハが臨床現場から撤退するのは，当然の論理的帰結である。つまり，機能回復を主たる目的とする機能回復リハのもつ二重構造の考え方にとどまる限り，機能維持のリハまでは意義を認められたとしても，社会復帰はおろか機能低下が不可避の終末期リハは，臨床的にありえないアプローチということになる。

図4　機能低下リハビリテーション

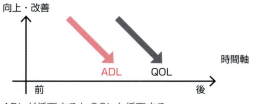

ADLが低下するとQOLも低下する

機能低下リハビリテーションのニーズ

　ここまでみてきたように，医学的リハを方向性で分類すれば，機能回復，機能維持，機能低下という3方向となる。各々の臨床的意義を再確認すると，機能回復訓練による社会復帰に始まり，廃用症候群の予防に有効な機能維持まではその

意義が知られてきた。しかし，機能低下の状況ではADL・QOLともに低下するため，介入の意義が見出せないので撤退せざるをえないことになる。

しかし，1967年に英国のロンドンで創設された近代ホスピスの先駆けであるSt. Christopher's Hospiceでは，草創期から理学療法士が参加している。近代ホスピスは治癒的治療に反応しなくなった進行がん患者を主たる対象としており，機能回復訓練による社会復帰は期待できない状況にある。それにもかかわらずリハのニーズがあるのは，機能回復・機能維持リハとは異なる原理が働いているからである。次項から，それについて述べる。

終末期リハビリテーションの定義

終末期リハは機能回復リハと同様に，ADLとQOLという2つのキーワードで構造を示すことができる。しかし，その関係性は機能回復リハとは異なる。

終末期リハでは，まずQOL改善に取り組み，次にADLを考えるので，機能回復リハとは時間的な前後関係が逆転している。さらに，終末期リハではQOLとADLは交差関係にあり，機能回復リハのような平行関係にはない（**図5**）。これは，リハに関するアプローチの内容にかかわらず，客観的事実として，病勢の進行に伴い，早晩機能低下をきたす状況だからである。その意味で，ADL低下は不可避であり，変化の可能性があるのはQOLなのである。

英国の近代ホスピスではすでに行われていた終末期リハについて，わが国でもニーズがあるかどうか調査したことがある。

2004年12月～2005年1月にかけて，日本ホスピス緩和ケア協会に加盟している206施設を対象に，郵送によるアンケートを実施した。回収率は63％（130/206）であったが，結果をまとめると，主にPS 3の患者に対して，立つ・歩く場面，あるいはトイレ問題を発端としてリハが求められ，ADL向上よりもQOL改善が期待されていた。わが国にも終末期リハに対するニーズがあることが明らかとなったのである。

WHOは1990年および2002年の緩和ケアの定義において，QOLの語義を説明せずに，「緩和ケアとは対象となった患者および患者家族のQOL改善のための手段（approach）である」と述べている。さらに，欧州緩和ケア学会（European Association for Palliative Care：EAPC）は，「QOLを決定できるのは患者自身である」と明確に指摘している[6]。ここでは，かつて批判されたように医療専門職がパターナリズムに陥ることを回避し，かつ質問紙法によって固定的にQOLを把握することも否定している。以下，本稿ではQOLを「患者自身の判断による自分の人生の満足度」と定義する。

図5 終末期リハビリテーション

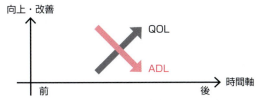

ADLが低下しても，QOLは改善がありうる

終末期リハビリテーションの特色

●人生の終わりに向けて

　機能回復リハおよび機能維持リハは，介入の方向性に違いはあるものの，いずれにせよ生命の維持が当然かつ暗黙の前提条件となっている。したがって，疾患の治癒が第一義でなくとも，生活の延長，あるいは，よりよい人生の継続が主な目標であった。

　これに対して終末期リハでは，その状況と目的がいずれも異なることを確認しておきたい。「命あるもので死を迎えないものはない」，つまり生命は必ず終わりを迎える。これは，万人に共通の身体の設計図であるDNAに書き込まれており，何人も抗うことができない。今さらではあるが，ホスピスケア最大の課題は「人生が終わること」であり，その意味での「死」である。つまり，死を意識しないホスピスケアはありえない。この際，「死」は生理的，心理的，社会的など，多方面から定義することが可能であるが，詳細は後述する。

　もちろん，多くの人はホスピスケアの課題を知っている。ところが，「三人称の死」は，どれほど大量であったとしても他人事で済ませられるのに対し，「一人称の死」は，ほかならぬ自分自身のことであり，決して逃れられない。つまり，回避不可能な自分の人生の終わりという現実（リアリティ）に耐えられない人が多いのである。このことは臨床的にスピリチュアルペインとして顕在化することが多いが，ここでは詳しく立ち入らない。

●医学的リハビリテーションのQOL改善効果

　人生の終末期は，多くの場合，疾患の末期とも重なる。病勢の進行に伴い，身体機能の低下は不可避である。しかし，あらゆる疾患が同様の経過をたどるとは限らず，複数のパターンに分けられることは欧米の研究により明らかにされてきた[7]。

　また，医学的リハが古典的な「機能回復訓練による社会復帰」だけではなく，QOL改善の手段となりうることがわかってきた。QOL改善は，患者の希望と現実をできる限り近づけることで実現できる。その契機となったのは，まさに近代ホスピスにおける医学的リハの介入経験である。すなわち，その日が来るまで生活

を継続すること，そして，死の直前まで活動性を維持したい人が多く，そのための援助の知識と技術を医学的リハはもっていたのである。ところが，ここでのリハの方向性は，機能回復や機能維持ではなく，バリエーションはあるものの機能低下にほかならない。

●QOL改善を目指す終末期リハビリテーション

終末期リハの定義は，2002年のWHOの緩和ケアの定義と同様である。すなわち，生命を脅かされるような疾患に直面している患者および患者家族のQOL改善を意図した手段である。

機能回復リハでは，まずADLについて取り上げ，QOLは後から考えた。これに対して終末期リハでは，まずQOLについて考え，ADLについては次善とするか，取り上げない場合さえある。なぜなら，ADLの維持・向上を図れるなら，原疾患には治癒の可能性があることになり，もはやホスピス対応の範疇ではなくなるからである。

ADL低下は不可避の事実であるにもかかわらず，QOLの改善は可能である。したがって，ADLとQOLを矢印で表せば，交差関係となり，平行関係にはない（**図5**参照）。

確かに終末期リハという言葉は，リハが機能回復だけを意味するものならば矛盾している。なぜなら，終末期には原疾患の進行により機能低下が避けられないのだから，この時期に機能回復を目的としたリハ介入はありえないからである。しかし，人は必ず人生の終末期を迎える。その際，実現不可能となるADL向上を目的とせず，患者の希望実現を目指すQOL改善の手段としてリハを行うことは可能である。

この場合，旧来のリハ医学の定型的対応であったボトムアップ・アプローチでは対応困難である。なぜならば，QOL改善の出発点となる患者の希望の把握はバイタルサインなどの客観的指標では把握できず，患者との対話による所見の把握が必要不可欠となるためである。これはEAPCも指摘している[6]。したがって，終末期リハにおいて，コミュニケーションスキルは介入の成果に大きく影響する。さらに，スピリチュアルペインへの対応，つまりスピリチュアルケアに関する一定のスキルをもつことが求められる。

終末期リハビリテーションの対象

●患者および患者家族

終末期リハの対象は，人生が終わる可能性のある疾患に関連した問題に直面している患者およびその家族である。したがって，死を意識しない終末期リハはありえない。その意味では，プライマリケアにみられるような辛い症状の緩和のみ

を目的とした介入は（臨床的に重要であるが），終末期リハとはいえない。

現実には，患者と患者家族の意見は一致しないこともある。例えば，患者は自宅に帰りたがり，家族は施設に留まることを希望している場合がある。その際には，両者の調整に入ること，つまり異なる立場の折り合いをつける介入も含まれる。

旧来のリハ医学では，ほかの医療と同様に患者の主訴解決を第一義としていた。しかし，終末期リハでは原疾患を治癒させることができないため，主訴解決は第一目的にできない。そこで次善の策として，患者の希望をできる限り実現すること，つまり希望と現実のギャップを少なくする介入を行う。

● 友人・知人・市民（ボランティア）

旧来の日本社会にみられた地縁・血縁による地域共同体は，近年，都市部において崩壊してきている。人口の流入により都市化の著しい南関東の1都3県には3,600万人以上が居住し，日本の総人口の1/3を占めている。そこでは農村・漁村とは異なり，共同作業を前提としたコミュニティが崩れている。

都市部はプライバシーの尊重についての意識が高く，裏を返せば「隣は何をする人ぞ」という暮らしが当たり前となっている。したがって，地方とは異なる人間関係に配慮する必要がある。地理的，物理的に近い所では人間関係が希薄であり，遠隔・近郊の区別なしにSNSなどの通信手段を介した人間関係が発達し，学校や職場での人間関係に限定されてきている。このような社会の変革を前提条件としても，まったく孤立した単身者の場合を除けば，なんらかの趣味活動やボランティア活動を介した友人・知人のいる人が多い。その人たちも終末期リハに参加する可能性がある。他人であるからこそ社会関係を証明するものとなり，見舞いにより社会性の維持を証明してくれるという意味で重要な存在である。

終末期リハに直接の関係をもたない一般市民も，大切な人材である。なぜなら，死の問題が一般的でない以上に，終末期リハは知名度が低いため，多くの市民にも知ってもらう必要があるからだ。知らないものを人々が要求するはずがなく，直接に接触する機会は極めて貴重である。

● リハビリテーション専門職（学生）

リハ専門職なら，誰でも終末期リハを実施できるとは限らない。むしろ，終末期リハに関する知識と技術を得ただけでは取り組めないであろう。実施するためには，実技を体験学習するための現任研修が必要不可欠である。

専門職といえども，みな初めは素人である。多くの場合，臨床教育は学生実習から始まる。すなわち，リハ学生は専門職の卵であり，明日のプロフェッショナルであるため大切に育てる必要がある。大部分の臨床家は自分が育てられた経験に基づいて臨床実習指導を行うようであるが，ここから踏み込んで専門分野の展

開のために教育方法を学びたい。そして，自分の経験以上の臨床実習を主導し，後進の育成に当たりたい。そうでないと，後進を育てる義務を果たせないばかりか，貴重な臨床体験に基づく知識，技術が伝承されないことになる。

学生を教育する立場にあるのは，リハ専門職養成施設の教員に留まらない。附属病院をもたないリハ専門職の養成校では，臨床実習指導者の役割がより重要性を増している。臨床的な知識と技術の指導ができるだけではなく，可能ならば学位をもつ専門職，例えば臨床教授や臨床講師の資格に相当する人材が望まれる。

● 主治医

医師は医療チームのなかでも役割が明瞭である。まず，運動療法施設においては，リハの点数請求の起算点である。終末期リハの具体的メニューを提案し，より有効な終末期リハの施行において，重要なメンバーである。リハ専門職は，医師との緊密なやり取り，コミュニケーションが可能となるように，共通言語を作る必要がある。

終末期リハの適応となる患者には，進行がん患者が多い。がん治療のリーダーは医師であるため，リハ専門職は対象となるがんについて基礎知識をもっていないと，主治医と緊密な連絡をとることができない。それどころか，主治医の治療的な意図を読み取れないと，医師としての努力を理解できないこともある。

その結果，対象患者のがん治療の歴史に接した際も，内容を深く理解できないため，患者が味わってきた辛さ，苦しさ，大変さがわからないことになる。「患者はわかってくれる人に口を開く」といわれているので，コミュニケーションが困難となったり，関係性が深まらなかったりする一因に，このような知識不足がありうる。医師は，がん治療に関する生きた情報源であり，特に対象患者のがん治療を担当している医師が重要である。さらに，死亡診断は医師の専権事項である。対象者の死亡確認は医師に依頼しなければならない。その意味でも医師との連絡は必要不可欠である。

生あるものは死が不可避であり，その意味で死は医師の専有物ではない。しかし，疾患の発病は死への始まりの場合があり，疾患の治療により死を避けることもできるため，医師の役割の重要性は論を待たない。ただし，終末期リハが適応になるような段階では原疾患の治癒が望めなくなっているため，医師の役割が相対的に小さくなると考えられるのである。

このような役割をもつ医師は2014年時点で全国に約31万人いるが，一人ひとりの患者に各々主治医がついているので，多くの医師のなかでも主治医を第一に考える必要がある。主治医と連絡がつかない場合，次善の策を考えるという順序性もある。

● 関連するチームメンバー

　緩和ケアチーム（palliative care team：PCT）を構成するメンバーには，医師・看護師をはじめ，薬剤師，栄養士，社会福祉士（ソーシャルワーカー），心理士など，複数の専門職が集うはずである。まずは，その人たちに，終末期リハを知ってもらうことが必要である。そのためには，共通言語の醸成から着手する。いかに正しくとも，共通理解を得られない独善的な用語法に終始していては，チームメンバーからのサポートは得られないままに終わる。

　当然のことではあるが，理解不能なこと，未知のことはカンファレンスの話題とならない。患者に対してどのような介入が可能か，どのような役割を果たせるのか，リハの持ち味について概念的にでもチームメンバーに知ってもらってこそ，終末期リハを依頼される可能性が芽生える。カンファレンスに参加していても，座して待つだけでは存在意義が失われてしまう。

　次に，症例をとおして具体的に終末期リハの活動を示し，理解を得ていく努力が必要である。そのような活動をとおして，初めて終末期リハを実施することが可能となる。リハの実施者だけではなく，周辺にそのサポーターを置くことにより，終末期リハを展開しやすい環境を整えるのである。

　特に，がん患者に対するリハは，総力戦といわれるようにチームメンバー全員のレベルが高い必要がある。1つか2つの職種がハイレベルであったとしても，結局はチーム医療であるため，全体としてはローレベルの水準にとどまってしまう。チーム医療の展開が著しい現代医療においては，ある職種が孤軍奮闘しているような状況では，その後の有効な展開の基礎を構築することは困難である。

終末期リハビリテーションの方法

● 総論

患者・患者家族のQOLの把握

　終末期リハとは，人生が終わる可能性がある疾患に関連した問題に直面している患者，およびその家族のQOLを改善させる介入である。これに関与しようとするリハ専門職に求められる方法は，介入の起点となる患者および患者家族のQOLの把握である。これを出発点として，患者および患者家族の置かれた状況を踏まえて，QOLを改善させる方法の実施が求められる。個々の技法については，これまで医学的リハが開発してきた知識や技術の適応の問題に帰結することが多く，新規の技術開発は相対的に少ないと思われる。

信頼関係の構築

　一般に，進行がん患者の場合，QOL把握の方法は，少数の意識障害のあるケースを除けば，コミュニケーションによるほかはない。患者との対話により希望を

聴き，その実現に向けて努力すればよい。しかし，現実には患者が対話を拒否したり，「希望などない」と介入を受け入れない場合もある。そのような状況では，まず患者に寄り添うこと，そして対話ができる関係性の構築が介入の第一歩となる。

ところが「信頼関係の構築」は，学生の臨床実習の段階から言い尽くされた言葉でありながら，リハ専門職の信頼構築能力には非常に大きな差があり，特別に意識しなくても実施可能なレベルから，およそ実現困難というレベルまで広がっている。しかも，バイタルサインの測定のように「このようにしたらできます」というような万人に実施可能なマニュアルはないので，簡単には習得できない。

希望を感じられない状況にある患者には，ホスピスケアが教えているように「あなたが生きていること自体が希望である」と伝達する必要がある。専門職として介入しようとしてはいるが，その根本には「患者のために役立ちたい」という熱意，あるいは誤解をおそれずに言えば「欲望」がある。そのことが患者の心に響いたときに，信頼関係は芽生えることが多い。

機能回復期と終末期の前提条件の違い

このような問題が機能回復リハにおいてほとんどみられないのは，生命継続が暗黙の前提条件となっているためである。対象患者は，よりよい生活を送るために「当然」リハ介入に従い，ひたすら努力するものだと考えられているから，信頼関係という介入の原点にまで立ち戻る必要がない。

しかし，人生が終わりを迎えようとする際，「当然」のことは「当然」でなくなる。それ以前に「当たり前」であったことが，人生の終末期という危機状況に遭遇して「当たり前」でなくなるのは，スピリチュアルな問題が現れる際の特徴である。旧来の機能回復リハでも，「障害受容」といわれる問題の周辺に含まれていたのだが，注目を集めてこなかった。多くの患者の希望が生活機能の向上であり，そのための機能回復訓練に取り組むことが当然である場合，スピリチュアルな問題は前面に出てくる機会がない。つまり，機能回復リハでは起こり難い状況である。この際，患者の拒否や希望のなさに直面した段階で介入をあきらめてしまうリハ専門職が多いのは，状況打開の手段がないと感じるからである。

機能回復・維持リハビリテーションから終末期リハビリテーションへ

端的にいうと，終末期リハに着手するには，まず患者との信頼関係を構築すればよい。ただし，機能回復リハにはなかった条件がある。

終末期は時間的余裕がないため，信頼関係の構築に週単位の時間を費やすことはできない。信頼関係を醸成する前に病勢が進行し，患者が希望を述べる能力が尽きてしまうからである。したがって，亡くなる直前にリハ専門職が終末期リハに着手することは，極めて困難である。

できる限り早期から，言い換えれば，機能回復あるいは機能維持の段階から信

頼関係を醸成し，いわば「おなじみ」という条件を活用して，終末期リハに移行するほうがよい．医学的リハ介入は治療構造が明瞭なので，信頼関係を構築しやすい．担当者，施行時刻や時間，頻度まで，介入開始の時点で治療契約を結ぶ．これを終末期リハにも移行できれば，信頼関係醸成の手続きを改めて行う必要性はないも同然で，かなり有利である．

● **各論**

どのような方法が終末期リハにおいて用いられるのか，一般論としては示し難い．なぜなら，アプローチすべきQOL改善は患者の希望から出発するが，患者の述べる希望は種々様々でかつ非常に個性的であるから，その対応方法も多種多様となるためである．1人の患者であっても時期によって希望は変化することがあり，その意味でも極めて多様性に富む．そのため，一般化しにくいのである．

上田[8]は，リハ医学はプラスの医学，創造の医学とも述べている．終末期リハもこの延長線上にあると考えれば，その方法は医学的リハと同様である．つまり，患者の希望を実現する方法は教科書の引き写しではなく，症例ごとに与えられた条件のなかから創造的に編み出されるものであり，その意味で極めてナラティブ（narrative-based medicine：物語と対話による医療）といえる．

現実的には，患者がリハに希望することは，歩行・移動が多いため，その実現にかかわる方法論が必要となる．これまでの運動器・運動機能障害に対するアプローチに，進行がん，あるいは末期がん患者に特有の阻害要因を勘案して適応を考えればよい．逆にいえば，なぜ進行がん，あるいは末期がん患者が動けなくなるのか，歩けなくなっているかについての分析およびその対策を立てる能力が求められるのである．

その際，患者個人の能力に着目するのか，自助具や環境設定を活用するのか，介助や介護のマンパワーを配置するのか，というプランニングも重要である．ただし，プランニングではすべてをリハ専門職が実施する必要はなく，適材適所の配置も勘案すべきである．

症候学

対象となる疾患の理解は最重要の知識である．例えば，歩行障害は多種多様な要因で構成されうるが，最も重要なのは対象患者の抱えている疾患の特性にほかならない．進行がん患者では比較的緩やかに生活機能が低下する傾向にあるが，ADLの顕著な低下は生命予後が短いことを意味する場合が多い．終末期に近づくほど変化が大きくなるため，看取りに近づくにつれ，その対応も迅速さを求められる．がんのエピソードが月単位の場合は生命予後も月単位と予想されるが，それが週単位となれば生命予後も週単位，日々の変化ならその日は近いとおおよそ判断できる．

がん患者の場合，整形外科領域の悪性腫瘍である骨・軟部悪性腫瘍は発生頻度が少ない（rare cancer）ため，運動器・運動機能障害以外の原因で歩行・移動が障害されるケースを思い起こす必要がある．すなわち，易疲労性，痛み・痺れ，呼吸困難と呼吸不全，消化器症状や泌尿器症状，全身倦怠感，さらにがん悪液質については廃用症候群との鑑別も必要である．

　骨転移の問題もあるが，そのまま骨転移痛や病的骨折，対麻痺，あるいは骨関連事象（skeletal related event：SRE）に直結，あるいは運動器・運動機能障害に至るとは限らない．

　がんの機能障害のコントロールの方法を踏まえながら，ADLに及ぼす影響，さらに患者の希望の阻害要因として勘案しなければならない．

コミュニケーションスキル

　進行がんや末期がんの場合，患者を苦しめる症状のほとんどは，いわゆる主観的症状である．したがって，バイタルサインに代表される客観的データでは所見を把握できない．この観点からいえば，脳血管障害に代表されるボトムアップ・アプローチだけに依存しているようなリハ専門職では，進行がん患者への対応に困難をきたす可能性が高い．所見が取れないと，評価もできず，治療計画も立てられないことになるからである．

　介入の出発点として欠かせない所見把握のためには，患者との対話による所見の理解およびそれを可能にするコミュニケーションスキルの習得が必要不可欠である．つまり，進行がん患者に対してはトップダウン・アプローチが原則となるのである．

　終末期リハでは，身体的次元での問題以外にも，精神症状的問題，社会的問題，スピリチュアルな問題の存在が，トータルペインという分析枠組みで示されている．例えば，精神症状的問題の代表として睡眠障害が挙げられるが，入眠困難，早朝覚醒，熟眠感の喪失など，いずれも主観的症状であり，その所見の把握は患者との対話，すなわち，コミュニケーションによるほかない．それ以外にも「いつ死が訪れるかわからない」という不安，あるいは「死」という対象が明瞭な恐怖についても患者との対話で扱われる．

　スピリチュアルな問題の把握についても対話以外に方法はないが，前提条件として身体的な次元でのペインコントロールがあり，その出発点はWHO方式の3段階がん疼痛緩和ラダーである．終末期リハにおいても，各次元におけるペインの問題を扱う際には，身体的次元でのペインコントロールの評価が求められる．オピオイドが有効な場合，神経障害性疼痛のようなオピオイドの効果が薄い場合の補助手段，あるいは筋・筋膜性疼痛のようなオピオイドが無効な場合の代替手段を踏まえて，終末期リハの適応を考えるのである．

死生観とユマニチュード®

　終末期リハ（ホスピスケア）における最大の課題は，人生の終わりであると述べたが，言い換えると，患者−治療者関係において，この問題を避けてとおることはできない。人間関係は相互に影響を与え合うため，自分の死生観が相手に影響を与え，相手の死生観が自分に影響を与える。結局，治療者は，患者との関係性において自身の死生観が問われることになる。しかも，これは不可避である。

　すなわち，終末期リハにかかわる際には，死生観を問われることを覚悟しておく必要がある。ただし，よい死生観，あるいは理想的な死生観をもたねばならないのではない。むしろ，そのようなものは簡単には得られないことを知り，患者とともに探索するような謙虚さがあれば，介入に際して大きな問題にはならないと考えられる。

　また，人生の最終段階にある人，身体機能の低下が次第に顕在化してくる人に対してどのような態度をとるかという問題，すなわち治療者としての態度・姿勢が問われることになる。この点で参考になるのが，ユマニチュード®である[9]。これは英語でいうhumanity（人間性）から作られたフランス語であり，終末期に不可避の喪失体験に直面している相手に対する，こちらの態度・姿勢を思い起こす方法を意味する。具体的な方法は成書に譲るが，簡単にいうと，こちらの態度により相手が変化するというもので，ソフトな対応を心がければ相手もソフトな対応となる可能性が高い。それを引き出すための技術が開発されているのである。

終末期リハビリテーションの展開

●総論

　終末期リハは，その対象者の疾患から，がんを中心に展開してきたといえる。近代ホスピスの歴史をみれば明らかなように，進行がんや末期がん患者を対象とすることが多かったためである。

　しかし，わが国の人口動態統計による死亡原因の分類をみると，がんは1981年以降，死因の第1位を占めているが，その比率は全死因のうちの28.8％である。第2位は心疾患，第3位が肺炎，がんの前に死因第1位であった脳血管障害は第4位である。がんだけではなく，心疾患，肺炎などの呼吸器疾患，脳血管障害など，どの疾患でも生命の危険が差し迫った状態になれば終末期リハの対象となりうる。終末期リハは，決してがん専用とはいえない。

　英国の近代ホスピスでは，NMD（neuromuscular disease：神経筋疾患）患者やCOPD（chronic obstructive pulmonary disease：慢性閉塞性肺疾患）などの慢性呼吸不全患者が過ごしている。わが国においては，いわゆる難病や慢性腎疾患，あるいは増加の一途をたどっている糖尿病などの患者への展開が予想される。

疾患によらなくても，人生の終わりを迎えることがある。21世紀初頭の日本人の平均寿命は男性80歳，女性87歳である。この年代では，特定の疾患がなくても老化・老衰によって死亡する場合もある。さらに大きな問題として，高齢者の認知症がある。認知症は精神的障害の側面をもつが，患者は身体的にも虚弱であり，老化との関連性が密接で，発症すると回復は困難と考えられている。そのほかの慢性疾患との合併も少なくない。しかし，一方的に機能低下をきたすとは限らず，リハ介入の効果があることが知られている。

　疾患だけではなく，事故などでの外傷で人生が終わりを迎えることはある。つまり病院では，緩和ケア病棟（palliative care unit：PCU）や治療病棟だけではなく，集中治療室（intensive care unit：ICU）でも終末期を迎えることはあるため，ここでも終末期リハが展開される可能性はある。回復期病棟や老健施設であっても，高齢虚弱者が亡くなることはある。

　終末期リハの知名度の上昇に伴い（望むらくは有効性が示されるにつれ），さらなる展開が予想される。次項から，終末期リハが実施される場所の観点から各論を述べる。

●各論

施設：病院・ホスピスにおける入院，外来

・ホスピスでの終末期リハビリテーション

　終末期リハの起源はホスピスにある。中世の欧州大陸に設立されたホスピスは，キリスト教の精神に基づいて巡礼者の保護にあたり，身寄りのない人や高齢者の介護も行っていた。

　近代のホスピスは，がんなどの慢性疾患に対して，症状緩和の知識と技術を踏まえたケアを行う場所として設立された。これは，20世紀後半のがん患者が治癒的治療において，死の直前まで心臓マッサージが施行されていたため，最後の別れに家族が立ち会うこともできなくなっていた状況に対する批判と反省に基づいている。近代ホスピスでは，がんの治癒が難しくなった患者に対して，人間としての尊厳が守られたケアを目指した。そのため，がん治療の専門施設や急性期病院，がんセンターとは，ケアの方向性が逆向きということさえあった。あるいは，キュア中心に対してケア中心と対比された。つまりホスピス運動は，治癒中心のがん治療に対するプロテスト，反対運動という側面をもっていた[10]。

　近代ホスピスは，人生の最終局面にある患者，およびそのような患者を抱えた家族のQOL改善を目的とした。そのアプローチは，患者にとってつらい症状，例えば痛みの緩和から着手された。英国ではブロムプトムカクテル[*1]から，モルヒネの定時・経口投与によるペインコントロールが行われるようになった。

　さらに，トータルペインの分析枠組みが用いられるようになり，身体的，心理社会的，スピリチュアルな側面からもアプローチされるようになって次第に患者

[*1] ブロムプトムカクテル：ブロンプトン・ミクスチャーともいう。末期がんの痛みを止めるために，モルヒネやアルコールを配合したカクテルのこと。英国の王立ブロンプトン病院で開発されたため，この名称が用いられている。1950年代に処方が公表されたが，複数の種類が知られている。

および患者家族の尊厳は守られるようになった。複数の専門職の介入によって患者および患者家族の不安が軽減されると，モルヒネの増量を抑えることが可能となる。

- St. Christopher's Hospiceの例

　終末期リハの取り組みも，草創期のホスピスで始まった。ペインコントロールを踏まえた近代ホスピスの初めとされるロンドンのSt. Christopher's Hospiceが創設されたのは1967年であるが，その翌年には理学療法士が参加している。リハの実施場所はRehabilitation Roomとよばれており，必ずしも旧来の理学療法が行われているのではない。医学的リハには作業療法を含むからと理解することもできるが，むしろ最後の日が来るまで生活の継続を求めつつ，これまでの医学的リハのように機能回復訓練による社会復帰を目指すのではなく，生活の維持，QOL改善のためのリハが行われているという意味であろう。

　St. Christopher's Hospiceでの終末期リハは，入所者に対するものだけではなく，外来患者も多く来院している。在宅生活を継続しながらリハ室へ通うという外来サービス，デイホスピスを展開している。これには，移動能力の低下したがん患者の移送サービスの存在が重要である。リフト付き自動車が用意され，燃料は施設側が負担する。これに，ケアの研修に参加して合格証を得たドライバーがつき，その多くは定年退職後の男性ボランティアである。専従のソーシャルワーカーの配車による送迎システムが稼働しており，最期の日が訪れるまで在宅患者がホスピスを外来利用できる。

　英国の近代ホスピスは，医療制度上に位置づけられている施設ではない。あえてわが国の社会保障制度に例えると，宗教法人による福祉施設に近い。英国では，医療制度として租税を財源とする登録医システムに基づく国民保健サービス（National Health Service）が展開されているが，ホスピスは含まれていない。St. Christopher's Hospiceの財源は市民からの寄付が2/3を占めており，税金は投入されていない。市民によるボランティア活動も盛んであるが，そのリクルートの多くは口コミである。St. Christopher's Hospiceのケアに直接触れたことを契機に，サポーターとなる人が多いのである。

緩和ケアチーム（PCT）

- 米国・カナダのホスピス

　英国で生まれた近代ホスピスは，大西洋を渡って北米に展開した。近代ホスピスの創始者であるCicely Saunders（シシリー・ソンダース）は，1970年には米国の看護学部で講義を開始していたが，米国初の近代ホスピスであるConnecticut Hospiceが設立されたのは1974年である。

　このような潮流を受けて，1975年にカナダで初のホスピス病棟が設立された。しかし，フランス語圏のカナダではホスピスが救貧施設を意味することから，ホ

スピス病棟の名称を避けて palliative care unit（PCU）と命名した。これが，ホスピスを起源にもつ緩和ケアの初めである。この用語法はWHOに引き継がれた。1990年と2002年の2度にわたるWHOの緩和ケアの定義がホスピスケアを意味しているのは，このような経緯をもつためである。

旧来のがん治療に反対する立場から始まったホスピスケアは，緩和ケアと名乗ることで新たな展開を迎えた。すなわち，市民による福祉的なアプローチから医療へ接近すると同時に，治癒の難しくなった患者，および患者家族に対するアプローチを，がん専門施設においても可能としたのである。

わが国のホスピス

わが国では1981年に初のホスピス病棟が開設され，初期にはキリスト教系の私立のホスピスが徐々に展開した。1990年には，緩和ケア病棟が医療施設として認可された。社会保険制度に組み込まれると，その後は医療政策として緩和ケア病棟が急速に拡大していった。医師，看護師による緩和ケアの展開は，このような事情による。

施設整備だけでは緩和ケアの普及は不十分と考えられたためか，一般の治療病棟ではPCTによる緩和ケアの普及が図られた。複数の専門職によるチーム医療が特色といわれたが，医師，看護師，薬剤師という医療職による展開が中心であり，ソーシャルワーカー，カウンセラー，リハ専門職，特にチャプレン[*2]の存在が希薄なわが国のPCTの構成は，このような背景による。

わが国では医学的リハの歴史は浅い。機能回復による社会復帰という活動が成就するのは，運動器・運動機能障害を扱う整形外科，あるいは中枢神経系障害を扱う神経内科や脳外科が中心であり，がんを扱う消化器，呼吸器，泌尿器，あるいは乳腺科や婦人科はなじみが薄く，血液腫瘍内科はさらにリハの伝統がない。したがって，リハ専門職としては，チームメンバーにリハ介入の具体的メニューについて伝達する必要がある。PCTからの要求を待つのではなく，積極的に提案することが求められる。

在宅（外来と訪問）

終末期リハは，比較的早期にホスピスなどの施設から地域の在宅患者に展開した。原疾患の治癒が望めず，かつ人生の最終段階に至ると，患者は残された日々を自宅で過ごすことを希望する場合が多くなり，家族も患者へのケアを自宅で行うことを望むためである。患者および患者家族のQOL改善が緩和ケアの目的であるため，その希望を実現しようとするなら，在宅ケアへの対応は患者中心のケアにおいて喫緊の臨床課題とならざるをえない。

施設と在宅は対比的に検討されることもあり，あるいは施設建設の費用や人件費の抑制などの経済的コストの観点から在宅ケアへの移行が叫ばれることもあった。しかし，その本質は患者の希望の実現にある。その意味では，在宅生活は絶

[*2] チャプレン：本来，所属しているはずの教会や修道院ではなく，ホスピスを含む施設や組織で働く聖職者のことで，宗教にかかわらない名称（牧師，神父，僧侶，ラビなどが含まれる）。

対条件ではなく，患者の希望が施設入所の場合はその実現に向けて努力する必要がある。

　施設では職員が主人で患者が客となりやすいが，これとは逆に自宅では患者が主人で職員が客であり，その生活は主人の意向で進む。そのような患者の自律の尊重にこそ，在宅生活の本質，在宅ホスピスの持ち味がある。

　ここで問題となるのは，施設から在宅への移行の際，環境的変化にどのように対応するかである。病院で可能であったことが在宅で可能とは限らないし，その逆もある。病状の進行に伴い症状が多発してきても，設備・人材の点で在宅には制限がある。そこにどのように対応するか，在宅サービスや同居家族の協力を得てプランを練る必要がある。「住み慣れた自宅」とよく言われるが，それは元気に活動できていたころのことであり，病勢の進行に伴い生活機能に低下をきたした場合にも同様とは限らない。状況によりけりであり，むしろ自宅では生活を維持できなくなる場合もある。

　また，単身者あるいは独居の場合，1人に対する在宅療法を可能とする条件設定も求められる。少子高齢社会では，核家族化の進行とともに世帯単位が小さくなる傾向が高まっている。つまり，1人看取りの増加の可能性が予想されるのである。このような社会的変化にも配慮する必要がある。

【文　献】
1) Oxford Dictionaries: Concise Oxford English Dictionary 12th edition, Oxford University Press, 2011.
2) 小稲義男 編：新英和大辞典 第5版，研究社，1980.
3) 國廣哲彌 ほか 編：ランダムハウス英和大辞典 第2版，小学館，1993.
4) 砂原茂一：リハビリテーション，岩波書店，1980.
5) 多田富雄：わたしのリハビリ闘争，青土社，2007.
6) Radbruch L, et al.: White paper on standards and norms for hospice and palliative care in Europe: part 1. EJPC 16(6): 278-289, 2009.
7) Murray SA: Care for all at the end of life. BMJ 336(7650): 958-959, 2008.
8) 上田　敏：目で見るリハビリテーション医学 第2版，東京大学出版会，1994.
9) 本田美和子：ユマニチュード入門，医学書院，2014.
10) 岡村昭彦：定本 ホスピスへの遠い道，春秋社，1999.

1. 終末期リハビリテーションと緩和ケア

がん患者に対する緩和ケアと医学的リハビリテーション

櫻井卓郎

はじめに

　国立がん研究センター中央病院（以下，当院）のリハビリテーション（以下，リハ）体制は長らく理学療法士（PT）1名の配置であったが，2010年よりリハスタッフが増員され，拡充傾向にある。同年に作業療法部門も開設され，現在に至っている。全診療科より依頼を受けているが，特に依頼の多い診療科は，脳脊髄腫瘍科（脳外科）と骨軟部腫瘍科（整形外科）である（図1）。

　脳腫瘍と骨軟部腫瘍の手術例に対しては，ほぼ全例に術前から作業療法士（OT）が介入している。作業療法部門へ依頼の多い原発性脳腫瘍や骨軟部腫瘍は，発生頻度の少ない「希少がん」[*1]に分類される。こうした希少がんに対するリハは，当院作業療法部門の大きな特徴である。近年では，高齢者に対する化学療法治療中の認知機能スクリーニングを担うことも，作業療法部門の役割となりつつある。少ないマンパワーで最大限の効果を生むシステム作りが課題であり，PT，言語聴覚士だけではなく，看護師，薬剤師とも連携しながら実施している。

　特に希少がんに対するリハについては先行報告が少なく，ガイドライン上の取り扱いも少ない分野である。例えば，グリオーマは希少がんであり，難治がんでもある。グリオーマのグレードⅣであるグリオブラストーマのoverall survival（OS）は，中央値で14.5カ月である。初期治療の期間では急性期リハを実施し，患者の多くが自宅退院となるが，数年後には終末期のリハを実施することになる。リハの有用性は不確実であるが，経験的に作業療法介入が必要であると考え，日々試行錯誤しながら実践している。本稿では，当院作業療法部門での緩和医療におけるリハの実践を紹介する。

図1　当院における診療科別作業療法依頼状況

N=819

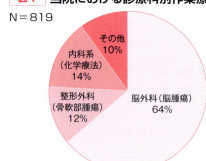

2011～2014年における作業療法実施例（全819例，男性487例，女性332例）の診療科別の割合を示す
- 年齢中央値：64歳（6～97歳）
- 入院患者の平均作業療法実施期間：23日
- 転帰先：自宅退院512例，転院118例，リハ終了112例，外来27例，その他50例

【内科系の内訳】
- 血管腫瘍内科：34例
- 消化管内科：22例
- 呼吸器内科：19例
- 乳腺・腫瘍内科：16例
- 肝胆膵内科：15例
- 造血幹細胞移植科：10例
- 総合内科：1例

[*1]：厚生労働省の検討会では，「人口10万人あたりの年間発生率（罹患率）が6例未満のもの」が，希少がんとして定義されている。この定義に従うと，骨の肉腫，軟部肉腫，悪性脳腫瘍，メラノーマ，眼腫瘍，悪性中皮腫，小児がんなど，100種類以上の悪性腫瘍が希少がんに分類される。

がん，希少がんとリハに関するセラピストの意思決定

　意思決定とは，一群の選択肢のなかからある選択肢を選択することであり，行為の選択である[1]。意思決定者が，自身を取り巻く環境についてどれだけ知っているかという知識の性質から分類すると，図2のように大別できる。希少がんリハの分野は，「不確実性下」でのリハ実施といえる。リハの目的や効果については，それほど検証されていない分野である。さらに，この不確実性は，「曖昧性下」と「無知下」に分けられる。曖昧性とは，どのような状態や結果が出現するかはわかっているが，状態や結果の出現率がわからない状況をいう。「たぶん高い」「結構低い」「まあまあ」という言語表現をされることがある。

　臨床実践をとおしてのセラピストの「直感」は大切であり，曖昧な感覚だが正しいこともある[2]。ここからクリニカルクエスチョンに発展していくことがある。先行報告が少ない領域であるがゆえに，OT同士で意見交換する機会も極めて少ない。そのため，リハ領域の報告だけではなく，他分野，他職種の報告も参考に，患者の症状と照らし合わせて論理を構成していくことが1つの方法であると考えている。

　希少がんそれぞれに緩和期特有の症状があり，いわゆる五大がんとは異なる管理方法があるはずである。したがって，リハ関連職種もがん種ごと，症例ごと個別にオーダーメードのリハを提供することが必要である。

図2　意思決定の環境としての不確実性の分類

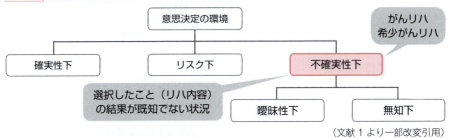

（文献1より一部改変引用）

緩和ケア

　緩和医療が普及してきたのは，ここ数年である。疾患の根治を目指す医療ではなく，疾患や障害をもちながら生活するがん患者への生活支援でもあり[3]，リハの知識や技術が活かせる領域である。

　また，緩和ケアは治療開始と同時に開始するものであり，終末期にだけ実施されるものでないことは，ここ数年で浸透しつつある。Temelら[4]の報告で，早期からの緩和ケアは生存期間を延長することが示された。このことはリハにも大きなインパクトを与えた（図3）。

　患者にとっては，がん自体に対する不安は当然大きいが，がんの直接的影響や

治療によって生じる身体障害に対する不安も同じくらい大きいものである。治癒を目指した治療からQOLを重視したケアまで，"がんと共存する時代"の新しい医療のあり方が求められている。がん患者では，がんの進行もしくはその治療の過程で，さまざまな機能障が生じ，それらの障害によって歩行やADLに制限を生じ，QOLの低下をきたしてしまう[5]。こうした二次的障害を予防したり，ADLの維持改善を目的に，リハ介入の意義があると考えられる[5]。

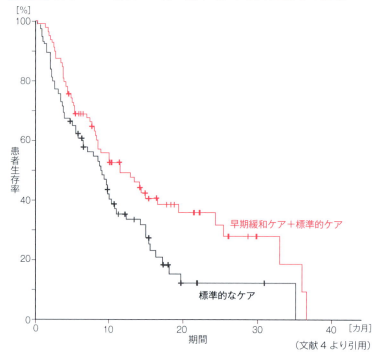

図3　早期からの緩和ケア群と標準的ケア群の生存率の比較

（文献4より引用）

● 緩和ケアの定義（WHOによる）

緩和ケアとは，生命を脅かす疾患による問題に直面している患者とその家族に対して，痛みやその他の身体的問題，心理社会的問題，スピリチュアルな問題を早期に発見し，的確なアセスメントと対処（治療・処置）を行うことによって，苦しみを予防し，和らげることで，quality of lifeを改善するアプローチである。

ここでは，次に示す領域について，当院作業療法部門の実践を交えて解説する。
- 転移がん（脳転移，骨転移）
- 疼痛
- 創作活動

転移がん（脳転移，骨転移）

がんのTNM分類とは，がんの進行度を一定の基準で分類したものである。T = tumor（腫瘍），N = lymph nodes（リンパ節），M = metastasis（転移）を意味し，腫瘍の大きさ，リンパ節への転移の程度，他臓器転移の有無で分類される（**表1**）。脳転移，骨転移ともM1症例であり，ステージⅣの進行がんである。

表1 TNM分類

T	T0	腫瘍が作られていない
	T1〜T4	がんの大きさ・浸潤の程度によってT1〜T4に分類
N	N0	リンパ節への転移なし
	N1〜N4	リンパ節へ転移している。転移の程度により，N1〜N4に分類
M	M0	ほかの臓器や組織に転移していない
	M1	ほかの臓器や組織に転移している

● 脳転移（転移性脳腫瘍）

がん患者の約10％が転移性脳腫瘍を発症すると推定される。剖検例の検討ではさらに頻度は高く，がん患者の約20〜40％に転移性脳腫瘍が認められたと報告されている[6]。原発巣では肺癌が最も多く（約50％），次いで乳癌，胃癌である。原発巣の局所のコントロール状態，転移部位と障害，予後に基づいて，リハプログラムを構築する必要がある。

Ⅳ期がん症例に対する基本的治療方針は，全身化学療法や放射線治療などが第一選択となる。しかし，転移性脳腫瘍においては，外科的治療が優れた治療効果をもたらす場合がある。転移性脳腫瘍の手術例はPerformance Status（PS）良好群であることが多いが，当院では術前よりOTが評価を行っている。データを収集できた手術例22例を後方視的に調査したところ，多くの項目で改善を認めたが，唯一握力のみ低下していた。手術後から放射線治療終了時までの期間で，身体活動量の低下が示唆された。しかし，この握力低下が臨床的にどの程度問題になっているのか，さらに検討が必要である（**図4**）。

図4 転移性脳腫瘍患者における術前・RT後の握力，MMSEの変化（n＝22）

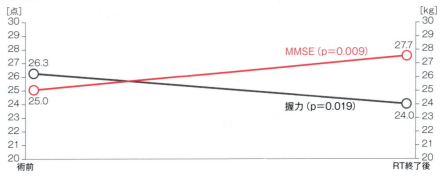

RT：radiation therapy（放射線治療）　　MMSE：Mini Mental State Examination

唯一，握力のみが低下した理由としては，治療期間中の身体活動量の低下が考えられる

（文献8より引用）

単発脳転移術後には，全脳照射を行っている．全脳照射による認知機能の低下をOTの視点で評価すべきであり，同時に倦怠感や心理状態が日常生活に与える影響も聴取するようにしている．また，がん種ごとの放射線感受性が異なることも考慮し[7]，時には環境調整を優先させるなど，柔軟な対応が求められる（図5, 6）。

希少がんとされるサルコーマ（肉腫）やメラノーマ（悪性黒色腫）原発の脳転移例は放射線感受性が低いこともあり，急激にADL低下を引き起こすことがある．ADLが自立している期間が極めて短期であることも考慮して，主治医，プライマリーの看護師と早い時期から放射線治療終了後の転帰先について，話し合いを進めておく必要がある．

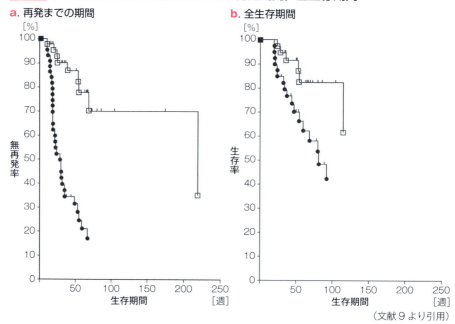

図5 単発脳転移術後の全脳照射による再発期間，全生存期間

（文献9より引用）

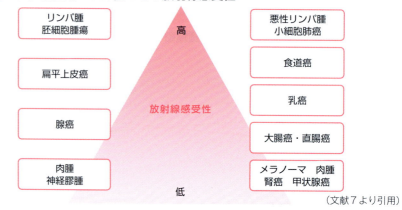

図6 転移性脳腫瘍のがん種ごとの放射線感受性

（文献7より引用）

● 骨転移（転移性骨腫瘍）

骨は，がんの遠隔転移巣として頻度の高いものである。がん患者において，骨転移の合併する割合は原発巣のがん種によって異なるが，臨床的に問題となるのは10～15％，剖検では20～30％といわれている。しかし，進行がん患者では，その割合はさらに高い[10]。

骨転移を認めた場合は，安静度の確認を要する。その後で，安静度の変更に伴いADLを支援していく。負担をかけない動作方法の指導，環境整備，福祉用具の活用など総合的に援助していく。

症例①：脊椎の骨病変

- Aさん，40歳代男性，多発性骨髄腫，L2骨病変。
- 入院時，激しい腰背部痛があり，車椅子乗車不可。化学療法開始後にリハ処方。オピオイド使用。
- 硬性コルセットを作製し，2週後より離床。4週後には疼痛軽減。退院に向けてADL動作練習を行った[11-13]（図7，8）。

図7 脊椎骨病変患者に対する退院前ADL指導の例

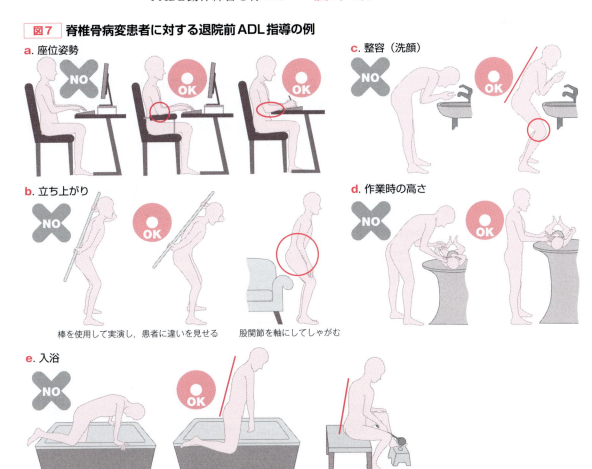

a. 座位姿勢

c. 整容（洗顔）

b. 立ち上がり
棒を使用して実演し，患者に違いを見せる
股関節を軸にしてしゃがむ

d. 作業時の高さ

e. 入浴
湯船の出入り
洗体では長柄ブラシを用いる

図8 脊椎の解剖学的特徴による骨病変時の注意点

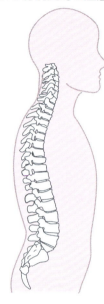

- 頸椎：前後屈の制限を守ってもらう。C4，C5は可動性が大きいため，注意が必要である[14]

- 胸椎（Th2〜10）：解剖学的に回旋が制限されており，可動性は小さい。圧潰がある場合は，下肢の麻痺などが生じやすい。過度な前屈を避ける。尻餅をつくと，垂直方向に力がかかるため，胸椎を骨折する可能性がある[15]

- 胸椎・腰椎（Th11〜12，L1）：胸腰椎移行部は可動性が大きいため，骨折の危険性が高い[16]

日常生活動作の観察も大切であり，起きる際にいつもと違う体の使い方をしていたり，不自然に足を引きずった状態で歩いたり，対側の手で腕を保護するように扱っている場面があれば，注意深いアセスメントが必要である。そうした情報を医師と共有することで，画像診断や血液検査，生検などを行い，適切な治療を早期に開始することが可能となり，病的骨折を未然に防ぐことが可能となる[17]

疼痛

痛みは，「実際の組織損傷や潜在的な組織損傷に伴う，あるいはそのような損傷の際の言葉として表現される，不快な感覚かつ感情体験」と国際疼痛学会によって定義されている[18]。痛みは大きく「体性痛」「内臓痛」「神経障害性疼痛」の3つに分類される[19]。痛みの性質により薬剤の選定・戦略が異なるため，どのような性質の痛みかを知っておいたほうがよい。痛みの評価では，OPQRSTで症状を聞き，Numeric Rating Scale（NRS）やVisual Analogue Scale（VAS）で痛みの程度を確認する[20]。さらに，痛みのパターンについて，「持続痛」か「突出痛」かを分類することが重要である。突出痛にはレスキューを使うことが多いため，リハ開始前に服用することを担当看護師と相談している。

リハの役割は，薬剤による疼痛コントロール下で痛みの出現しにくい動作指導を導き，具体的な環境調整を提示することである。痛みは主観的な症状であり，いろいろな要因によって増強したり軽減したりする。作業療法室に訪室して音楽やアートに触れることで，痛みを忘れることができたという経験は少なくない。痛みを増強させる要因を少しでも軽減させるような働きかけを，リハの立場から工夫していく。

より効果を発揮するためにも，日々の疼痛変化について，緩和ケアチームや薬剤師と，薬剤と動作の関係についてディスカッションすることが，患者にとって最も有益である。実際の臨床現場では，上肢帯の疼痛に関する相談を受けることが多い。アームスリングの適合やオーダーメイドのスリングを作ることで対応している。

● 症例②

- Bさん，40歳代女性。頸部肉腫。
- X年8月に頸部を手術，その後，放射線治療。術後，右上肢の激しい疼痛（NRS：10）のため起居動作困難で臥床状態。離床が困難。既製品のアームスリングは装着できず。
- ベッドサイド（臥位）で，痛みが出現しにくいポジションを探索することからリハを開始した。徐々に座位へ誘導し，車椅子で作業療法室に来ることが可能となった（図9①②）。
- リハ開始3週後，右上肢を挙上（屈曲80°前後）位置で固定できれば，歩行が可能となった。歩行器を選定し，「快速ウォーカー」〔（株）ウェルファン〕を試行したところ，実用性が確認できた（図9③）。
- 退院に向けて，腰ベルトタイプのスリングを義肢装具士に依頼して作成した（図9④）。
- 放射線治療終了後にはADL自立となり，自宅退院となった。緩和ケア医の実施している疼痛コントロールと，動作レベルでの疼痛緩和を一体的に連携して実践した事例であった。

図9 症例②：痛みの段階に合わせた上肢のポジショニングとADL拡大

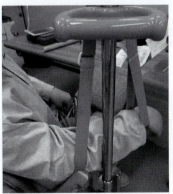
①痛みの少ないポジションの探索

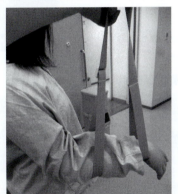
②右上肢を支えて徐々に離床

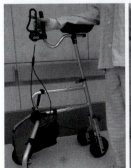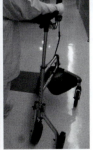
③「快速ウォーカー」を用いて院内歩行可能

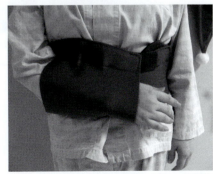
④オーダーメイドのショルダーブレース製作

● 上肢切断後の幻肢痛

腫瘍による上肢切断の特徴は高位切断である。当院でも前腕切断は極めて少なく，多くが肩甲胸郭間離断（forequarter amputation）と上腕切断例である。

成人の上肢切断者のほぼ全例が，術後に幻肢痛を経験している。痛みの比喩表現としては「切断したほうの手が，石膏で巻かれている感じ」「締め付けられている感じがする」などである。

幻肢痛軽減については，薬物療法やミラーセラピーを組み合わせて実施している（図10）。また，肩甲胸郭間離断後には，装具（肩パッド）を作成してコスメティックな対応を行っている（図11）。

図10　上肢切断後の幻肢痛に対するミラーセラピー

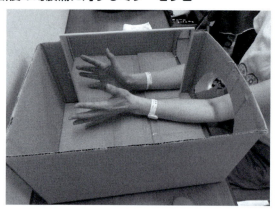

図11　肩甲胸郭間離断用の肩パッド

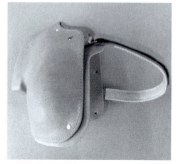
a. 肩パッド〔(有) P・Oリサーチ作製〕

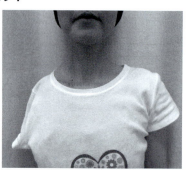
b. 装着前

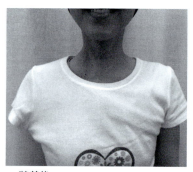
c. 装着後

創作活動

これまで、終末期にOTが創作活動を提案した事例が数多くなされている。ここでは、創作活動が可能な場合と実施不可の場合に分けて、私見を含めて事例を提示する。

●創作活動が可能な場合

症例③：Cさん，40歳代女性，転移性脳腫瘍，肺癌

全脳照射開始時から作業療法介入。右上肢の軽度運動麻痺があったが徐々に軽減し、分離運動可能となった。右手での書字練習を終了。幼少のころより行ってきた習字を筆ペンで書いてもらった。内容は「二十四節気」として、該当日に作業療法室に掲示することとした（図12）。

退院時に、ブック形式にして家族に渡した。家族からは、「妹は子どものころから習字をやっていて、本当に上手なんです。このような形で残していただき、ありがとうございました」と感謝の言葉をもらった。

家族にとっても治療に専念する期間が長く、入院以外のことまで考える余裕は少なかったであろう。きっとCさん本人にとって、習字は生涯において意味のある活動であったと想像できた。Cさんが書いた魂の文字は、1年を通してその時期に作業療法室にかかげられている。作業療法室に来る患者を勇気づける場面もあった。周囲の医療スタッフからも、作業療法の「作業」とは本当に意味深いですね、との言葉も聞かれた。

図12 作業療法室に掲示した二十四節気

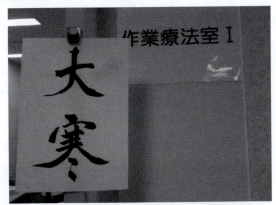

●意識レベルが低く、創作活動が実施できない場合の支援

症例④：Dさん，60歳代女性，グリオブラストーマ（再発）

ADLは全介助。拘縮予防の関節可動域練習と、リクライニング車椅子に乗車して家族と散歩ができる程度であった。

病前に趣味で描いていた絵画を写真で撮ってきてもらい、スタッフ間で共有し

た．寝ている姿が多くなっても，本人の病前の活動について家族，そしてかかわるスタッフにも再度思い出してもらうという機会創出的な介入も，終末期においては有用である．

創作活動は入院中に実施したものに限らず，むしろ本人が実施してきたもの（＝人生のなかで表現してきたもの）を再生して，家族や病棟に対してプロデュースすることもOTの役割である．

●環境調整，SNSで友人とつながる
症例⑤：Eさん，20歳代女性，グリオブラストーマ（再発）

会話の理解可能，構音障害があるが聞き取りは可能．左片麻痺（ブルンストロームステージI），右上肢は運動失調が強く，スプーンの把持がやっとできる程度．座位困難．リクライニング車椅子乗車は可能であった．

初回訪室時にスマートフォンが操作できない様子であったため（図13a），スマートフォンホルダーを使用し，左肘が体幹に触れて運動失調が軽減できる位置に固定した．これにより，メールを確認したり，絵文字の送信が可能となった（図13b）．このように，OTは障害と工業製品，スマートフォンの形状，SNS（social networking service）アプリケーションの特性を適切に評価することで，人間と物品と情報媒体を介在させる重要な役割を担っている．

母親より「『LINE』で連絡して，既読になると安心です．娘は私のメールを見ているんだなと自宅でも確認できるようになりました」との言葉をもらった（図14）．

グリオーマの再発例では，ADL，認知機能とも，低下はやむをえない．進行性疾患であるため，ADLが低下していくなかでもかかわっていく姿勢が求められる．緩和ケアリハビリテーション・モデルの考え方でも，ADLが低下したとしてもQOL向上がありうるとしている[17]．OTという職種を越えて，「何かできることはないだろうか」とアイデアを捻出し続けることも，われわれの専門領域である．

図13 スマートフォンホルダーを用いた工夫

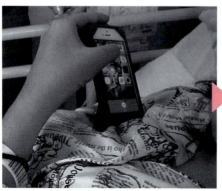
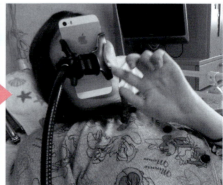

a. before　　b. after

図14 セラピストはヒトとモノを介在させる

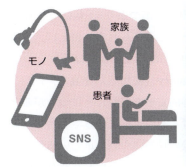
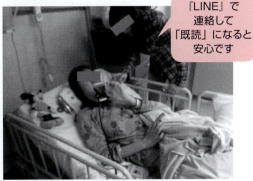

『LINE』で連絡して「既読」になると安心です

(「LINE」は，LINE株式会社の商標または登録商標です)

患者会／家族会

当院では，肉腫の会（上肢切断者の会），脳腫瘍家族会に，OTも参加している。

骨軟部腫瘍による上肢切断者の会では，「同じ病気の人に会うことも少なく，さらに手を切断した人に会うことは皆無に等しい。片手での動作の工夫や趣味について話す機会があることは心強い」との意見が出ている。

脳腫瘍家族会（図15）は，病棟（看護部）と脳脊髄腫瘍科が行っている。主に原発性脳腫瘍（グリオーマ，中枢神経系原発悪性リンパ腫）治療後に，自宅で療養する患者の家族が参加している。家族が思いを話す，それだけでも心のケアにつながっている。患者会や家族会のなかでOTがどのような役割を果たせばいいかについては，明確な答えをもっていない。ただ，リハ実施中には聞くことができなかったエピソード，退院してからの生活上の諸問題，新たなニーズに触れる機会となっていることを感じる。

図15 脳腫瘍家族会

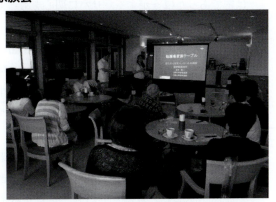

当院で治療を行った患者の家族，脳脊髄腫瘍医，看護師，リハ職が参加している

グリオーマの介護者に焦点を当てたRCTレベルの報告[19]がある。グリオーマの患者を介護する家族は困難にぶつかり,「私にできるのか」と不安を感じる場面が多く, それは苦痛であると考えられる。例えば, 痙攣している患者を目の当たりしたら家族は怖くなり,「こんなの私には看れない」と思ってしまうことは多いだろう。そこで, Mastery（統制感）を高め,「私にもできる」という感覚を保つことが, 家族の精神的安寧を保つことにつながると報告されている。いずれも希少がんであり, 患者とその家族にとっても情報が極めて少ないのが現状である。疾患や治療, その後のリハについて正しい情報を直接伝えることができる貴重な機会であり, 今後, リハの立場からも有益な情報を提供していきたいと考えている。

多職種との連携

2016年段階においては, がん専門病院（病院名に"がん"がつく医療機関）で勤務するOTは少数であり, 今なお1人職場の病院も存在する。一方, 大学病院や総合病院では, 複数のOTが配置されている。勤務する病院のがん治療の特徴そしてOTの配置数により対象とするがん種や病期が異なっているかもしれない。がんにかかわるOTの対象がん腫やプログラムなどの均てん化に向けて, 整備することが急務である。

OTは, がん医療にたずさわる他の医療職（専門家）との連携が必須であり, 高いコミュニケーション能力こそがチームで役割を発揮できる術である。OTだけでできることは限られている。OTがもっている知識や技術を最大限に活かすためにも, 他の医療職（多くは看護師）との協力関係を築くことで, 結果として患者にとって有益になると考えられる。特に対象者数が多く, OTの配置が少ない病院においては, 土日のリハを病棟看護師にお願いしているため, 日ごろから意思疎通は密であったほうがよく, リハに関心をもってもらえるような工夫が大切である。このことはOTにとっても新しい発見があり, 成長するチャンスでもある。

2016年5月, The ASCO Post（American Society of Clinical Onclogy, 米国臨床腫瘍学会）に作業療法士のインタビューが掲載された[20]。インタビューに答えたのは, がん患者に対する作業療法の重要性を検証したMackenzi Pergolotti氏で,「作業療法は腫瘍学分野で支持を得られているか？」との問いに対して次のように述べている。

「（米国では）作業療法はまだ十分に利用されていないサービスで, 問題は認識不足にある。作業療法はがん患者のQOLを改善するが, 理解してもらうにはまだ時間が必要だと認識している。がんサバイバーシップ*2の理解と改善に向けた大きな後押しがあれば, 作業療法を含むがんのリハ全体の受け入れが実現すると思う」

---

*2：1986年にNCCS（National Coalition for Cancer Survivorship）が打ち出した新しい概念。「がんの診断・治療の後に, 患者本人や家族, ケアをする人, 友人など, 広くがんに関係のある人々（＝キャンサーサバイバー）が, がんとともに生き, 充実した生活を送ること」と定義されている。また, そのためのサポートのこと。

がん治療中の作業療法士の役割については，

> "Occupational therapy not only helps patients regain control of their lives, but by addressing symptoms of their treatments, it also makes their cancer care more manageable"
> 「作業療法は，患者が生活のコントロールを取り戻せるよう手助けするだけではなく，治療中の症状に取り組むことによって，がん治療をより管理可能なものにします」

と答えている。この記事を読むかぎり，米国でもわが国と同じような議論がされていると推察できる。作業療法士は，がんの治療期から緩和期において何ができるのか。がん治療中あるいは治療後の症状に対して，われわれの技術やアイデアを活かすことができて，結果としてがん治療や緩和医療の完遂に貢献できれば幸いである。そのためにも，がん治療について基本的理解を得たうえで，目の前の臨床実践の積み上げることがわれわれの使命であろう。

【文　献】
1) 竹村和久：行動意思決定論, 日本評論社, 2009.
2) 池谷裕二：単純な脳, 複雑な「私」, 朝日出版社, 2009.
3) 門田和気, 有賀悦子 編：緩和医療の基本的知識と作法, メジカルビュー社, 2012.
4) Temel JS, et al.:Early palliative care for patients with metastatic non-small-cell lung cancer. N Engl J Med 363(8): 733-742, 2010.
5) 辻　哲也：がんのリハビリテーションにおけるリハ医の役割と実際. Monthly book medical rehabilitation 111, 1-9, 2009.
6) Soffietti R, et al.: Management of brain metastases. J Neurol 249: 1357-1369, 2002.
7) 沖田典子, 成田善孝：がん種別における転移性脳腫瘍の特徴, 転移性脳腫瘍診断・治療・管理マニュアル (中川和彦 監), メディカ出版, 2014.
8) 櫻井卓郎 ほか：転移性脳腫瘍における開頭手術および放射線治療による認知機能と身体機能変化 (22例). 第14回日本臨床腫瘍学会, 2016.
9) Patchell RA, et al.: Postoperative radiotherapy in the treatment of single metastases to the brain: a randomized trial. JAMA 280(17): 1485-1489, 1998.
10) 大森まいこ ほか 編：骨転移の診療とリハビリテーション, 医歯薬出版, 2014.
11) 櫻井卓郎 ほか：多発性骨髄腫 化学療法中に離床, ADL動作練習を行った症例, 骨転移の診療のリハビリテーション (大森まいこ ほか 編), 257-264,, 医歯薬出版, 2014.
12) Craig Liebenson: アクティブセルフケア：脊椎原性疼痛患者のための機能再活性化, 脊椎のリハビリテーション 臨床マニュアル 上巻 (菊地臣一 監訳), 297-331, エンタプライズ, 2008.
13) 大久保吏司 ほか：腰痛に対する日常生活での注意点. Monthly book medical rehabilitation 98: 113-121, 2008.
14) Anderst W, et al.: Cervical spine intervertebral kinematics with respect to the head are different during flexion and extension motions. J Biomech 46(8): 1471-1475, 2013.
15) White AA 3rd, Panjabi MM.: The basic kinematics of the human spine. A review of past and current knowledge. Spine 3(1):12-20, 1978.
16) Norbert B, et al: Spinal Disorders, Fundamentals of Diagnosis and Treatment. 883-924, Springer, 2008.
17) 上野順也：病的骨折予防のためには, どのように指導する？　プロフェッショナルがんナーシング 4(1): 63-66, 2014.
18) 山本　亮：がん疼痛治療の基礎知識：がん疼痛治療の進め方. がん疼痛治療の薬 はや調べノート, メディカ出版, 2014.
19) 山本　亮：がん疼痛の薬物療法の基本概念, プロフェッショナルがんナーシング 2(4): 398-403, 2012.
20) Whaley L, et al.: Nursing Care of Infants and Children, 3rd ed, Mosdy, 1987.
21) 安部能成：がんのリハビリテーションを始める前に. がん緩和ケアに活かすリハビリテーションアプローチ, 臨牀看護 36(4), へるす出版, 2010.
22) Boele FW, et al.: Enhancing quality of life and mastery of informal caregivers of high-grade glioma patients: a randomized controlled trial. J Neurooncol 111(3): 303-311, 2012.
23) Piano R: Occupational therapy for adults with cancer: an unmet need. (http://www.ascopost.com/issues/may-25-2016/occupational-therapy-for-adults-with-cancer-an-unmet-need, 2016年8月時点)

3　1. 終末期リハビリテーションと緩和ケア

非がん患者に対する緩和ケアと医学的リハビリテーション

安部能成

はじめに

● 終末期リハビリテーションの対象疾患

　終末期リハビリテーション（以下，リハ）は，その起源にホスピスケアがある。そこでは悪性腫瘍（以下，がん）の患者を対象とすることが多かった。その理由の一端は，もはや治癒が望めなくなった段階に至った場合，できる限り尊厳ある生活の維持を試みた点にある。尊厳の守り方の一つは，できる限り自分の身の回りの活動を自分ですること，一方的にケアされて生命を維持する状況に至らないようにすることであった。

　近代ホスピスの歴史をみると，必ずしも対象はがんに限定されていたわけではない。当初から神経筋疾患の患者も[1]，その非治癒性によりホスピスの対象者であった。原疾患の治癒が望めないからこそ，その日が訪れるまでできる限り尊厳ある生活を維持することが目標となっていた。原疾患の進行により，体力低下・機能低下をきたしたとしても，生命維持のみを第一義とせず，状況に応じた生活の継続をも目指したのである。

　このように終末期リハは，がんに限定されない。疾患による症状管理を優先した対応を考えるよりも，むしろリハの知識と技術を応用した生活の維持を図る。つまり，医学的リハを要望された場合，機能回復による社会復帰を目的とするのではなく，「その人が人生の終末期にある」ということを前提条件としながら，その人の要望を実現する，あるいはできる限り実現に近づけるようなアプローチを行う。その意味で，終末期リハは英語圏でいうホスピス緩和ケアに近い。

　WHOによる緩和ケアの定義は1990年[2]と2002年[3]の2回出されているが，前者が「がん」を明示していたのに対し，後者ではがんに限定せず，「生命を脅かすような疾患」に関連した問題に直面していることを前提条件としている。これは12年の間に状況が変化したというよりも，むしろ緩和ケアの深化・拡大を示している。

　確かにがんは，現在でも日本人の死因別死亡者数の第1位である[4]（**図1**）。しかし，第2位の心臓病，第3位の肺炎も非治癒的状況となった終末期には特有の苦痛があることから，終末期リハの対象となりうる。

　第4位の脳血管障害は，21世紀初頭の現在，医学的リハの関連諸学会における発表演題などをみれば，機能回復による社会復帰を目的とするリハ医学の適応において高い頻度を占めているが，かつて1950～1980年の30年間は，日本人の死

亡原因の首位にあった。少なからぬ人が脳血管障害をもちながら終末期を迎えており，そこにも苦痛はあるのだから，当然，終末期リハの対象となりうる。

日本人の死因のワースト4には，生活習慣病といわれる慢性疾患が含まれている。ところが第5位は，特定の疾患によるものではなく，老化による心身機能の低下，すなわち，老衰である。一般にいえば，小児の旺盛な生命力に対して老人は生命力に欠け，その結果として生命活動に限界を来すと理解されている。日本人は女性87歳，男性80歳という世界的にも最高水準の平均寿命を示しているが，それでも死を迎えない人はいない。したがって，非治癒性という観点からみて，老衰による終末期にもリハ介入はありうる。

さらに，統計的に大きな比率を占めるとはいえないが，わが国で難病といわれる慢性の進行性疾患をもつ人たちも，ケアにおける重要度は他の疾患に勝るとも劣らず，終末期リハの対象となる。がんは多くの人が人生に1度は経験するという大きな比率をもつのと比較して，難病は相対的，絶対的に発生数が少なかったため，これまで注目を集めてこなかった。むしろ，医療技術の進歩による感染症対策などで急性症状への対応が改善した結果，長期生存が可能となったため，その生活を支える観点から終末期リハの対象となる可能性が高まっている。

このように，終末期リハを対象疾患の観点から振り返ると，がんのなかでも治癒を期待しにくい進行がんを中心に展開してきたが，他方で，がん以外の疾患にも拡大していることがわかる。

非治癒的という意味では同様の状況を呈する疾患と考えられる狭心症や心不全，慢性腎炎や腎不全などの循環器疾患，慢性閉塞性肺疾患（chronic obstructive pulmonary disease：COPD）に代表される呼吸器疾患，脳血管障害，糖尿病，そのほかにも，いわゆる難病，おそらく老化による虚弱も対象となる。いずれの疾患でも終末期リハの対象となるかの判断は，その人が終末期にあるか，人生の終わりとしての死を意識しているかどうかが重要な指標である。

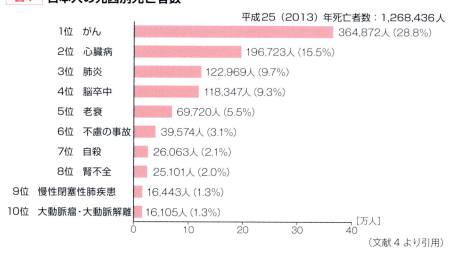

図1 日本人の死因別死亡者数

（文献4より引用）

● 終末期リハビリテーションで大切にすること

　終末期リハの対象となるかどうかを判断する際に最も大切にすべきことは，患者本人の意向である。病勢の末期になった場合のケアについて，あるいは人生の最終段階において大切にすべきこと，尊重してほしい点を本人に決めてもらうことである。この決定は，決して固定的ではない。病状や環境条件，あるいは状況の変化に応じて揺れ動く。したがって，変動する患者の気持ちに寄り添うことが必要である。その意味で，意思の発動がみられなくなる前に事前指示を表明しておくことは大切であるが，さらに重要なのは，できる限り本人の意思の発動を保証するようにアプローチすることである。セデーション（sedation）といわれる鎮静に慎重にならざるをえないのは，最重要課題である患者の自己決定，自律の保証が失われる可能性があるためである。

　治癒（cure）の可能性が少なくなればなるほど，相対的・絶対的なケア（care）の比重は大きくならざるをえない。その際，看護（nursing）・介護と並んでリハ介入にも一定の役割が求められるはずである。そのような観点から現状について検討しておきたい。

　われわれ人間は，なんらかの疾患（診断のつく病気），あるいは老化による虚弱により終末期を迎えるほか，健康であっても事故や災害などによる外傷で死亡することがある。その場合には，ホスピスや病院ではなく，救急救命室やICUで終末期を迎えることになる。ここでは主に，がん以外の疾患による終末期を取り上げる。

総論：疾患経過

　ここではがん以外の疾患，いくつかの慢性疾患に対する終末期リハについて検討していくが，まずは全体にかかわる問題意識として，疾患による経過のパターン，いわゆる疾患経過（illness trajectory）について述べる。

　プライマリケア領域での研究が明らかにしてきたように，慢性疾患では終末期における経過に一定のパターンのあることが知られている。Lynnら[5]によると，生活機能を縦軸に，死に至るまでの疾患の時間経過を横軸にとると，代表的な慢性疾患について各々の経過パターンを図示することができる（p.159，**図1**参照）。

　これによると，がんの終末期は死亡に至るまで比較的長く生活機能を維持し，生活機能が低下してから死に至るまでの時間は比較的短い傾向を示す。これに対して心疾患・肺疾患では，疾患によるエピソード（グラフにおける窪みの部分）が発生するたびに生活機能が低下する。一時的に回復を示しても，全体としては機能低下を示し，がんと同様に最終段階では短期間で死に至る。認知症や老衰の場合は，比較的早く生活機能が低下しながらも，生命予後はそれなりに残されており，緩徐に死亡する傾向を示している。

これをセルフケア（self-care），あるいは介護度（caregiving）の観点からみると，がん患者は死の直前までセルフケアの可能性が高いため，相対的に介護の必要度が低い。言い換えると，がん患者の場合，介護を必要とするほどの著しいADLの低下がみられた場合，もはや病状の回復は難しい段階であり，予後の厳しさを意味する傾向がある。

　これに対し，認知症や老衰では，がんよりは早期にセルフケアの可能性が低くなるため，相対的に介護の必要度が高い。ADLに関する援助を前提条件とすれば，比較的長い予後が期待できる。

　心・肺疾患などの内臓器疾患の場合は，両者の中間的な経過をたどる。したがって，いわゆる老老介護で患者，介護者が双方とも生活に困難をきたすのは，がんや内臓器の疾患よりも認知症や老衰の場合といえるのである。

● 寝たきりの要因

　寝たきりとなる主な原因に関する調査からも，注目すべき点を指摘できる。厚生労働省の調査によると，寝たきり原因の第1位は脳血管障害であり，全体の38%を占めている（**図2**）。これは，第2位の高齢による衰弱15%，第3位の骨折・転倒12%，第4位の認知症10%を大きく引き離している。医学的リハの対象となることが多い脳血管障害は，寝たきりの主要原因であり，その点では高齢による衰弱や認知症を上回っている。

　死因の第2位である心臓病は寝たきり原因の4.7%，第3位である肺炎は寝たきり原因の2.6%である。この調査ではがんは例示されておらず，おそらくその他に含まれている。このように，寝たきりとなる原因と死因は別の次元にあり，今後のケアの在り方を検討する際に重要である。

　このことは，終末期において在宅生活を検討する際にも重要である。がんの場合，セルフケア能力の高さから単独でも在宅生活の可能性が高いので，がん患者が在宅生活を希望した場合，生活機能的には希望を実現しやすいのに対し，認知症や老衰，あるいは脳血管障害では看護・介護などの援助を前提とするため，在宅生活には困難が予想され対応しにくい。特に日本社会の場合は，患者の退院に際して決定権をもつ同居家族の抱える問題も視野に収めたアプローチをとる必要がある。

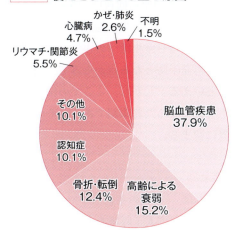

図2 寝たきりとなる主な原因

- 脳血管疾患 37.9%
- 高齢による衰弱 15.2%
- 骨折・転倒 12.4%
- 認知症 10.1%
- その他 10.1%
- リウマチ・関節炎 5.5%
- 心臓病 4.7%
- かぜ・肺炎 2.6%
- 不明 1.5%

● 疾患による終末期リハビリテーションの方向性の違い

　多くの慢性疾患が，終末期リハの適応となる可能性がある。その際，前述の疾患経過を踏まえれば，アプローチの方向性には違いが出てくることがわかる。

　がんの場合はできる限りセルフケアを維持する，あるいは，よりセルフケアの可能性を高めるような方向性で介入する。これに対して認知症・老衰・脳血管障害では，疾患経過からみてセルフケアの可能性が低いため，アプローチを変更し，より介護に関する人的・物的・経済的コストを下げるような方向性を視野に入れる必要がある。

　内臓器の疾患では中間的な方向性になるが，セルフケアの可能性を高めるようなアプローチをとれば，本人のQOL改善に近くなること，さらに看護・介護に関する社会的コストを低減可能とすることから，望ましい方向性といえる。

循環器疾患

● 心疾患

循環器リハビリテーション

　2015年時点で，心臓病は日本人の死因の第2位を占める。いうまでもなく心臓は循環器の中心である。したがって，循環器疾患の代表として心臓に関する諸問題について述べる。それ以外にも，腎不全による課題や心疾患と関連の深い脳血管障害による課題が含まれるが，前者については後述し，脳血管障害は別項を立てて検討する。

　循環器疾患のリハについては，『心血管疾患におけるリハビリテーションに関するガイドライン（2012年改訂版）』が出されている。これは，心血管疾患に関する代表的学会を網羅しており，各学会における心臓リハの通念を表すものと考えてよい。

心臓リハは，時期的には急性期から回復期，維持期へと進む．場所でいえば，ICU・CCUに始まり，一般病棟から外来・通院へ，地域の運動施設へと展開する．それぞれの目的は，急性期では日常生活への復帰，回復期では社会生活への復帰，維持期では快適な生活と再発予防となる点からみて，他の疾患に対する医学的リハと同様のアプローチといえる．しかし，ここでの関心は機能回復や機能維持ではなく，機能低下が不可避となった終末期である．その意味では，前述のガイドラインは間接的な位置に留まる．

循環器疾患における終末期

　循環器疾患の末期状態とは，「最大の薬物治療でも治療困難な状態」である．その状態に対し，侵襲的治療として人工呼吸や血液浄化に加え，臓器移植やペースメーカ植え込みなどを行う．ここで注目すべきことは，がんとは異なった対応が必要という指摘である．その根拠として，心不全のような慢性疾患では，将来予測とともに終末期になった場合の状態について説明し，侵襲的治療の適応についての意思確認が必須としている．外来や退院時に，多職種によるチーム構成で末期医療への取り組みを行い，通常の治療とともに緩和的な取り組みが必要と述べている．

　これに対して終末期とは，循環器疾患患者の人生の最終段階である．妥当な治療を継続しても繰り返す病像の悪化，あるいは急減な増悪から死が間近に迫り，治癒の可能性のない状態を指す．その状態における要点として，脳機能の回復困難を想定している．脳機能が停止すれば，患者の意思表明を期待できない状態であり，意思確認ができない．しかし，ここでは終末期鎮静について触れられていない．

　さらに，循環器疾患には繰り返す寛解・増悪を経て最終的に終末期を迎える場合と，急激な発症により突然，終末期を迎える場合とがあると指摘している．

心疾患に対する終末期リハビリテーション

　心疾患に代表される循環器疾患でも，患者は終末期を迎える．その際，心機能の低下とともに活動力が低下していく．しかし，その日が訪れるまで生活は継続している．終末期リハとは，活動力が低下するなかで，患者の希望する生活の継続が可能となるように，培われてきた知識と技術を最大限に活用しながら患者に寄り添う過程である．

　その基本的な方向性は，できる限りのADLの維持にある．心機能の低下に従って活動性も低下する．そこで，少ない活動量でも患者の希望するADLを維持できるように，諸々の条件を勘案しながらアプローチする．この際，国際生活機能分類（International Classification of Functioning, Disability and Health：ICF）のFive Box〔基本的能力（心身機能・身体構造），応用的能力（活動），社会的適応力（参加），個人因子，環境因子〕を利用して当該患者の置かれた状況を整

理すると，健康状態を俯瞰的に把握しやすい（p.4, 図1参照）。

　病状の進行に従い，基本的・応用的能力，社会的適応力は変化していく。状況が変化するたびに，患者の要望に耳を傾け，対話し，可能な限り患者の希望を実現すべく努力する。100％の希望実現は困難であるが，患者と治療者の共同作業により困難を乗り越えようとする，その過程こそが患者を支えるものとなる。

　それにもかかわらず，病状の進行とともに患者は喪失体験を積み重ねていく。いったん成功すれば，次の成功を期待するのが人情である。しかし，期待が高まるほど喪失体験は深刻さを増す。この状況では，がんと循環器疾患の違いは関係なく，共通した問題に直面することになる。機能維持どころか機能低下していくなかでの生活，それをいかに支えるかというアプローチである。

　確かに終末期リハの入口はADLの維持かもしれないが，QOLのできる限りの維持，時には改善を図ることが，終末期リハの主な目標である。

　ここでのQOLは，決して健康状態の向上ではなく，「患者の人生に対する満足度，あるいは，充実感」の意味である。患者の希望をできるだけ実現しようとする限りにおいて終末期リハは，最良の支持的ケア（best supportive care：BSC）以上の精神的支え，心理的支援になりうる。

● 腎疾患

　腎臓は循環器に含まれる。そこでも臓器の機能低下による末期状態となり，人生の最終段階を迎える。

　腎疾患の終末期リハの前提条件として，腎移植と血液透析の問題がある。リハは直接治療に関与するのではなく，治療に関連して発生する問題を対象とする点では，ほかの疾患と同様である。前者には移植医療に特有の臨床課題があり，後者では血液透析中の臥床状態による二次性の障害がある。

　腎移植には臓器移植の潜在的，顕在的な問題点がある。移植を受けるか否かの決断に始まり，ドナーとレシピエントの問題，免疫抑制剤による有害事象，がん発生率の上昇，移植による心理的な問題，移植臓器の機能低下などが知られている。移植後の機能回復にリハが関与することはあるが，詳しくは成書に譲る。

　血液透析中は数時間の臥床を強いられる。この間，不活発な状態が続くため，二次性の障害，とりわけ廃用症候群の発生が不可避的である。数時間程度の臥床後に活動を再開できるなら，重力刺激の減少による問題の発生は少ないと予想されるため，廃用症候群のなかでも主として不動による障害への対応が求められることになる。

　例えば，一定の姿勢を継続した場合の筋筋膜性の疼痛がある。これは，姿勢保持のために筋収縮を持続したことで末梢の循環障害をきたして痛みが生じ，その痛みのために運動制限をきたし，さらに循環障害が強くなるという悪循環に陥る。これは，オピオイドによる治療には抵抗性であるため，神経ブロックにより疼痛

を緩和する。その間，緩徐に当該部分を運動させて骨格筋の血流を再開しないと回復できない。

不動による廃用症候群には，関節拘縮，筋の萎縮と短縮，皮膚の萎縮という軟部組織に対する影響がある。さらに，骨萎縮については，重力刺激の減少よりも腎疾患による影響を考慮しなければならない。起立性低血圧によって転倒すると，打撲や骨折の可能性もあるため，慎重な配慮が求められる。

呼吸器疾患

●呼吸リハビリテーション

かつては結核後遺症を対象として肺理学療法が展開されていた。感染症としての結核の減少を受け，理学療法的アプローチは減少している。これに代わる形で，COPDを対象とする呼吸リハが展開している。これは，肺機能のみに注目するのではなく，患者の日常生活を支えることを目的とし，医師，薬剤師，看護師，栄養士，作業療法士，理学療法士など，複数の専門職によるチーム医療として展開しており，理学療法士に特有のアプローチではなくなった。

ここでのアプローチの方向性は，機能回復や機能維持ではない。むしろ，呼吸器疾患による末期，終末期において，リハがどのように関与できるか，あるいは関与すべきかである。

緩和ケアの経験によれば，「痛みはある程度我慢できるが，息苦しさだけはどうにも耐えられない」という声が多い。WHO方式3段階疼痛緩和ラダーは，オピオイドの使用を中心とした痛みへの対応であり，呼吸困難は含まれていない。これは，疼痛緩和ラダーの開発当時の緩和ケアにおいて，痛みの訴えの頻度が高かったことに由来している。しかし，緩和ケアの対象は痛みだけではない。呼吸困難の頻度も高く，特に病状の進行した末期，終末期に訴えが増加する傾向にある。この際，呼吸困難への対応を難しくしている一因は，呼吸困難の原因の多様性である。

●呼吸困難の原因の多様性

患者が息苦しさを訴えた場合，まず，医学的には呼吸器の問題を想起する。原発性肺癌だけではなく，転移性肺癌であればなおさらであろう。しかし，心疾患でも初発症状は呼吸困難であることが多い。筋萎縮性側索硬化症（amyotrophic lateral sclerosis：ALS）でも呼吸困難は中核的症状であり，最終的に呼吸不全で死亡する場合が多い。さらに，呼吸困難と呼吸不全が必ずしも密接な関連性をもつとは限らず，息苦しさを訴えていても低酸素血症のない場合があり，他方，明らかな低酸素血症でありながら呼吸困難を訴えないこともある。

数あるバイタルサインのなかで，呼吸は最も心理的・精神的影響を受けやすいことが知られている。つまり，呼吸困難をきたすような身体的問題が顕在化して

いなくとも，患者は息苦しさを訴えることがあり，この場合は心理的問題，精神的影響を検討する必要がある。身体的要因と心理的要因が関連する場合もあり，これも呼吸困難の扱いを複雑にしている。このような問題は，機能回復・機能維持だけではなく，機能低下が不可避な疾患の末期，終末期においても同様である。

身体的な影響の第一は，端的にいうと体力低下にあるので，省エネルギーな日常生活を送れるような環境設定を行う。例えば，重心を上下動させるような垂直方向への移動を止め，水平移動を生活の基本にする。つまり，家庭内で階段の使用はできるだけ避ける。また，上肢を挙上したままの活動は体力の消耗，筋力低下が著しいので回避する。

● 適正な運動負荷

現在の体力・筋力を温存しようと慎重になり過ぎると，かえって廃用症候群を進めてしまうこともある。そこで，患者の体力に合わせた運動負荷の適正化が必要になる。この場合，運動負荷に注目するだけではなく，疲労度を勘案することも重要である。経験上，患者の疲労度を知る最もよい方法は，一晩就寝して疲労回復した後の翌朝，前日の運動強度について「昨日の疲れは取れましたか？」と患者にたずねることであるが，午前の運動の疲労度を午後に知るには不適切である。この場合は，運動前後の心拍数で患者の疲労度を推測する方法がある（図3）。

これは，運動前にベースラインとなる心拍数を測定し，運動直後に心拍数を測定して運動前からどの程度上昇したかを把握する。さらに，運動終了3分後の心拍数を測定し，その変化を評価する。心拍数が下がってベースラインの値に戻れば適正な疲労回復（適正負荷），3分休憩後も運動直後の心拍数のままであれば，運動負荷が強すぎた可能性があり（過負荷的），3分間の休憩後も心拍数が上昇していれば運動負荷は強すぎる（過負荷）。

図3 心拍数による疲労回復のパターン

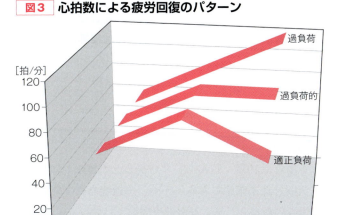

脳血管障害

　がんが日本人の死因の第1位となる前，1950年代から1980年にかけて第1位を占めていたのは脳血管障害である。2015年のデータでも第4位であり，依然としてリスクの高い疾患といえる。

　脳血管障害が医学的リハの対象となってきたのは，砂原茂一の著作が上梓された1980年以降である[6]。それ以降，機能回復訓練による社会復帰を目的としたリハにより，一定の成果を挙げてきた。これは，旧来の整形外科的な運動器・運動機能障害とは異なる，中枢神経系障害の特性を踏まえた介入方法の開発によるところが大きい。

　脳血管障害に伴う運動麻痺・感覚障害によって，運動機能に障害をきたして活動性が低下する。高次脳機能障害をきたす場合もある。病勢の進行により末期に至ると運動機能障害は高度となり，さらに活動性が低下することになる。疾患による障害で麻痺側の運動機能が低下すると，個体の活動性が低下する。これにより，健側の運動機能も廃用症候群によって低下し，結局，両側の機能低下により全身的に活動性が低下することになる。

　活動性の低下により，一層の介助・援助を必要とするようになるが，自力で動けなければ早晩寝たきりになる。寝たきりになると，本人だけではなく介助者にも大きな負担がかかる。しかも脳血管障害の場合，発病から生活機能の低下が顕在化し，かつ生命予後は保たれていることが多いので，患者本人，その周囲の人にとってもケアの重要性は増す。

　脳血管障害は循環器系との関連性がある。循環器疾患のなかでも心疾患と脳血管障害とは密接な関連があり，高血圧の場合は脳出血やくも膜下出血発症のリスクがあり，不整脈などでは血栓による脳梗塞の可能性がある。循環器疾患と脳血管障害が重複する場合があり，それだけ終末期における対応も複雑さを増す。

　糖尿病があると，さらに生活習慣病のリスクは高まる[7]。がんの発生と糖尿病の関連性はすでに指摘されており，脳血管障害のリスクも増す。終末期において，複数の生活習慣病があればそれだけ臨床像は複雑になり，対応も困難になることが考えられる。

難病

難病の定義

　厚生労働省は1972（昭和47）年に発表した難病対策要綱において，「(1) 原因不明，治療方針未確定であり，かつ，後遺症を残す恐れが少なくない疾病，(2) 経過が慢性にわたり，単に経済的な問題だけではなく介護等に著しく人手を要するために家族の負担が重く，また精神的にも負担の大きい疾病」を難病と定義していた。この際，その非治癒性から医学的リハの対象となっていった。

それから40年後の2014（平成26）年5月に成立した「難病の患者に対する医療等に関する法律」において、難病は「発病の機構が明らかでなく、かつ、治療方法が確立していない希少な疾患であって、当該疾病にかかることにより長期にわたり療養を必要とすることとなるもの」（第1条）と規定された。

この法律にいう難病のうち、次の2つの要件をすべて満たすものは指定難病として医療費助成の対象となった。
- 患者数がわが国において一定の人数（人口の0.1％程度以下）に達しないこと。
- 客観的な診断基準（またはそれに準ずるもの）が確立していること。

この要件を言い換えると、がんのように多くの国民が罹患する高頻度の疾患ではなく、かつ誰にでも診断が可能という前提条件を満たした難病には、医療費を助成しようということであり、節約志向の政治的対応がなされている。

かつて難病の医療費助成の対象疾患としては56疾病が指定されていたが、2015（平成27）年1月には110疾病となり、同年7月には306疾病に拡大されている。その結果、受給者は78万人（平成23年度）から150万人（平成27年度）となっている。

難病患者の絶対数は少数だが、その広がりは多岐にわたる。難病患者等居宅生活支援事業の対象疾患は、診断名でいえば300以上が列挙されている。

● 難病への対応

わが国の医療制度特有の「難病」は、医学的治療の対象というよりも、その療養生活を公的に支えようとする社会制度として展開している。その非治癒性から疾患の治癒は期待できず、早晩進む病勢によって難病患者は末期を迎える。疾患の末期かどうかにかかわらず、非治癒性を認識したときには人生の最終段階としての死を意識せざるをえない。これに寄り添うことも大切なケアである。

難病患者を抱える家族の介護負担も増していくので、その軽減も視野に入れる必要がある。難病患者が終末期に至るまでの間、患者の生活支援の観点からすでに医学的リハ介入が行われていることが多いが、緩和ケアの定義にもあるように家族支援も大切である。しかし、家族は1人とは限らず、複数の家族が介護に関与している場合はその調整局面において介入しなければならないこともある。

患者の機能維持から機能低下の時期にかけて、長く関係性を保持してきたリハでは、どこからが末期で、いつからが終末期かを区分けすることは困難である。病勢の進行が緩慢なため、両者の境界が曖昧だからである。病態の変化によるエピソードがあるたびに機能低下を示すことはあるが、さまざまな介入により機能回復する可能性もある。例えば、筋萎縮性側索硬化症の診断が確定すれば、非治癒性の認識とととともに、その日が訪れるまでどのように生活支援を行うのか、立ち止まる時間的余裕もないままケアの必要に迫られる。

慢性の疾患であるがゆえに病勢の進行は緩慢で，自力での立ち上がりや歩行ができなくなっても，車椅子などを活用して移動することは可能である。ベッド上の生活になっても，精神活動は不変な場合もある。呼吸機能が低下して自力呼吸が困難となる状況も訪れるが，このときに，人工呼吸器の力を借りて生活力を回復することは当然という考え方もある。

　しかし，身体的状況の悪化は，精神的状況をも悪くする傾向を示す。発病から診断に至る過程，次第に顕在化する障害の受容，そして，非治癒性ゆえの死の不安と恐怖に至るまで，難病患者には心理・精神的課題が大きい。

　それに対応するには，身体・心理両面からのアプローチがある。精神障害に対する作業療法は前者の例で，非言語的な活動により患者の精神的支援を目標としている。これに対してカウンセリングは後者の例で，患者に寄り添い，主に言葉の力を活用して心理的支援を試みる。前者は非言語的アプローチ，後者は言語的アプローチともいえる。

● 難病のリハビリテーション

　難病として挙げられている疾患において，神経・筋疾患に分類される脊髄小脳変性症は多系統萎縮症ともいわれ，線条体黒質変性症，オリーブ橋小脳萎縮症，シャイ・ドレーガー症候群，晩発性小脳皮質萎縮症，歯状核赤核淡蒼球ルイ体萎縮症，フリードリヒ失調症などが含まれるが，主な対応法は医学的治療ではなくリハだといわれている。

　代表的な身体障害を取り上げた作業療法の教科書をみても[8]，変性疾患・難病の項目には，神経・筋疾患であるパーキンソン病，ギラン・バレー症候群，脊髄小脳変性症，多発性硬化症，筋萎縮性側索硬化症，筋ジストロフィー，免疫系疾患である多発筋炎・皮膚筋炎が挙げられているが，免疫系疾患の関節リウマチは別項目となっている。

　一口に難病といっても多種多様な疾患が含まれており，そのリハにおける課題も多岐にわたる。ICFを援用すれば，心身機能のレベル，活動のレベル，参加のレベルにおいて，個人的要因と環境要因を勘案しならが介入を進めていくことになる。

　医学的問題としてとらえれば，まず重要臓器の機能維持が挙げられる。例えば，心機能，呼吸機能が維持されなければ生存自体が危機に瀕し，リハの前提条件が失われることとなる。

　リハの主な目的は生活機能の維持にある。当初は自立，すなわちセルフケアの可能性を追求することが目標となる。しかし，病勢の進行とともに次第に活動性が失われてくると，自立（self-care）から自律（autonomy）へと目標も変化していく。身体的あるいは運動機能的な自由が失われてきたとしても，自己決定は最後まで保障しようと努力するのである。

身体機能は自助具や福祉機器，または他人の援助で維持できるが，意思だけは代替の方法がない。終末期を迎えてADLからQOLへ重点が移行すればなおさらのこと，現在の患者の希望は何かを聞いてみなければ，そして患者から回答を得なければ他人である専門職には判断できない。

かつては医療専門職が「本人のためを思い，よかれ」と判断していたが，パターナリズムを生み，批判されるに及んで，次第に少なくなった。その後，家族による「代理決定」が行われた時期もある。しかし，本人と家族の意思は異なることがあるだけではなく，むしろ対立する場面があることが知られるようになると，これも再検討された。さらに家族成員が複数である場合，その間にもニュアンスの違い，見解の相違があり，時には正面からぶつかる場面さえある。

このような事情まで勘案すれば，出発点である本人の意思確認は非治癒的疾患のケアにおける最優先の事項である。それを可能にするためのコミュニケーションに関する知識と技術は，難病のリハにおいても極めて重要な臨床課題である。

認知症および老化による衰弱

● ライフサイクル上の老化現象

少子・高齢化を迎えたわが国では，高齢者数の増加とともに人口における高齢者の比率も高まり，量的質的に問題が拡大している。高齢者のケア・リハに関連していえば，認知症の話題が増えている。

ライフサイクルの観点からみて，一度発達した精神機能が低下し，日常生活に支障をきたすようになった状態が認知症といわれている。脳血管障害に起因するものやアルツハイマー病，レビー小体認知症など，疾患の症状としての認知症はあるが，老化に伴って記憶力が低下することは必ずしも疾患とは断定できず，ライフサイクルからみれば自然な過程の一つだという見解もある。身体能力は老化に伴って低下するのが一般的であり，80歳の男性が20歳の男性に比べて同等であるとか，体力が上回るとはいえないであろう。

この見解によると，少なくとも認知症の一部は老化による精神機能の低下であり，老化による身体機能の低下と同様，人生において不可避的な問題であり，治療の対象としての疾患ではない。記銘・保持・再生という記憶に関する能力低下は，老化現象の一つにすぎない。むしろ，老化を否定し，いつまでも若者でいられるという不可能な問題設定に基づく判断である可能性もある。

疾患の症状としての認知症に対して薬物療法も開発されているが，一部を除き，それよりも周囲の対応の仕方，すなわち，ケアの重要性が指摘されている[9]。

この際，ケアする場所，環境条件も大切である。慣れ親しんだ環境におけるケアが重要であり，新しい環境への適応力の低下から，入院治療はかえって認知症状の悪化を招くことが知られるようになった。お馴染みの環境にとどまって，穏や

かな対応をしているほうが，症状の進行を止めたり遅らせることができるという報告が増えている。

近年，認知症当事者の発言がなされるようになってきた[10]。それによると，認知症はうつ病などの精神障害，あるいはパーキンソン病などの神経筋疾患に類似した面があり，誤診の可能性がある。誤診に基づく治療がなされた場合，かえって状況の悪化に結びつくことがある。

さらに重要なことは，認知症の症状が悪化した結果，不可逆的な変化をきたして固定的になるのではなく，可逆性をもつ点である。認知症は一度発症したら悪化する一方ではなく，改善する可能性がある。すなわち，認知症という状況は変化させられるのである。

リハの観点からも，このような指摘は専門職の介入による状況改善の可能性がある点で大切だが，さらに重要なのは「当事者の声」に耳を傾けなければならないことである。かつてパターナリズムに対する批判があったことを忘れてはならない。

● 老化による人生の終末期

老化による衰弱は，老衰とよばれている。平成25年度の厚生労働省のデータによると，日本人の死因の第5位に挙げられ，69,720人（5.5％）が亡くなっている。老化は病気ではないので治療の対象ではない。止めることはできないが，そのまま死亡するとは限らない。

この世に生を受けたものの定めとして，死は避けられない。ただし，そのときがいつ訪れるのか誰にもわからない。出生時に亡くなる人もいれば，事故や病気で命を落とす人もいる。それらを免れても，人生には必ず終わりが来ることだけは確実である。

ライフサイクルの観点に立てば，老衰は疾患でも障害でもない。年をとり，老化による能力低下をきたしたとしても，その日が訪れるまで生活は続いている。老化によって生じるさまざまな生活障害に対して，より円滑な活動を促進するものがリハであるなら，まさに本領を発揮すべき課題である。

疾患がある場合は，その末期と人生の最終段階としての終末期の区別が臨床的な問題となっていたが，老衰の場合は，そのような区別はない。英語のlifeにはさまざまな訳語があるが，まさに生活そのもの，人生そのもの，生き方そのものである。極めて個性的であるがゆえに千差万別であり，マニュアル化からは最も遠い。これを画一化しようとする点ですでに無理がある。

戦国時代の武将，織田信長（1534～1582）は，桶狭間の戦いの際「人生50年…」と述べて出陣したといわれている。以来，明治時代まで日本人の寿命は50年程度であった。そのようなライフスパンの時代には，数え15歳で元服して成人の仲間入りをした。21世紀の日本人の人生を75年とすると，ライフスパンは1.5倍

に伸びたことになる。15歳の元服は22.5歳となり，現代の若者は4年制大学の卒業ごろが元服に当たることになる。信長の時代，元服後の人生は35年間であったのに対し，21世紀のわが国では50年間以上ある。ここに，延長した時間をどのようにして過ごすかという問題がある。

人生50年の明治時代までは，孫の誕生のころに祖父母は終末期を迎えた。21世紀には孫の成人をみることはまれではなく，ひ孫の世話をする人もいる。人生の延長は，これまでに経験してこなかったような事態を生んでいる。前例がないので，そこでの対応にも定式がない。21世紀の日本人は，少子・高齢・多死社会を迎えてこれまでにない新たな対応を想像し，クリエイトし，アイデアを練らなければならない点だけは確実である。

二次性の障害：不活発な生活は病気か？

●廃用症候群の発生メカニズム

死因からみると，がんをはじめとする循環器疾患，呼吸器疾患，脳血管障害など，病勢の進行によって末期に至り，あるいは終末期を迎える。例外は老化による虚弱，すなわち老衰であり，特定の疾患に罹患しなくても人生の最終段階を迎えることはある。

死に至る病による直接の症候・障害だけではなく，二次的に発生する障害も生命の危機を生じることがある。二次性の障害として，過用症候群，誤用症候群，廃用症候群（disuse syndrome）が知られているが，ここでは病勢の進行の末期における不活発な生活に起因する廃用症候群を取り上げる[11]。終末期はこの末期と重なることもあるので，その対応は重要である。

長期安静臥床による廃用症候群の発生には，2つの原因がある。1つめは臥床，すなわち重力刺激の減少が生体に及ぼす影響である。これについては現在，無重力状態での活動を継続する宇宙飛行士を対象に研究されている。廃用症候群の研究の一端は宇宙医学という最先端領域にあり，米国航空宇宙局（National Aeronautics and Space Administration：NASA）から多くの報告がされている。2つめの原因は安静である。これは不活発な生活の継続によるもので，軟部組織の萎縮や短縮・拘縮が代表例である。ところが，これは，病的なメカニズムではなく，不活発な生活に対する生体の環境対応，すなわち生物の進化と同様の過程であることがわかってきた。

3つめの原因として長期が該当すると思われる。しかし，廃用症候群の代表的症候である褥瘡は1〜2時間で発生し，深部静脈血栓は8時間程度で発生する。骨萎縮は重力刺激がなくなった途端，地上では睡眠によって始まる。健康な人が骨萎縮や骨粗鬆症に悩まされないのは，起床すると重力刺激が再開し，骨萎縮が停止するためである。3つめの原因は研究が進んでいない。廃用症候群の発生メ

カニズムについては重要な発見があるが，発生時間に関する研究に乏しく，有効な防止策の確立には至っていない[12]。

● 死に至る廃用症候

表1に代表的な廃用症候を示す。表1の12の症候のうち，赤字の6症候は死亡原因になりうるものであり，死に至るメカニズムが知られている。

例えば褥瘡は，皮膚障害の進行により皮膚のバリア機能が失われると，感染に対して無防備となってしまう。感染が重度化し敗血症に至ると，循環動態に障害をきたして生命活動が停止することがある。また，安静臥床を継続すると，重力により胸郭が潰されて肺活量が減少する。そこに呼吸の主動作筋である横隔膜の筋力低下が加わると，沈下性肺炎に至る。肺炎は高齢者の死亡原因の第1位であることを想起すれば，いかに安静臥床のリスクが大きいかがわかる。

廃用症候群には別の課題もある。褥瘡は1～2時間で発生するため，1～2時間おきに体位変換を行うことで予防が可能である。これに対して沈下性肺炎の場合，安静臥床の継続による肺炎発生のメカニズムはわかっているが，発生時間に関する研究報告がなく，褥瘡のように発生時間を根拠にした予防策の実行は困難である。

高齢者にとって危険性の高い肺炎は，沈下性肺炎だけではなく，誤嚥によっても生じる。このほかにも深部静脈血栓で生じる肺塞栓による呼吸不全，尿路結石の感染による敗血症などがある。起立性低血圧や腸管の蠕動低下によって発生する嘔吐で気道が閉塞すれば，窒息を免れない。このように，動かないことで死に至ることがある[13]。終末期リハで廃用症候群を予防するアプローチは極めて重要である。

表1 死に至る廃用症候群

症状	発生時間	ベッド内	斜面台活動
褥瘡→感染症→敗血症	1～2時間	増加，拡大	縮小，減少
骨萎縮・骨粗鬆症	数時間	進行	低下
深部静脈血栓・肺塞栓症	8時間程度	増加	減少
筋萎縮・短縮	1～2日？	進行	低下
関節拘縮（強直）	3～4日	進行	低下
筋力低下（悪液質と鑑別）	10～15%低下/週	進行	低下
肺活量低下→沈下性肺炎	不明	低下	上昇
尿路結石→感染症→敗血症	不明	増加	減少
起立性低血圧→嘔吐→窒息	不明	進行	低下
腸管の蠕動運動低下→嘔気・嘔吐→窒息	不明	低下（便秘・宿便傾向）	上昇（排便促進）
意識（覚醒）水準低下	不明	低下	上昇
心理的活動低下（仮性痴呆）	28日（4週間）	減少	拡大

● 廃用症候群に対する医学的リハビリテーション

　前述の廃用症候群の原因のうち，重力刺激の減少によって引き起こされる疾患としては，骨萎縮が代表的である。骨組織を形成するカルシウムは，重力刺激によって骨組織に留まっている。これがなくなるとカルシウムは血中に移行し，腎臓で尿中に排泄されてしまう。すなわち，重力刺激がないと骨粗鬆症が発生する。重力刺激の減少による廃用症候を防ぐには，重力刺激を再開するほかない。ベッドに横臥したまま他動的に運動を行っても，効果は期待できないのである。

　骨粗鬆症の状態で運動を行うと，骨がきしんで痛みを発することがある。また転倒の危険もあり，転倒による骨折で移動能力を失うと，さらなる安静や臥床が加わることになる。このように，廃用症候群には障害の連鎖がありうる。

　廃用症候群のもう一つの原因は，不活発な生活すなわち運動刺激の減少によるものである。関節拘縮は，関節運動の減少によって発生する。したがって，関節運動を継続することで拘縮の予防が可能である。患者本人が意識消失などで随意的運動ができない場合は，他動運動を行うことで関節拘縮を予防できる。

　原理的には，筋の萎縮や短縮，皮膚萎縮など，不活発による廃用症候は他動運動により予防可能であるが，全身くまなく施行するのには介入における量的，労力的，作業効率的困難がある。質的困難が少ない場合でも，量的負担の大きいことが廃用症候群の改善においては問題である。ここでも「予防は治療に勝る」といえる。

● 廃用症候群の拡大

　廃用症候群は，1964年に米国のHirschbergらにより報告された[14]。この報告では，心理的退化に始まり，身体徴候を含めて11の症候が列挙されている。それから20年後，1984年のBortz[15]の報告では27徴候に倍増している。このように，研究が進むほど，廃用症候群に対する知見は広がっている。

　Bortzの報告から30年余りが経過したが（2016年時点），新たな治療法が開発されるたびに廃用症候は増えている。例えば，嚥下・咀嚼機能の低下などにより胃瘻を増設することがある。その場合，胃より下部の消化器官だけを使用することになれば，嚥下・咀嚼に使われる筋活動は減少し，廃用性の機能低下は免れない。このように，ある問題点を回避することで，新たな問題が生じることがある。

　廃用症候群の発端は心理的退化にあった。2016年現在の少子高齢社会では認知症が大きなテーマであるが，認知症は記憶という意味の心理的障害，そして老化による神経伝達の障害という身体障害を併せもつといってよい。しかもその展開には，一部の疾患によるメカニズムを除けば，万人に共通する加齢現象が関与している。衰えた機能を使わないことでさらに機能低下を来すなら，まさに廃用症候といえる。廃用症候群の重要性が増すことはあっても，低下することはないのである。

おわりに

　がん以外の疾患に対する緩和治療と終末期リハの展開について，21世紀初頭における日本人の死因別死亡者数の多い順に従って検討してきた。第1位のがんは他章で述べられているので，ここでは第2位の心臓病，第3位の肺炎，第4位の脳血管障害という慢性疾患を取り上げた。第5位の老化に伴う衰弱，すなわち老衰は慢性疾患とはいえないが，死因としては上位にある。認知症との関連もあるため，老化に伴う機能低下として扱う必要がある。また，診断名として死因には挙がらないが，前述の慢性疾患に伴う障害をさらに悪化させるものとして，一部は死に至る徴候としても重要な廃用症候群について述べた。さらに，患者は少数であるが，そのケアの重要性に鑑み，難病についても取り上げた。非治癒性のため，ケアおよびリハは必須のアプローチである。そこでの対応型の疾患の末期，終末期においても活用できる。特に，コミュニケーションに関する問題は，他の疾患と共通する点でも極めて重要な臨床課題である。

　疾患には患者にとって不快な，あるいは苦痛を伴う症状がつきものであり，これを緩和することは医療者の義務である。その意味で「緩和治療」は，プライマリケアからセカンダリケアにおいて，急性期，回復期，維持期，あるいは終末期や看取りに至るまでカバーされる普遍的問題であり，誰もが対応しなければならないため，特殊な臨床課題ではない。リハも同様である。

　ところが国際社会や国際機関では，例えばWHOがいう「緩和ケア（palliative care）」はホスピスを起源とした終末期のケアを意味し，前述の緩和治療とは，人生の最終段階である「死」を踏まえている点で，明らかに意味合いが異なる。インターネット時代を迎え，国際社会，そこでの共通言語としての英語から逃れることは，グローバル社会を迎えた今日，不可能である。日本国内でのみ，日本語の範囲だけでものごとを考えていると，思わぬところで齟齬をきたすことになるので留意する必要がある。日本の常識は，世界の非常識なのかもしれない，という批判的な態度が求められる。

　確かに心臓リハにおいて指摘があったように，原疾患の進行による末期と，人生の最終段階としての終末期は異なる場合がある。この際，病気に関する治療的介入が異なれば，そのアウトカムも異なってくる。さらに，その疾患をもった人が，どのように疾患を理解するかによって，人生の最終段階の過ごし方を変化させる場合がある。病勢の進行に伴い，同一の人であっても態度を変えることがある。このことを踏まえるなら，終末期における医療専門職の仕事は，病状，それを受けた治療やケア，患者の病気への態度に関する患者の変化に寄り添うことであろう。課題に回答を与えるのではなく，課題設定の作業に寄り添うことが重要となる。

　このような事情を考えると，終末期におけるリハは常に状況変化に適合させていかなければならない。終末期リハで扱うべきテーマについては，今後も検討さ

れ続ける臨床課題として継続的に扱われる点が特徴である．決して固定的なものではないのに，変化が乏しいようにみえるという点で安易に扱われてしまいがちであるが，その実，深く静かな広がりをもつものといえるのである．

【文　献】
1）島津義久：充たされた日々 イギリスのホスピスを訪ねて，星雲社，1993．
2）WHO: Definition of Palliative Care, 1990.
3）WHO: Definition of Palliative Care, 2002.
4）厚生労働省：平成25年(2013) 人口動態統計(確定数)の概況，2013．
5）Lynn J: Serving patients who may die soon and their families. JAMA 285 (7), 2001.
6）砂原茂一：リハビリテーション，岩波新書，1980．
7）星出陽子，島田和幸：脳卒中と生活習慣．産婦人科治療 88(3): 305-311, 2004．
8）長﨑重信 監：作業療法学ゴールド・マスター・テキスト身体障害作業療法学 改訂第2版，メジカルビュー社，2015．
9）本田美和子 ほか：ユマニチュード入門，医学書院，2014．
10）樋口直美：私の脳に起こったこと，ブックマン社，2015．
11）安部能成：がん治療に伴う二次的障害としての廃用症候群．臨床作業療法 8 (1): 87-92, 2011．
12）安部能成：廃用をまねく「長期臥床」とは，どのくらいの時間をいうのか？ 訪問看護と介護 15 (2): 106-111, 2010．
13）大川弥生：「動かない」と人は病む，講談社現代新書，2013．
14）Hirschberg G, et al.: Rehabilitation, Lippincott Company, 1964.
15）Bortz II: The disuse syndrome, West J Med 141(5): 691-694, 1984.

2

病院における
終末期リハビリテーション

2. 病院における終末期リハビリテーション

ICU：職種の垣根を越えて生と死に向き合う

藤吉健史

はじめに

　集中治療部の目的は，重篤な急性臓器機能不全を有する患者に対し，診療科の垣根を越えて集中的な治療およびケアを行い，その回復を図ることである．しかしどれほど適切な治療が行われたとしても，避けられない死は存在する．救命できないことが見込まれるとき，集中治療室（intensive care unit：ICU）スタッフは患者の意思に沿った選択を優先することが望ましい．しかし多くの場合，患者本人とshared decision makingを行うことは困難である．そこでICUでは，患者にとって最善と思われる選択を，限られた時間のなかで多診療科・多職種からなるスタッフで協議し，家族と相談して決定していかなければならない．その結果を踏まえて，悲嘆にくれている家族にとって少しでも終末期という現実の理解が深まるように，また患者の死後に気持ちを整理して前向きな人生をとらえなおすきっかけを与えることができるように，ギアチェンジしていかなければならない[1,2]．

　つまりICUに常勤するリハビリテーション（以下，リハ）専門職は，呼吸管理や早期モビライゼーションといった技能だけが求められているわけではない．標準的な集中治療を理解し，その治療によって生じる利点と欠点をさまざまな視点から考察し，withhold・withdrawといった決断の一翼を担える見識も求められている．集中治療が奏功した場合は，治療によって生じた廃用症候群を改善し，患者が地域社会に復帰できるように，また患者が自らの想いを表出できるようにアプローチしなければならない．集中治療が奏功せずギアチェンジが行われる場合は，緩和医療学の知識を基に医師・看護師が十分に患者・家族と向き合えるように，また死を意識している家族が十分に状況を理解して悲嘆を表出できるように，適切にサポートしていかなければならない．

　ここでは市立砺波総合病院（以下，当院）での取り組みを踏まえながら，筆者の考える当院ICUにおける終末期リハの臨床アプローチを概説する．

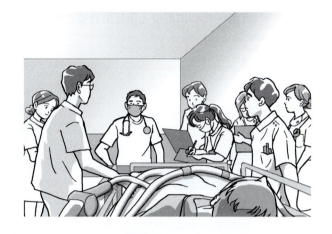

当院ICUに必要とされるリハビリテーション専門職となるために

● なぜ，当院ICUにリハビリテーション専門職が必要か？

当院は，人口13万人を有する砺波医療圏の中核病院である。砺波医域圏は富山県砺波市，小矢部市，南砺市より構成され，2010年度の時点で高齢化率28.3％（全国平均23％）と高齢化の進んでいる地域である[3]。特に山間部の南砺市の高齢化は進んでおり（2010年度の時点で高齢化率31％），全国より20年，富山県全体より5年早いペースで進行している[4]。

そのため当院ICUに入室する患者の多くが高齢者となることは必然である。高齢者は若年者に比べて予備力に乏しく，若年者であれば一過性に終わるような疾病（例えば肺炎）であっても，それを契機としてADLが低下してQOL低下が生じやすい[5]。高齢者は一度ADLが低下すると完全な回復を期待することは難しいため，集中治療と並行して早期からリハを行い，ADLの保持を図ることが重要である。そこで当院では，2002年よりICU4床・HCU（high care unit）12床に，専任の理学療法士（以下，PT）が配置された。

● 集中治療と死

集中治療部の目的は重篤な急性臓器機能不全を有する患者に対して診療科の垣根を越えて集中的な治療およびケアを行い，その回復を図ることである。しかし当院ICUの治療水準が保たれていたとしても，避けられない死は存在する（**図1**）。そのためICUに常勤するPTは看取りの場面にも立ち会うこととなる。

筆者が行った調査では，2014年に当院ICU・HCUにてリハ依頼を受けた116名の患者のうち，入院中に死亡した患者は23名（死亡率19.8％）で，平均して死亡の2.9日前までかかわりをもっていた。

それではリハ専門職は，避けられない死とどのように向き合って行けばよいのだろうか。

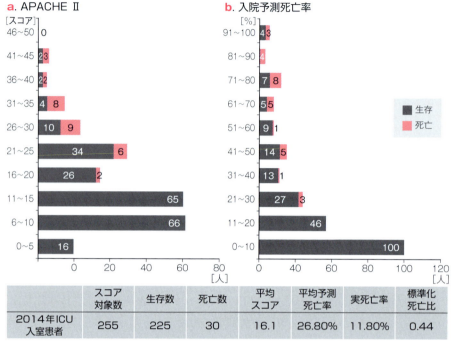

図1 当院ICUにおける重症度評価と予後予測（2014年）

a. APACHE Ⅱ
b. 入院予測死亡率

	スコア対象数	生存数	死亡数	平均スコア	平均予測死亡率	実死亡率	標準化死亡比
2014年ICU入室患者	255	225	30	16.1	26.80%	11.80%	0.44

APACHE：Acute Physiology and Chronic Health Evaluation　　　　（文献6より引用）

● なぜリハビリテーション専門職は看取りを避けたくなるのか

「死を意識している患者・家族に，どのように対応したらよいのかわからない」といった言葉を，周囲のリハ専門職から耳にする。なぜこのような言葉が聞かれるのだろうか。

平成26年人口動態統計によると，主な死因別死亡数の割合は，悪性新生物28.9％，心疾患15.5％，肺炎9.4％と，上位3項目をリハ専門職が余り教育を受けてきていない疾患が占めている[7]。筆者らは悪性腫瘍を例に，4年制大学のPT・作業療法士（以下，OT）・看護師の養成課程と医学部において，授業概要（シラバス）から授業がどの程度行われているかを調査してみた。結果は歴然で，リハ専門職が養成課程において悪性腫瘍について十分な教育を受けてきていない可能性が示唆された（**表1**）。

つまり死に至る疾患に対する基本的な知識の不足から，死を意識している患者・家族への対応に不安を感じているのではないだろうか。そこで筆者らは，「医学知識の不足」という垣根を越えるために，リハ室を出てICU・HCU専任となることで，この課題を克服してきた。

● リハビリテーション専門職が当院ICUで機能するために（**図2**）

当院集中治療部の初期目標は，重篤な急性臓器機能不全患者の救命である。そして最終目標の1つは，救命した患者が自立して自宅へ復帰することである。そ

表1 医療職養成校の平成27年度版シラバスにおける悪性腫瘍（がん）の扱いについて

公立C大学			私立K大学
理学療法学科	作業療法学科	看護学科	医学部
病理学Ⅰ（1/7.5回）			病態生理（5/30回）
保健医療福祉論Ⅱ（1/8回）			代謝と遺伝（3/90回）
内科学総論（1/15回）		病理学Ⅰ（1/15回）	血液・免疫系（16/93回）
整形外科学総論（1/15回）		病理学Ⅱ（外科系疾病論）（6/15回）	消化器系（16/153回） 皮膚系（4/66回）
老年医学（1/15回）			呼吸器系（7/81回）
—	作業療法治療学Ⅱ（2/15回） 作業療法学Ⅱ演習（1/15回）	がん看護学（全8回） 国際看護論（1/8回）	腫瘍総論（全33回） 神経・精神系（5/150回） 運動器系（2/42回） 視覚系（1/64回） 耳鼻咽喉・口腔系（3/64回） 周産期・生殖器系（10/84回） 成長と発達（1/87回）

図2 リハビリテーション専門職が当院ICUで機能するための3段階

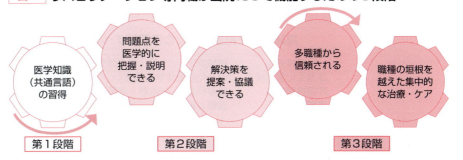

のために集中治療部とリハ科との垣根を越えた診療が必要であり，リハ専門職も必要とされている。

　それではリハ専門職が当院ICUで機能するためにはどうしたらよいのだろうか。筆者は3つの段階を踏まえる必要があると考えている。第1に臨床経過を把握できる医学知識（共通言語）を習得すること，第2に問題点を医学的に把握・説明し，解決策を提案・協議できるようになること，第3に職種の垣根を越えた集中治療・ケアに参画し続けることである。次項から，各段階について概説する。

第1段階：臨床経過を把握できる医学知識（共通言語）の習得

　ICUの患者が自立して自宅へ復帰するためには，少なくともベッドから自分で離れることができる必要がある。自立してベッドから離れるためには，呼吸・循環動態が安定している必要がある。つまり精密持続点滴が必要な薬剤やメカニカルサポートから離脱している必要がある。

　高齢患者の多い当院ICUにおいて，早期にベッドから離脱可能な全身状態を再獲得しなければ，ADLが低下して自宅への復帰は困難となる。そのため集中治療部とリハ科の垣根をなくして，集中治療の一環として早期モビライゼーションに取り組み，ADLを保持することは必須である。垣根をなくすためには，リ

ハ専門職も患者の症状・病態・臨床経過を正確に把握し，集中治療部の一員として治療に参画していかなければならない。

そこで臨床現場にて，**表2**に示すような緊急を要する症状・病態の治療を繰り返し経験（体験）していくことから始める。繰り返し経験することで，一般的な経過がみえてくる。またそのなかで，臨床経過を把握するために必要な諸検査（**表3**）を読み解く能力も高まる。そして臨床現場で経験したことを成書などで整理することで，効率的な学習が可能となり，当院ICUにおいてリハ専門職が機能するために必要な医学知識（共通言語）を習得することができる。

表2　緊急を要する症状・病態

- 心停止
- ショック
- 意識障害
- 脳血管障害
- 急性呼吸不全
- 急性心不全
- 急性冠症候群
- 急性腹症
- 急性消化管出血
- 急性腎不全
- 産科危機的出血
- 急性感染症
- 外傷
- 急性中毒
- 誤飲・誤嚥
- 熱傷

（文献8より引用）

表3　臨床経過を把握するために理解すべき諸検査

- 一般尿検査
- 便検査
- 血算・白血球分画
- 心電図
- 動脈血ガス分析
- 血液生化学的検査
- 血液免疫血算学的検査
- 細菌学的検査・薬剤感受性検査
- 呼吸機能検査
- 髄液検査
- 細胞診・病理組織検査
- 内視鏡検査
- 超音波検査
- 単純X線検査
- 造影X線検査
- X線CT検査
- MRI検査
- 核医学検査

（文献8より引用）

第2段階：問題点を医学的に把握・説明し，解決策を提案・協議できる

当院においても医師・看護師不足は深刻である。3名のICU専従医でER（emergency room）・HCUの重症患者を把握しながら，365日24時間重症のICU患者を管理し続けることは困難である。協力している各科医師も外来・ER・病棟・手術室などの業務に追われ，重症患者をゆっくりと診療するゆとりは少ない。看護師もさまざまな業務に追われている。そのため重症患者の状態変化への対応が遅れる可能性がある。一度，重篤な合併症や再増悪を生じさせて入院を長期化させてしまうと，予備力の乏しい高齢の患者が自立して自宅へ復帰することは極めて困難となってしまう。そこで共通言語を習得したリハ専門職が早期から集中治療に参画することで，合併症や再増悪を予防・軽減できる可能性がある。ちなみに2007〜2011年に当院で胃癌（Stage Ⅰ・Ⅱ，術前化学療法なし）に対して開腹手術・周術期リハが行われた高齢患者84名（平均年齢74.5歳）を筆者らが調査したところ，呼吸器合併症の発症率は4.7％（軽微な肺炎2名・無気肺2名）であった。

リハ専門職は患者に接しながら診療を行い，フィジカルアセスメントを得意とするため，患者の状態変化に気づきやすい。リハ専門職が診療で感じた問題点を多職種に的確に説明し，解決策を提案できるようになることで，チームは患者の容体の変化に速やかに対応できる。速やかな対応が可能になると，治療の質は高まる。治療の質を高めることで，リハ専門職への信頼は深まる。信頼が深まるこ

とで，より患者への負担の少ない早期モビライゼーションや，死を意識している患者・家族へのアプローチを行ううえで必要不可欠な職種の垣根を越えたアプローチが円滑に行えるようになる。

第3段階：職種の垣根を越えた集中治療・ケアに参画し続けるために

　リハ専門職が職種の垣根を越えたアプローチをし続けるためには，大きな課題が存在する。それは生涯にわたる自己学習の習慣を，いかに維持するかという課題である。忙しい臨床現場において，勤務の合間に学習を続けることは孤独との闘いでもある。医学は日進月歩する。常に新しい知識を吸収するためには，経済的にも負担となる学会活動は避けて通れない。しかし臨床現場では，「自己研鑽」の名の下に，多くの臨床家は手弁当で新しい知識の習得に努めている。このような厳しい現状のなかで，チームメンバーの意欲を保ち続けることは極めて難しく，極めて重要なことである。

　当院ではコーディネーターの役割を果たしているスタッフが，経験の浅いメンバーの自力解決困難な課題に即座に対応するようにしている。そうすることで学習効率を高め，数多くの成功体験を経験させることにより，高い職業倫理観を保ち続けられるように努めている。しかし経済的な問題については厳しいといわざるをえない。

当院ICUでの日常：生と死の狭間で

●緊急入室：限られた時間のなかでの対応

　最初からDNAR（do not attempt resuscitation）の意思表示をしている，もしくはできるような患者は，ICUには基本的に入室してこない。待機手術の場合を除いてICUに入室してくる患者は，治療（救命）を目的に病院を訪れたが，なんらかの原因により呼吸・循環・代謝系およびその他の重篤な急性臓器機能不全を呈し，一般病棟での管理が困難となったケースである。

　限られた時間で全身状態を安定させなければならないため，ICUでは人工呼吸，侵襲的な循環サポート・モニタリング，血液浄化などの特殊治療は避けられない。侵襲度の高い治療が行われる以上，医療安全および支持療法の視点から鎮静・鎮痛も必須となる。慌ただしく侵襲的な治療が行われている患者の姿を見て，冷静でいられる家族も少ない。集中治療を導入する場面において，患者・家族に深い現状理解を求めることは現実的に難しい。そのため治療経過がよくない場合は，治療のなかで家族の現状理解を深めながら，本人の推定意思の確認を進めていくという困難な仕事が待ち構えている。

●緊迫した状況での家族ケア

　一般病棟の看護師から，よく「ICUには入りにくいですよ」と言われる。病院勤務のスタッフですらそのように感じるのだから，家族にとってはなおさらである。

　全身状態の不安定な患者への対応は，ICUスタッフの心身をすり減らしていく。自然にスタッフの表情は硬くなり，ICUの雰囲気は重くなる。さらに医療機器のアラームが重い雰囲気に拍車をかける。そんな雰囲気のなかで面会に訪れた家族が目にするのは，さまざまな医療機器につながれた肉親の姿である。状態を安定させるために行われる治療は容姿を変容させていく。面会に訪れた家族の多くは，ベッドの一歩前で足が止まる。

　そのようなときは，「手を握ってあげてください」という一言が大切である。「どうしたらいいかわからない」と混乱している家族に，患者に触れてもらうことで，患者本人も生きようと頑張っている事実を実感してもらうことも大切である。それにより，現状を受け入れるきっかけとなることもある。

　また家族が少しでも気軽に面会に訪れることができるように，チームで不必要な医療機器のアラーム音の軽減や適切な鎮痛・鎮静管理を行うことも大切である。

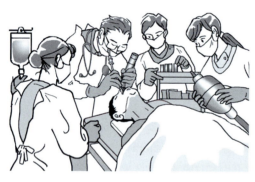
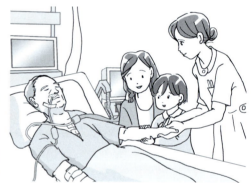

●緊迫した攻防の果てに
集中治療が奏功したとき

　呼吸・循環動態が安定した後こそ，リハ専門職の本領を発揮できる舞台である。侵襲的な治療とそれに伴う支持療法によって生じた廃用症候群を改善し，ADLを再獲得できるようにアプローチしていく。

　若年者であれば，ADLが改善することで自律して日常生活へと復帰し，再入院してくることはあまりない。しかし高齢者は同じようにはいかない。若年者と比べて再入院のリスクが高く予備力も乏しいため，再増悪した場合はたとえ救命できたとしても，老年症候群・廃用症候群により日常生活に復帰できないケースが多い。つまり治癒を目指した治療だけでは解決できない問題が存在する。それではどのように対応すべきであろうか。筆者は多職種で連携して，患者が地域社会に復帰し，shared decision makingを行えるように支援している（図3）。

図3 集中治療からshared decision makingに至る一過程

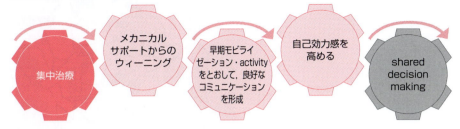

集中治療 → メカニカルサポートからのウィーニング → 早期モビライゼーション・activityをとおして，良好なコミュニケーションを形成 → 自己効力感を高める → shared decision making

メカニカルサポートからのウィーニング

　ICUにおけるリハの第一歩はメカニカルサポートからの離脱である。挿管を伴う人工呼吸器・CHDF（continuous hemodiafiltration）・IABP（intra-aortic balloon pumping）などの侵襲的治療が行われている間は，苦痛の緩和および医療安全の視点から，なんらかの鎮痛・鎮静を図る必要性がある。鎮静下ではADL改善は難しい。そのため早期にメカニカルサポートからの離脱を図る必要性がある。

　当院では人工呼吸器離脱プロトコルおよび鎮静・鎮痛プロトコルを作成し，筆者らICU・HCU専任PTも，人工呼吸器からの早期離脱に積極的にかかわっている。

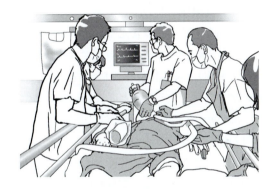

ADLの再獲得：精神的・肉体的廃用症候群を乗り越えて

　メカニカルサポートから離脱できたからといって，すぐに高齢者がshared decision makingを行えるようになるわけではない。離脱直後の最初の壁は，せん妄の克服である。せん妄を上手に管理しなければ，リハが進まないだけではなく，ICUスタッフ・家族も疲弊していく。

　当院では速やかに精神科医師に介入してもらい，薬物コントロールと並行して早期モビライゼーションを進めていく。メカニカルサポートから離脱するとICUには長期間いられないため，HCU・一般病棟に移動しながらアプローチを続けていくことになる。

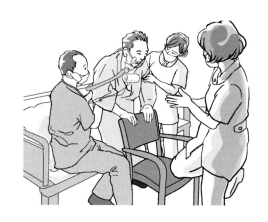

現実と向き合う：受け身の医療からのウィーニング

　若年者であれば，動作能力の改善に伴い精神的にも自律してくる。しかし高齢者の場合は，たとえ時間をかけて動作能力を改善しても，「生かされている」と医療に受動的となり，主体性を失い悲観的となり，主治医の前では多くを語らなくなることがある。このような状態では，shared decision makingは難しい。

　そこで当院では，OTの協力の下，activityによるアプローチで高齢患者の自己効力感を高め，患者が自分自身と向き合えるように援助している。activityは作業療法領域において「革細工等の制作活動を通して，身体的に必要な動作の維持・向上・精神的な安定や，自信をつける」などの目的で行われている古典的アプローチの一つである。当院ではそれに運動療法の手法も加えて，「参加・活動（運動・制作）・身体機能の維持・自己効力感の再獲得・精神的安定」などに総合的にアプローチする手法として用いている[9]。

　activityを実施する場所は，病室でもリハ室でもよいが，相乗効果を考えるとリハ室のように多くの患者が集まる社会的空間が望ましいと考える。病室から離れて，さまざまな疾患・障害と向き合う人々と触れ合うことは，思考の柔軟さを取り戻す一助となる。実施時間は定時刻化・定時間化が望ましく，患者と話し合いの下に決めることが大切である。患者と相談して定時刻化・定時間化することで，患者の不安は軽減し，院内生活リズムを整えることも可能となる。

　activityはリハアプローチであるのと同時に，患者とのコミュニケーションツールでもある。慢性疾患を多く抱える高齢者が集中治療という苦痛を乗り越え，やっとの思いでADLを再獲得しても，なんらかの障害が残存したり，再入院のリスクが高かったりするという現実は過酷である。activityを行いながら患者は，「『酸素を持って家に帰らなければならない』『また悪くなるかもしれない』と言われたよ」と心の内を言葉にすることがある。われわれは患者と一緒にactivityを行いながら，患者が主治医から告げられた情報を補説していく。そうすることで患者の病状理解が深まっていく。病状理解が深まることで患者は現実と向き合えるようになり，「生かされている」から「今を生きる」へと行動変容を遂げるようになる。

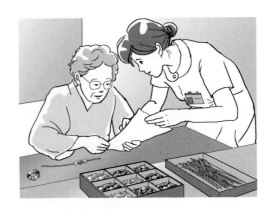

shared decision makingの実際

　筆者には忘れることのできない1人の患者がいる。イレウス（胃全摘術後）の治療で入院中に，嘔吐・誤嚥してICUに入室した高齢男性である。誤嚥性肺炎による重度のARDS（acute respiratory distress syndrome：急性呼吸窮迫症候群，P/F比：74）で，極めて厳しい状態であった。短期間でのウィーニングは困難と判断され，気管切開術が行われた。ウィーニング・早期モビライゼーションに耐えられるだけの栄養状態に改善するために，腸瘻造設も行われた。

　80日間の攻防の末に，なんとか人工呼吸器から離脱を果たした。ICU入室から90日目には歩行も可能となった。救命を果たし，歩行も可能となったことで筆者は自分の仕事に満足していたが，彼は日々意欲を失い「生かされている」と筆者に告げた。

　入院前まで自宅で自立して生活していた彼の生活は激変していた。重症肺炎を繰り返し，治療に時間がかかったことで，酸素投与・気管切開からも腸瘻からも離脱困難となっていた。腸瘻を用いて必要量の栄養剤を投与するため，1日の多くの時間を管につながれていた。「イレウス・肺炎を治して家に帰りたい」と彼が望んだ治療は，彼の思い描いた結果からは懸け離れていた。

　そこで筆者らは，リハアプローチをコミュニケーションツールとして用いて，病状理解が深まるように促した。病状理解が深まることで主体性を取り戻し，気管切開・在宅酸素療法および経管栄養を受け入れ自宅へと退院していった。

　1カ月後，彼は肺炎を再燃させて再入院してきた。そして筆者らに「もう人工呼吸器にはつながないでほしい」と告げた。自分の余命と治療の効果，前回の集中治療で経験した苦痛とを勘案して，彼は人工呼吸器を使わない治療を選択した。そして再入院して12日後，家族・スタッフに見守られて永眠した。

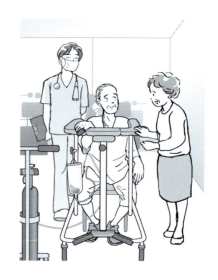

集中治療が奏功しなかったとき

悪い知らせを伝える医師を支える

「救命が困難である」という悪い知らせを伝えなければならない医師の心理的負担は大きい。そのため少しでも落ち着いた雰囲気のなかで患者・家族との面談ができるように，しっかりと準備をしなければならない。救命困難な患者の状態を少しでも安定させ，家族が少しでも現状を理解しやすい雰囲気作りに努めなければならない。

具体的には循環動態が許す範囲で鎮痛・鎮静を微調整し，患者が苦痛様な表情を見せないように注意する。蘇生後脳症に伴うミオクローヌスが認められる場合は，痙攣コントロールに留意する。リハ専門職として技術を生かしやすい場としては，気道クリアランスの維持に留意しなければならない。患者の症状緩和を優先して鎮痛・鎮静を深めた場合は，気道分泌物による急激な低酸素血症が生じやすくなる。状態が不安定ななかでの気管支鏡による吸引や人工気道の入れ換え処置はリスクが高く，急変にもつながりやすい。そこで医師・看護師とも協力して，輸液量やポジショニングなどを確認しながら酸素化能の安定に努めなければならない。

死を意識している家族と，家族を支援する看護師を支える

医師により悪い知らせを伝えられた後の家族ケアは重要である。悲嘆にくれている家族が少しでも終末期という現実の理解を深め，患者の死後に気持ちを整理して前向きに人生をとらえなおすきっかけを与えることができるようなサポートを提供しなければならない。悲嘆ケアの最前線には看護師が立つことが多い。そのため若い看護師が多いICUでは，看護師の精神的フォローも大切なことである。筆者は時に涙を流す看護師から話を聴き，時にカンファレンスの場でスタッフを励まし，スタッフに燃え尽き症候群が生じないように留意している。

家族ケアの一つとして，ICUスタッフは死を意識している家族に寄り添いながら感情表出を促していく。家族の反応はさまざまであるが，比較的時間に余裕が

ある場合は少しずつ想いを伝えられるようになる家族もいる。「お風呂が好きな人だった」「もう一度，少しでも家で過ごさせてあげたい」「一緒に買い物に行きたい」「もう少しで誕生日です」と表出される想いはさまざまである。想いが表出された場合は，毎朝のカンファレンスの場でなるべく実現してあげられるように対応を検討していく。ただし家族が現状を誤認識することを避けるために，必要に応じて事前にリスクなどを十分に説明することが望ましい。日常業務を行いながらこのようなケアを行うことは，看護師にとって負担が大きい。当院ではリハ専門職もこれらのケアに積極的にかかわることで，マンパワーを提供しチームを支えるようにしている。家族の思いに寄り添いながら，何気ない会話のなかで現状を補説し，少しでも家族の現状理解が深まるよう努めている。

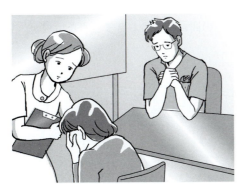
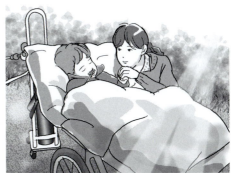

おわりに

　もし自分の大切な人が死を意識する状態でICUに入室したら，何を思うだろうか。きっとスタッフに「助けてください」と懇願するだろう。そして少しでも質の高いスタッフに診てもらいたいと思うだろう。

　もし「救命が困難である」と告げられるなら，信頼できるスタッフから告げられたいと思うだろう。事実を受け入れるには時間を要し，「もっと○○してあげたかった」などと後悔の念に襲われるだろう。しかし最後に少しでも想いを叶えることができたなら，少しは気持ちが救われるだろう。

　このような状況の人にできることは何か。ICUにおいて，入口は間違いなく高度な診療である。高度な診療が行われるためには，診療科の垣根を越える必要がある。診療科の垣根を越えた医療を行うためには，高い専門性を有しながら共通言語の話せる専門家で医療チームを形成する必要がある。このような医療チームには，自由に意見が言える環境が生まれる。自由に議論ができるからこそ，全人的な医療が行える。全人的な医療は医療者と患者・家族としての関係から，医療にたずさわる人と死を意識している人としての関係に変化させ，自然なコミュニケーションを生み出す。

1982年の国連による「障害者に関する世界行動計画」において、「リハとは、身体的、精神的、かつまた社会的に最も適した機能水準の達成を可能とすることによって、各個人が自らの人生を変革していくための手段を提供していくことを目指し、かつ、時間を限定したプロセスである」と定義されている[10]。当院のICU専任のリハ専門職は、時にウィーニング、時に早期モビライゼーション、時に疼痛管理、時にスタッフケアと、さまざまな役割を果たす。そして、質の高いすべての「時」は、ICUスタッフおよび患者・家族の信頼を得て、死を意識する患者・家族を支える手段となる。もちろん現状では、すべてのケースに上記のようなアプローチが行えているわけではない。しかし本当に必要なときにたくさんの手段を生み出すことができるように、われわれリハ専門職は見識を深め、職種の垣根を越えて役割を果たせるようになる必要があると筆者は考える。そして集中治療から終末期医療までの間に存在するさまざまな垣根が、少しでもなくなることを切望する。

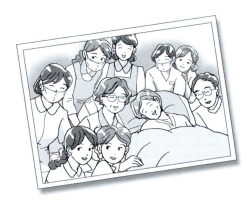

【文　献】
1) 日本救急医学会 ほか：救急・集中治療における終末期医療に関するガイドライン 3学会からの提言 (http://www.jsicm.org/pdf/1guidelines1410.pdf, 2016年6月時点)
2) 厚生労働省：終末期医療の決定プロセスに関するガイドライン, 2007. (http://www.mhlw.go.jp/shingi/2007/05/dl/s0521-11a.pdf, 2016年6月時点)
3) 日本医師会：地域医療情報システム 富山県 砺波医療圏 (http://jmap.jp/cities/detail/medical_area/1604, 2016年6月時点)
4) 国立社会保障・人口問題研究所：日本の地域別将来推計人口（平成25年3月推計）, (http://www.ipss.go.jp/pp-shicyoson/j/shicyoson13/t-page.asp, 2016年6月時点)
5) 厚生労働科学研究費補助金（長寿科学総合研究事業）高齢者に対する適切な医療提供に関する研究 (H22-長寿-指定-009) 研究班：高齢者に対する適切な医療提供の指針 (http://www.jpn-geriat-soc.or.jp/proposal/pdf/geriatric_care_GL.pdf, 2016年6月時点)
6) 市立砺波総合病院：集中治療における重症度評価と予後予測 (http://www.city.tonami.toyama.jp/tgh/departments/shinryo/kyukyu_icu_01.html#data04, 2016年6月時点)
7) 厚生労働省：平成26年 人口動態統計月報年計（概数）の概況 (http://www.mhlw.go.jp/toukei/saikin/hw/jinkou/geppo/nengai14/dl/gaikyou26.pdf, 2016年6月時点)
8) 厚生労働省：医師臨床研修の到達目標 (http://www.mhlw.go.jp/topics/bukyoku/isei/rinsyo/keii/030818/030818b.html, 2016年6月時点)
9) 日本作業療法士協会：作業療法関連用語解説集 改訂第2版, 2011. (http://www.jaot.or.jp/wp-content/uploads/2014/05/otterms.pdf, 2016年8月時点)
10) 厚生労働省社会・援護局障害保健福祉部企画課：身体障害者ケアガイドライン 2002. (http://www.mhlw.go.jp/topics/2002/04/tp0419-3.html, 2016年8月時点)

2. 病院における終末期リハビリテーション

大学病院における
がんの作業療法の実際と
緩和ケアチームとのかかわり

梅﨑成子

はじめに

　ここでは，東京大学医学部附属病院（以下，当院）におけるがんのリハビリテーション（以下，リハ），特に，作業療法の実際および緩和ケアチームとのかかわりについて，例を示しながら紹介する。なかには，終末期でないものや緩和ケアチームがかかわらなかったものも含まれるが，終末期のリハや緩和ケアとのかかわりを考えるうえで参考になると考えている。

当院のリハビリテーションについて

　当院は，東京都文京区にある東京大学医学部附属の特定機能病院である。病床数は一般1,163床，精神54床で，2014年度の外来患者数は，のべ735,839人（1日平均3,016人），入院患者数はのべ388,826人（1日平均1,065人）である。がん診療に関しては，2008年2月に地域がん診療連携拠点病院の指定を受けている。

　当院のリハは，1963年に中央診療部内に運動療法室が開設されたことから始まり，開設時は理学療法士（以下，PT）のみが在籍していたが，1965年に作業療法士（以下，OT）も加わった。現在は，リハ部となり，中央診療部の一つとして位置づけられている。2015年6月時点で，医師9人，PT19人，OT9人，言語聴覚士（以下，ST）7人，マッサージ師4人で構成されている。院内の各担当科からの依頼を受け，主に発症直後や手術直後の急性期のリハを行っている。

　当院のリハの流れを図1に示す。担当科の主治医から依頼があると，まずリハ医が診察を行い，目標と実施プログラムの概要を決め，実施内容に応じて，理学療法，作業療法，言語聴覚療法を処方する。リハ部と担当科は連携しながらリハを進めている。病状の変化や治療の実施状況により，リハを行う際のリスクも変化するため，担当科医師とリハ医との連携は重要である。

図1　リハビリテーションの流れ

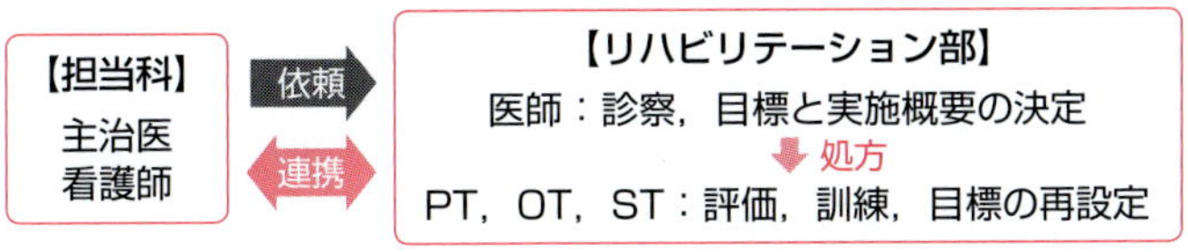

【担当科】
主治医
看護師

←依頼→
←連携→

【リハビリテーション部】
医師：診察，目標と実施概要の決定
↓処方
PT，OT，ST：評価，訓練，目標の再設定

がん患者のリハビリテーションについて

当院のリハ部は創設以来，脳血管疾患や整形疾患などと同様に，がんによって生じたさまざまな障害に対してリハを実施してきた。2010年の診療報酬改定で，がん患者が治療前あるいは治療早期からリハを行うことを目的に，「がん患者リハビリテーション料」が新設されたが，当院も2011年2月に当該施設基準を取得している。がん患者数の増加，がん患者のリハに対するニーズの増大に伴い，病期を問わず，積極的にリハを提供している。

現在，リハ依頼患者の約2割をがん患者が占めている。初発時や再発時に新たな症状が出現し，入院して検査や診断を受けた人が多く，そのほとんどが手術，放射線，化学療法などの治療を行いながら，リハを並行して行っている。がんの種類別割合は，リハ部全体では，血液関連が20％，脳腫瘍・脳転移が17％，そのほかに大腸癌，肝臓癌，膵臓癌，胃癌と続く。作業療法では，脳腫瘍・脳転移が73％と最も多く，次いで脊椎・脊髄腫瘍が15％，少数であるが骨軟部腫瘍，咽頭癌，乳癌などとなっている（2014年度）。

他の疾患と同様に，がんの場合も実施内容に応じて，理学療法，作業療法，言語聴覚療法が処方される。理学療法では，麻痺・全身の機能低下・廃用症候群に対する運動療法，起居動作・歩行訓練，移動方法の指導など，言語聴覚療法では，嚥下訓練・指導，言語や構音に関する訓練・指導など，作業療法では，上肢を中心とした機能訓練，ADL練習，高次脳機能障害訓練，家事や復職に向けた訓練，アクティビティなどを行っている。脳腫瘍ではすべての療法が処方され，1人の患者を3人の療法士が担当し，1日3つの療法を行うことも珍しくない（**表1**）。

表1 リハ専門職種による分担・連携

理学療法	麻痺や廃用症候群に対する運動療法，起居動作や歩行訓練，移動方法の指導
言語聴覚療法	嚥下障害，言語や構音に関する訓練
作業療法	ADL訓練，高次脳機能障害訓練，家事や職業復帰に向けた訓練，アクティビティ

緩和ケアチームとリハビリテーションとのかかわり

● 緩和ケアチーム

当院では，2005年に緩和ケア診療部が設置され，緩和ケアチームの活動が開始した。緩和ケア病床はなく，がん患者および家族を対象とする院内コンサルテーション型のチームとして活動している。身体症状担当医，精神症状担当医，チーム専従看護師，臨床心理士，薬剤師が専属メンバーである。

緩和ケアチームの介入は，担当科の主治医の依頼によって始まる。看護師が緩和ケアの必要性を主治医に進言することもあり，また，先に開始していたリハの療法士がその必要性に気づくなど，開始のきっかけはさまざまであるが，各診療

科での緩和ケアへのニーズは高まっており、依頼件数は増加傾向にある。緩和ケアチームがかかわり始めた後も、担当科と緩和ケアチームの間で情報交換を行う。そして、リハ部と緩和ケアチームとの連携をとるために、多職種合同カンファレンスで情報交換を行っている。

● 多職種合同カンファレンス

　緩和ケアチームは、多職種合同カンファレンスを週に1回、平日の9時から開催している。リハ部からは2007年からPTが、2010年からOTが1名ずつ出席している。ほかにも、地域医療連携部、骨転移キャンサーボードのメンバーもカンファレンスに参加しており、相互に連携をとっている（図2）。カンファレンスでは、リハを実施している患者について、1時間から1時間半程度かけて情報交換を行う。リハの実施状況やADLの状況、予後や治療方針、転院・退院などの今後の見通し、薬剤調整の状況やその副作用、患者の抱える苦痛やその対応などについて情報交換し、今後の方針を共有している。

　リハ部内では、カンファレンスに参加しているPTとOTが、リハ介入患者の情報を収集したうえで毎回のカンファレンスに臨む。そして、カンファレンスの内容を持ち帰り、各療法士に伝えている。このほか、各療法士と緩和ケアチームの担当者とが、直接情報交換することも推奨している。患者を全人的にとらえる緩和ケアの視点は、リハの視点とも共通するところが多く、意見交換をすることは各療法士が目標や今後の方針を決めるうえで非常に役立っている。

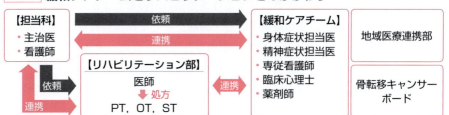

図2　緩和ケアチームとリハビリテーションとのかかわり

● 緩和ケア依頼件数

　2014年度の緩和ケアチーム依頼件数は722件で、リハ介入はその1/3を占めていた。リハがかかわった人の平均年齢は68歳、男性が57％、女性が43％であった。依頼科は、消化器内科が27％、血液内科が14％、耳鼻咽喉科が11％、胃食道外科が8.9％、女性外科が5.7％と多く、整形外科、大腸外科、脳神経外科と続く（図3）。転帰は、退院が46％、転院が34％、入院中死亡が20％であり、退院支援、転院支援の必要性が高いことがうかがえる。日常生活自立度を示すBarthel Index（BI）は、リハ開始時、終了時とも0からほぼ100まで幅広く、開始時の平均は41.3、終了時の平均は62.8であった。リハ開始から終了時までのBIの変

化をみると，得点が増加した割合は半数弱，減少した割合は全体の約1/3であり，12％は変化がなかった。全体の約半数が20％以内の増減にとどまっていた。緩和ケアチームに依頼された問題点としては，疼痛が最も多く，気持ちのつらさ，家族ケア，呼吸苦，退院支援，不眠，麻薬調節・導入と続く（**表2**）。これらは，薬剤調整を除き，すべてリハで取り組む可能性がある問題である。身体運動やマッサージなどによる疼痛緩和，呼吸法や動作指導による呼吸苦の緩和などに限らず，リハでの達成感を得ることによる気持ちのつらさの緩和，家族指導による家族ケア，多職種連携による退院支援などがリハに期待される。

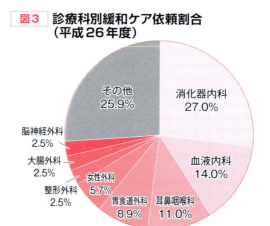

図3 診療科別緩和ケア依頼割合（平成26年度）

表2 緩和ケア問題別割合

問題の種類	割合 [%]
疼痛	34.9
気持ちのつらさ	18.0
家族ケア	9.9
呼吸苦	8.0
退院支援	8.0
不眠	7.7
麻薬調節	7.1
麻薬導入	6.4

作業療法の実際

　がん患者に対する作業療法の内容を大まかに分類すると**表3**のようになる。まず，身体障害の評価・訓練，そして高次脳機能障害の評価と対応である。これらをふまえ，ADL，家事や仕事への復帰，友人付き合いなどいろいろな活動への復帰支援を行う。さらに，治療を支える取り組みとして，当院では積極的にアクティビティを実施している。それぞれについて，実際の例を示しながら紹介する。

表3 がん患者に対する作業療法の実際

1. 身体障害（主に上肢機能）の評価と機能訓練
2. 高次脳機能障害の評価と対応
3. ADL，家事，仕事，友人付き合いなどへの復帰支援
4. 治癒を支えるアクティビティ

身体障害の評価と機能訓練

　下肢に症状がある場合は理学療法も処方されるため，作業療法は主に上肢機能について評価および訓練を行う。原発性・転移性脳腫瘍の症状としての片麻痺や感覚障害のほか，頸髄腫瘍による四肢麻痺や単麻痺，上肢の骨軟部腫瘍の術後，肺癌や乳癌の腕神経叢浸潤や圧迫による上肢麻痺，頭頸部癌の頸部郭清術後の副

神経麻痺，トルーソー症候群（Trousseau syndrome）[*1]による脳梗塞に伴う片麻痺などが挙げられる。

症例紹介：Aさん

　Aさんは50歳代の女性で，会社では管理職についていたが，子宮癌の治療開始に伴い休職していた。脳転移による右片麻痺，失語，注意障害が出現し，脳浮腫に対するステロイド投与と放射線照射が行われた。リハ開始当初は右上下肢の随意運動がほとんどなかったが，治療の経過に伴い介助歩行が可能となり，補助手として上肢も使えるようになった。相手の話は理解できるが発語がたどたどしく，単語を1つずつ並べていくような話し方であったが，コミュニケーションは可能であった。治療終了後は，家族と在宅で療養する予定であった。

　理学療法では移動・歩行練習など安全なADL練習と指導，言語聴覚療法では言語訓練およびコミュニケーション訓練を行った。作業療法では，回復に合わせた上肢の機能訓練を行うとともに，PTとSTのアドバイスを受けながら，室内での移動や家族を交えた会話を行い，退院後の生活のイメージをもってもらった。生命予後が限られていること，症状増悪の可能性があることをふまえ，かかわるうえでは機能回復にこだわりすぎないこと，機能が大きく改善しなければできないことは目標に設定しないことに留意した。緩和ケアカンファレンス，病棟カンファレンスに療法士が参加し，多職種と歩調を合わせて家族指導を行った。

　緩和ケアカンファレンスでは，リハ部からADLの獲得状況と具体的な介助内容，機能的な予後予測について述べた。一方で，緩和ケアチームから，生命予後と今後の療養場所の予定などについて述べてもらい，本人および家族の心理状態，具体的な退院支援について共有した。個別診療の合間に療法士が病棟カンファレンスに参加することは時間的な制約で難しい場合も多いが，療法士間で調整し，リハ部の代表として短時間でも参加できるようにしている。

症例紹介：Bさん

　Bさんは40歳代の女性で，卵巣癌の治療のため仕事を休職し，治療を続けながら家事をしていたが，再発により再入院となった。入院中に，トルーソー症候群による脳梗塞を発症して重度の片麻痺となり，リハの依頼があった。理学療法と作業療法が処方された。抗がん薬治療を継続するが予後は厳しく，自宅退院を検討することになった。

　脳梗塞による片麻痺は改善が期待されるため，麻痺に対する機能訓練を行いながら，理学療法では移乗や歩行練習を行い，作業療法では食事や着替え，トイレ動作などのADL訓練，自助具[*2]の紹介などを行った。ゆっくりではあるが麻痺の改善を認め，軽介助で車椅子への乗り移りやトイレ動作ができるようになった

[*1]：悪性腫瘍に伴う血液凝固亢進により脳梗塞を生じる病態。脳梗塞の成因の多くはDIC（disseminated intravascular coagulation：播種性血管内凝固症候群）に併発した非細菌性血栓性心内膜炎による心原性脳塞栓症と考えられ，原因となる悪性腫瘍は固形癌が多く，そのなかでは婦人科的腫瘍が最も多い。皮質に多発する梗塞が多く，血液凝固マーカーの異常を認め，原疾患の治療と抗凝固療法が必要となる[1)]。

[*2]：日常生活や生活関連動作の障害を改善する道具の一つ。一般に使用されている道具や器具とは異なり，これらを障害者が使いやすいように改造したり，特にその目的のために開発されたものの呼称である[2)]。食事用の箸やスプーン，ボタン着脱を助けるボタンエイド，ペンホルダー，洗体用ブラシ，車椅子用テーブル，各種スイッチなどが挙げられる。市販品を購入する場合と，OTが個別に作成する場合がある。

が，日常生活の自立や家事復帰には時間がかかることが予測された。

　緩和カンファレンスでは，リハの実施状況や機能的な予後について情報提供を行い，緩和ケアチームからは，不眠や食欲不振，気持ちのつらさなどについての状況と対応について情報提供してもらった。本人の希望や家族の認識などについて多職種で意見交換を行い，自宅退院という目標を決めた。リハにおいては，最大限の機能回復を図りつつも，介助を受けながらの自宅療養生活を送ることを目標に設定し，訓練・指導を継続した。

高次脳機能障害の評価と対応：脳腫瘍・脳転移を中心に

　脳腫瘍の特徴として，腫瘍の部位や広がりにより障害が多様であること，本人や家族が高次脳機能障害を理解しにくく病識のみが先行することが挙げられる。また，当院では手術後に放射線治療，化学療法が並行して行われることが多く，副作用による苦痛を伴うことが多い。さらに，悪性脳腫瘍では再発や原病の進行により障害が増悪し，進行すると意志決定が困難になるという問題がある。

　これらの特徴に対するリハの対応として重要なことは，病棟からの情報，神経心理検査，行動の観察，本人や家族の訴えなどから幅広く情報を収集し，障害像を速やかに把握することである。そして，障害が疾患に起因するものであること，対応方法により問題を小さくできることなど，障害のイメージを患者本人や家族に理解してもらうことで，日常生活での問題と苦痛を軽減することが大切である。これらは，がんに限らず，高次脳機能障害全般に共通する特徴であるが，悪性脳腫瘍では再発の可能性が高いこと，予後が限られていることから，より重要といえる。ただし，高次脳機能障害はわかりにくく，本人や家族が気づいていない場合もあるため，知らせることの可否や説明方法は熟慮すべきである。また，生命予後，症状進行の見通しを立てることは非常に重要で，見通しに基づいて，リハの目標および実施内容を決定する必要がある。その結果，高次脳機能の向上よりも，環境調整や家族・介助者指導を優先する場合もある。

症例紹介：Cさん

　Cさんは前頭葉神経膠腫の摘出術後に，放射線治療と化学療法を行いながらリハを実施した30歳代男性である。物を整理できず探せない，治療に行く途中に知人に会い話しこんでしまう，シャワーの段取りが悪いなどの訴えがあり，病棟看護師からも同様のエピソードを聞いた。作業療法で行った検査でも遂行機能障害[*3]を認めた。本人，家族とも病識があり，復職を予定していたため，復職に向けた注意訓練と生活上の工夫について指導を行った。

　前頭葉，特に前頭前野の腫瘍摘出を行った場合，運動機能や言語機能に問題が生じないため，本人・家族だけではなく医療者も問題に気づかないことが多い。若年者で復職など社会復帰を予定している場合は，遂行機能障害や注意障害により仕事上での失敗を繰り返す場合もあるため，障害の見落としがないよう留意す

[*3]：目的のある一連の行動を有効に行うために必要な，計画・実行・監視能力などを含む複雑な認知機能の障害[3]。遂行機能障害が生じると，自ら目標を定め，計画性をもち，必要な方略を適宜用い，同時進行で起こるさまざまな出来事を処理し，自己と周囲の関係に配慮し，長期的な展望で持続性をもって行動することが難しくなる[4]。

る必要がある。疼痛や不安など明確な身体的・心理的症状の訴えがない場合は緩和ケアチームの介入はないが，将来起こりうる社会的障害を防ぐことは，社会的苦痛を防ぐという意味で，がん患者のリハにおいて重要なことである。

症例紹介：Dさん

　Dさんは神経膠腫の60歳代男性で，術後の放射線治療と化学療法を行っていた。著明な記銘力低下があり，さまざまなことを忘れてしまうため「看護師さんにいつも怒られる」と訴えていた。病棟では，数時間前の薬の内服や食事をとったことを忘れてしまい，リハ室までの道順や実施したことも覚えていられなかった。リバーミード行動記憶検査の得点はカットオフ値を大幅に下回っていた。麻痺などの身体障害はなく，院内歩行や食事動作においても動作上の問題はなかった。入院前は独居で，子どもと同居の予定はなかった。退院後の自立生活は望めず，施設生活を目指すこととなったため，自尊心を保ちながら苦痛なく生活できるようになることを目標に，作業療法のプログラムを検討した。

　リハの実施時間を一定にし，スケジュール表を看護師と一緒に確認して作業療法室に来てもらった。割り箸細工を行い，毎日少しずつ積み上げていった（**図4**）。数時間前のことも忘れてしまうが，作成途上の作品を見るとなんとなく自分でやったことだとわかるようになり，作業療法室に毎日来ているという実感がわくようになった。また，食事や内服などの日課をチェックリストに記入してもらい，介助者に質問されても答えられるようにした。

図4 割り箸細工

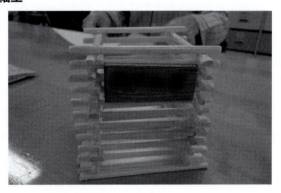

ADLの自立支援および家庭・仕事・友人付き合いなどへの復帰支援

　作業療法のプログラムを決めるためには，その人に何ができるか，どうしたらできるかを考える。そのためには，身体機能，精神機能，心理状態の評価がまず大切であり，予後や環境についても情報収集が必要である。終末期であっても，本人が望むこと，実現できそうなことを一緒に考え，簡単な目標を設定し，達成感を感じられるようにしている。そして，可能な限り実際に行い，身体障害や高次脳機能障害が活動にどう影響するか評価する。やってみて初めてわかることが

多く，難しいと思っても，長年やってきたことや家族のためにやることなど，予想外にできることも少なくない．うまくできたことで，本人の自信や意欲向上にもつながる．

症例紹介：Eさん

Eさんは，甲状腺癌の頸椎・頸髄転移のある50歳代男性である．起き上がると首から放散する強い痛みが生じることで離床困難となった．薬剤による疼痛のコントロールを図り，頸椎固定術を実施した後に歩けるようになり，身の回りのこともできるようになった．回復に伴い，すでに復職はあきらめていたが，「子どもが好きな料理を作ってあげたい」という希望を表出した．作業療法で料理の練習を行い，自信をつけてもらって退院した．

その後，病状が進行して四肢麻痺となり，座位保持や自分で食事をとることも困難になった．食べることが好きで，カップラーメンを自分で食べたいという希望があった．PTと連携して姿勢を工夫し，麻痺した手で持てるよう食器を工夫して食事動作の練習を行った．実際に自分で食べられたとき，とても喜んでいた．

また，座ってテレビを観たい，どこかに移動して人と一緒にご飯を食べたいと希望した．病棟看護師の協力を得て，ユニバーサルストレッチャーに乗車し，これらの希望を実現した．経過中は，継続的に緩和ケアカンファレンスで目標や実施状況について情報の共有を行った．

症例紹介：Fさん

Fさんは，乳癌の浸潤により腕神経叢麻痺となった30歳代女性である．作業療法開始時は左手がほとんど動かないことに加え，将来への不安と首から左手にかけての疼痛で苦しんでいた．疼痛に対する薬物コントロールを緩和ケアチームが行っていた．退院後，外来での抗がん薬治療を継続しており，外来作業療法も継続した．

Fさんは，おしゃれをしたいという希望をもっていた．パーカーを着たいということで，道具を用いて片手でジッパーを上げる練習をした．同様に靴ひもを片手で結ぶ練習や，足を使って右手の爪を切る練習も行った．次々にできるようになり，夫に料理を作ってあげたいという希望をもち，片手での料理練習を行った．自宅でも実践し1つずつできていくと，「パン屋でトレーを持ってパンを選びたい」「友人とフランス料理を食べにいきたいのでナイフとフォークを持ちたい」と次々にやりたいことが出てきて，表情が明るくなっていった．

治療を支える取り組み～アクティビティの活用

進行期や終末期では日常的な身の回りの動作を行うこともままならないことが多い．そのような場合に，作業療法ではアクティビティ（**表4**）と称したさまざまな活動を提供する．アクティビティは，運動，食事，読書，会話，遊び，仕事など，人が行う活動のすべてを指すものとして，作業療法で一般的に用いる用語

である。

　急性期や回復期のリハで行う食事などのADL訓練，料理などの家事動作の練習，復職に必要な書字やパソコンなどの練習，趣味の再開のために必要な作業の練習など，いずれもアクティビティの一部である。しかし，これらのように，日常生活の自立，家事復帰，仕事復帰，趣味活動への復帰などの目標がなくても，生きていることを実感できるという点でアクティビティそのものに意味があると考えている。

　病状が進行し動けなくなっても，介助者が姿勢や環境を整えることでベッドの上でもできるアクティビティを紹介する。うまくいったら，病棟スタッフや介助者にも見てもらう。アクティビティを通じて人と会話をすることや，共感することができる。没頭することで苦痛を和らげるといった効果もある。

表4　当院で実施しているアクティビティの例

・塗り絵	・コラージュ	・革細工	・折り紙	・うちわ作り	・料理	・貼り絵
・歌	・写真	・紙細工	・散歩	・ピアノ	・マクラメ	・会話
・パズル	・編み物	・組みひも	・ゲーム	・籐細工	・パソコン	・音楽鑑賞
・あんでるせん手芸		・キャッチボール		・陶芸	・机上ホッケー	
・書道	・リバーシ	・ビーズ手芸	・将棋	・洋裁	・トランプ	

症例紹介：Gさん

　Gさんは60歳代男性で，悪性リンパ腫により両下肢麻痺が生じていた。作業療法開始時は化学療法中であり，麻痺と倦怠感で離床意欲が低下し臥床状態だった。書道をしてみたいという希望に沿って，介助して車椅子に乗り，作業療法室で書道を開始した。介助量は多く二人がかりでの移乗であったが，書道を目的に離床に意欲的になった。字を書くときは自然と背筋が伸びるようになり，身体機能維持にも効果があった。そのうち，医療スタッフの名前や作業療法室で居合わせた他の患者の名前を書くようになり，それをプレゼントしてコミュニケーションが生まれ，毎日の書道を楽しみにするようになった（図5）。

図5　Gさんによる書道

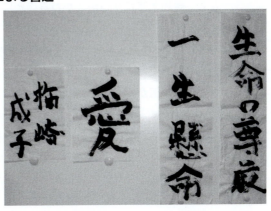

リハに緩和ケアチームがかかわることによるメリット

　リハに緩和ケアチームがかかわることによるメリットとして，次のものが挙げられる。

　症状，障害，生命予後を予測しやすくなり，より適切なリハの目標やプログラムを立てられることである。従来のリハが主な対象としていた脳血管障害や頸髄損傷などと比較して，がんはその種類によって症状が多様である。また，進行や再発によって症状や障害の変動がある。さらには，放射線治療や抗がん薬など，新たな治療法の開発によってさまざまな症状が出現する可能性がある。リハ医はもちろん，療法士も治療法とその影響についての知識を増やす努力が必要であるが，緩和ケアチームがかかわることによって見通しが立てやすくなる。緩和ケアチームは，リハと同様に，目標設定や介入内容の決定において患者を全人的にみることを当然の前提としている。その意味において，症状，障害，予後予測に関する緩和ケアチームの情報はリハにおいて非常に有用である。

　次に，生活していくうえで支障となる患者の苦痛が軽減され，よりスムーズにリハを遂行できるということがある。リハは，よりよく生きるために自主性をもって行うものである。歩きたい，座りたい，食べたい，話がしたい，本を読みたいなど，具体的な行動目標と意欲が必要である。しかし，がん患者には，疼痛や嘔気，倦怠感，呼吸苦などの身体症状に加え，不安や抑うつ，睡眠障害，意欲低下などの精神症状も高頻度で生じ，リハの遂行を阻害する。緩和ケアチームが介入することでこれらの苦痛が軽減されれば，リハがスムーズに遂行されることが期待できる。

　さらに，緩和ケアチームとの連携により，他の関係部署との連携がより密になる。これは，当院の緩和ケアチームが院内調整にも力を注いでいる結果である。医師同士，看護師同士など同職種のつながりに加え，職種を越えた連携が可能となる。

緩和ケアにリハがかかわることによるメリット

　一方で，緩和ケアにリハがかかわることによるメリットとして，次のものが挙げられる。

　1つめは，リハの介入により，患者の今後の生活イメージを具体的にもてることである。リハでは，患者の身体機能，精神機能および社会的環境などの評価に基づき，実際に何ができるか，どうすればできるかを考える。この「生活を支える」アプローチにより，今後の生活イメージを具体的にもつことができる。医療者は，適切な生活上の指導を行い，必要な支援を明らかにすることができる。患者や家族は，毎日をどのように過ごすか考えることができ，必要な援助を受けることが可能となる。これは，緩和ケアにおいてとても大切なことである。

2つめは，リハにおいて患者に合った身辺動作やさまざまな活動を実際に行うことで，患者自身が「自らが行える」という自己効力感を得られることである。リハの目標設定は，患者自身の希望に基づき主体性を重んじて行うが，この行為そのものがよりよく生きること，緩和ケアにつながると考える。

　OTはリハの一端を担う職種であり，上肢機能の評価・訓練，高次脳機能の評価・訓練，日常生活や家事動作訓練，アクティビティの選択を得意とする職種である。その特徴は，急性期であっても，また終末期であっても，常に患者が主体的に考えた活動への参加を念頭に置いていることである。たとえADLに介助が必要であっても，何かできることはないか，何もできなくても何か主体的に考えることはできないかということを常に考えている。

　このように，リハが自己効力感や主体性を得る手助けができるのだとすれば，がん患者に対するリハは患者の社会的苦痛を緩和する役割ももっている可能性があるといえる。

多職種へのメッセージ

　リハを行う職種は複数あり，それぞれに特徴がある。当院ではそれぞれの特性を活かして分担し，がんのリハを実施している。緩和ケアを行ううえでは，各職種の得意分野を活かして活用してほしい。

　また，リハを進めるには具体的な生活目標が必須である。目標の実行可能性を考えるために，症状や障害，生命予後についての情報は不可欠である。そして，患者の苦痛の内容や希望の把握も必須である。さまざまな職種が各々の立場で把握しているこれらの情報を，ぜひ共有させてほしいと考えている。

おわりに

　急性期治療を担う大学病院において，治療中のがん患者に対しリハを実施している。作業療法では，身体障害に対する評価・訓練，高次脳機能障害の評価・支援，日常生活や家事・復職などさまざまな活動への復帰支援，治療を支えるアクティビティを行っている。

　緩和ケアチームなどの関係部署との連携により，予後の見通しを立て，適切なリハの目標や実施内容を決定でき，生活上の苦痛を軽減してもらうことで目標を達成しやすくなる。

　さらに，緩和ケアにおけるリハ介入の効果として，今後の具体的な生活イメージをもてる，患者自身が自己効力感を得られるという効果が期待できる。

　多職種連携のためには，リハの特徴の理解と情報の共有が重要である。

【文　献】
1）内山真一郎：トルーソー症候群. 日本内科学雑誌 97(8): 1805-1808, 2008.
2）津山直一 監, 上田敏他 編：日常生活動作と生活関連動作, 標準リハビリテーション医学 第2版, 197-200, 2000.
3）田渕　肇, 鹿島晴雄：遂行機能障害. 高次脳機能のリハビリテーション Ver.2（江藤文夫 ほか 編）, p.46, 医歯薬出版, 2004.
4）石合純夫：高次脳機能障害学, p.203, 医歯薬出版, 2003.
5）松永明子 ほか：緩和ケアチームと理学療法士の関わりについて. 国立大学リハビリテーション療法士学術大会誌 34, 96-99, 2013.

2. 病院における終末期リハビリテーション

治療病棟から地域への移行

野知有郁子

はじめに

　がん患者・終末期患者が自宅や地域で過ごすことは，受け皿の整備に伴い増加している。厚生労働省は「2025年を目途に，高齢者の尊厳の保持と自立生活の支援の目的のもとで，可能な限り住み慣れた地域で，自分らしい暮らしを人生の最期まで続けることができるよう，地域の包括的な支援・サービス提供体制（地域包括ケアシステム）の構築」を推進しており，今後ますます医療は，地域で担われるものとなっていく。

　また，2010年よりがん患者リハビリテーション料が設定されたが，そのなかで積極的治療（外科手術，化学療法，放射線療法など）に関連しない，いわゆる「緩和ケア」のみの時期で対象となるのは，在宅復帰を目的としたリハビリテーション（以下，リハ）が必要なものだけである。治療病棟だけではなく，緩和ケア病棟においても，外出・外泊や在宅移行を支援するケースは今後増加が予想される。

　東札幌病院（以下，当院）は58床の緩和ケア病棟を含む243床のがん専門病院（悪性腫瘍にかかわる専門病院）である。進行・再発・終末期のがん患者が多く，年間死亡患者数は近年800名以上で推移していたが，2014年度は673名と減り，在宅移行や施設入所が増えている。また，2015〜2016年の年越しには緩和ケア病棟のうち14名が外出泊を果たし，そのうち10名はリハが介入していた。日ごろの症状緩和と，在宅復帰支援に準じた外泊準備が，患者にとって最後になるであろう年末年始を自宅で家族と過ごすことを可能にした。

　地域で過ごすため，できるだけ社会（家庭も含め，どのような小さな単位でも）に参加して過ごすために，リハの果たす役割は大きい。特に終末期は身体的な状態の変化が大きく，また残された時間も限られるなかで，スムーズな支援が求められる。

目標設定

　がん患者の入院の目的は，大きく検査・積極的治療の場合と，症状コントロール・緩和的治療・緩和ケアの場合に分けられる。かかわるセラピストは目的意識をもち，方向性を検討・確認しながら介入する必要がある。在宅への移行と一口に言っても，治療を終えて帰る，外来での治療に移行する，積極的治療は望まず

（あるいは適応とならず）自宅で過ごす，自宅での最期を希望する，などさまざまな状況がある．リハは対象者（家族も含む）と適宜目標を共有しながら進められるが，長期的な目標の確認にはタイミングに配慮を要する．放射線治療や化学療法，外科手術など治療期間の目処がつく場合，治療中からその後のイメージを促すことでスムーズな退院につながる．ただし，治療の副作用に苦しんでいたり，効果が芳しくない状況では先のことを考える余裕がない場合も多く，患者の治療の状況や心理状態に留意すべきである．緩和ケアにおいても，まずはある程度の苦痛緩和が第一目標となる．

治療や症状緩和の目処がつくと，対象者の望む過ごし方について話せるようになるが，患者の希望は他者への介護負担や経済的な問題の影響を受ける．家族やキーパーソンの考えも考慮して，対象者にとってベストな方向を検討する．そのためには当然，予後予測も重要となる．経済的，物理的な問題があっても，限られた期間ならどうにかなる，してあげたい，と思う家族もいる．

患者が退院を望まなくても，現在の医療制度では長期的な入院は難しくなっており，退院を促さざるをえない場合も多い．その際には，なおさら対象者が納得し，安心して退院できるよう進め方に配慮しなければならない．スタッフから積極的に促したり退院の準備を進めようとしたりすると，「追い出されるみたい」と感じさせ，かえって不安をあおることもある．チーム内で進行状況を共有しながら役割分担し，急かすのではなく安心して帰れるように，自分らしい時間を過ごせるようにサポートしたいというメッセージが伝わるとよい（図1）．

図1 在宅移行支援における役割分担の例

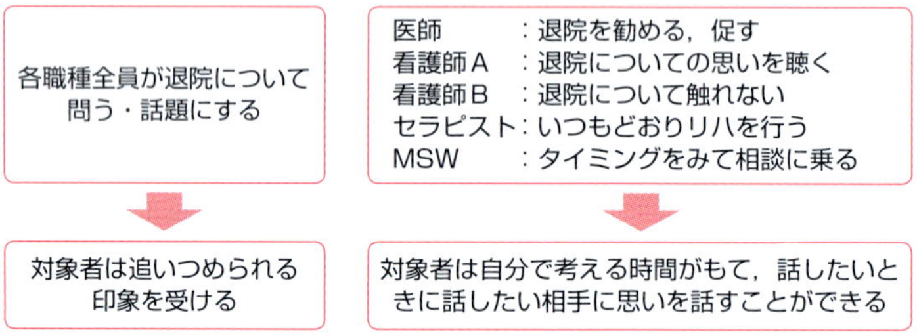

各職種全員が退院について問う・話題にする	医師　　　：退院を勧める，促す 看護師A　：退院についての思いを聴く 看護師B　：退院について触れない セラピスト：いつもどおりリハを行う MSW　　：タイミングをみて相談に乗る
↓	↓
対象者は追いつめられる印象を受ける	対象者は自分で考える時間がもて，話したいときに話したい相手に思いを話すことができる

MSW：medical social worker（医療ソーシャルワーカー）

役割は適宜異なり，日々変化する．ほかのスタッフがどのような動きをしているか，対象者がどのような心理状態なのかを考慮することが重要

● 家で過ごす意味

「家に帰りたい」という言葉には，どのような想いがあるだろうか．家族との思い出に囲まれて過ごせる自宅に帰りたい，やり残した作業をするために帰りたい，家族と一緒に過ごしたい，病院は不自由なため退院したいなど，いろいろな理由があるだろう．医療者は「自分の家だから帰りたい」と思うのは当たり前の感情だということを忘れてはならない．

病状によっては退院を希望しても難しい場合があるが，部分的にでも希望が叶

えられないか検討すべきである．対象者にとって何が大事なのか，最も優先したい望みは何かを探り，外出や外泊，あるいは病院にいながらでも叶えられる方法を提示できるとよい．実現が難しくても，医療スタッフが一緒に考えることで，対象者が「こんなことを言っていいんだ」「希望を言っていいんだ」と思えれば大きな意味がある．

●子どもの家へ

昨今は患者の自宅ではなく，子どもの家や在宅扱いの施設など（**表1**）への入所も増えている．独居や老老介護だった場合などは，身体状況が戻らなければ元の生活は難しい．子どもの家に退院する場合，患者には慣れない場所であるため，環境についての十分な情報収集や動作練習，試験外泊を経ることが必要となる．また，親子であっても久々の同居となり，さらに配偶者がいればなおさら互いに気を遣うため，どちらかが過度に遠慮や我慢をし続けることのないような生活スタイルを目指す．

当院は札幌市にあるが，北海道外あるいは道内でも遠方に住んでいた患者が，地元では受け皿がない，子どもが札幌にいるという理由で入院してくることも多い．馴染みのない場所であり，患者にとって幸せなのかと疑問を感じることもあるが，それぞれの家族背景や価値観，事情によることであり，スタッフが余計な干渉をすべきことではない．ただし，患者の帰りたいという想いを代弁したり，外出で希望を叶える方法を提示したり，地元の風景を飾る，病院が馴染みの場所になるように努めるなど，できることはある．

表1　高齢者の住まいの種類

在宅系	●自宅（持ち家・借家・マンションなど）　●シニア向け分譲マンション ●サービス付高齢者向け住宅　●高齢者対応共同住宅[*1]　など ●特定施設 　・介護付有料老人ホーム[*2]　・軽費老人ホーム（ケアハウス）[*3] 　・養護老人ホーム[*3]　・サービス付高齢者向け住宅[*3] ●短期入所生活介護事業所（ショートステイ） ●地域密着型サービス 　・小規模多機能型居宅介護事業所（宿泊サービス時） 　・認知症高齢者グループホームなど
施設系	●介護保険施設[*4] 　・特別養護老人ホーム　・介護老人保健施設 　・介護療養型老健施設　・介護療養型医療施設（2018年度末廃止予定）

[*1]：高齢者対応共同住宅は制度の規定がない．これ以外にもさまざまな名称の住まいがある
[*2]：介護付有料老人ホームは「一般型」と「外部サービス利用型」がある
[*3]：ケアハウス，養護老人ホーム，サ高住も一定基準を満たすことで特定施設入居者生活介護事業者となる
[*4]：訪問看護などの利用は疾患や病状，施設により要確認

院内でのアプローチ

　　自宅退院が目標となれば，各職種がそれぞれの専門性からアプローチし，その実現を目指す。職種ごとに完全に分ける必要はなく，重なり合う部分もあることで抜け目のない対応につながる。セラピストの主な役割を次に示す。

● 各症状への対応

　対象者が安心して自宅に帰るためには，症状コントロールが重要である。当院では，カンファレンスの際に評価ツールとして他覚的に評価できるSTAS-J（Support Team Assessment Schedule日本語版，**表2**）を活用している。主に薬剤での苦痛緩和が中心となるが，セラピストにもできることは多くある。次項から症状別に述べる。

表2　STAS-J

- 痛みのコントロール
- 家族の病状認識
- 家族の不安
- 患者
- 患者の病状認識
- 患者の不安
- 医療専門職間のコミュニケーション
- 家族に対する医療専門職のコミュニケーション
- 症状が患者に及ぼす影響
- 患者と家族のコミュニケーション

0：症状が最も軽い，問題が小さい　〜　4：症状が最も重い，問題が大きい
7：情報量が少ないため評価できない
8：家族がいないため家族に関する項目を評価できない
9：認知の低下や鎮静のため評価できない　　の8段階で各項目を評価する

（文献1より引用）

呼吸器症状

　呼吸困難感は，増強すると死が近づいていることを感じさせる症状であり，不安や恐怖心につながりやすい。腫瘍によるものだけではなく，胸水や心不全などによる症状にも注意する必要がある。息切れの評価には，Borg Scaleなどが用いられる。呼吸困難感に対しても薬剤が効果的であると知っておくことで，リハも適切に介入できる。

　リハでは排痰介助や呼吸筋の訓練，リラクセーションなどを行うが，退院後は直接アプローチできるわけではない。患者自身，あるいは家族が対応できる方法を伝える必要がある。パニックコントロール（**図2**）や，呼吸困難感を誘発しやすい動作（上肢を挙上して行う動作，上肢の反復動作，腹部を圧迫するような動作，息を止める動作）を避けた生活，呼吸法の意識づけが重要となる。

　また，温度や湿度，風通しなど，環境の影響も大きいため，快適な環境について家族に知ってもらうこと，努力性の呼吸ではエネルギーの消費が大きく，食欲が低下している場合には効率よくカロリーを摂取できる口当たりのよいアイスクリームや果物を摂ることなどの提案も有効である。

　在宅酸素療法（home oxygen therapy：HOT）を導入する場合には，使用上

の注意点（火気の扱い，入浴時も外さないこと，体動時も考慮した流量の設定，安全な動線の確保など）を確認し，外出可能な場合には酸素ボンベを携帯した動作を確認しておくとよい．

図2　パニックコントロール

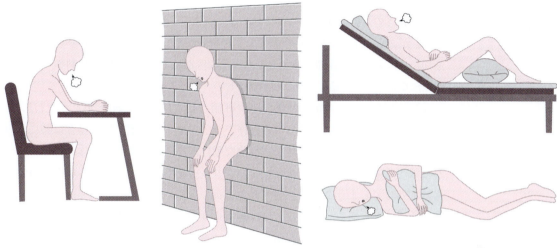

呼吸困難感が強くなったときに慌てないよう，呼吸が楽になる姿勢を知っておくとよい．いくつかあるので，状況や個人に合った楽な姿勢を見つけるようにする

疼痛

　がんのイメージとして最も印象が強いものが疼痛であり，在宅復帰に向けても妨げとなる．疼痛がゼロにはならなくても，レスキュー薬の使用などによって対象者が自分でコントロールできる範囲になれば，病院を離れる不安は少なくなる．リハの場面は疼痛，特に体動時痛の評価に適している．リハでかかわるなかでその誘発因子・緩和因子をなるべく多く探り，痛みを引き起こしにくい生活をともに考える．体を捻ると痛い，冷やすと痛いなど，対象者が自分では気づきにくい点もあるため，セラピストが質問の引き出しを多くもつことでわかる場合もある．また，必要に応じて，リハ前に予防的なレスキュー薬の使用を促すことで，薬剤（特にオピオイド）への抵抗感を減らし，また効果を実感することで適切な薬剤の使用につなげられる．ただし，骨折リスクのある場合など，痛みの変化を見逃したくないときは，レスキュー薬の使用に注意が必要である．

　リハ中に新たな痛みの出現に気づくこともある．脊椎や上下肢，骨盤の荷重時痛はまず骨転移を疑い，医師・看護師に速やかに報告する．在宅復帰を目指す場合は特に，症状の変化や不安をそのままにせず，入院中に可能な検査は済ませておくことが望ましい．疼痛に限らないが，身体的な要因を考えると同時に，精神的・社会的・スピリチュアルな因子にも留意するトータルペインの視点を忘れてはならない．

骨転移・骨折リスク

がん患者の10〜20%，あるいはそれ以上に骨転移があるといわれる。病的骨折，脊髄圧迫骨折，関連した放射線治療，関連した外科手術，高カルシウム血症を含む骨関連事象（skeletal related events：SRE）は，対象者のADLやQOLの低下，予後の悪化に大きく影響する。

骨転移への対応は対象者の価値観や予後によって変化する面もあり，目標設定の難しさがある。リスクと利益を考慮し，対象者にとってベストな方針を考えるため，適切なリスク評価・管理が重要となる。主治医だけではなく，整形外科医や放射線治療医なども含めて話し合うことが望ましい。

長管骨転移では，病的骨折のリスク評価としてMirel's Scoreがよく使われる。骨転移を有する場合に避けるべき動作を**表3**に示す。自宅に帰る場合は特に，寝具や階段昇降の必要性の有無など危険な動作がないか，生活を具体的にイメージして細かく確認するべきである。また，コルセットを使用している場合，自宅に帰ると外してしまうことも予想され，骨折や麻痺のリスクについて医師に説明を依頼することもある。ただし，ほぼ寝たきりで装具の効果よりもデメリットのほうが大きいと思われる場合もあり，個別的な対応が必要となる。

表3　骨転移を有する場合に避けるべき動作

骨転移部位	避けるべき動作
脊椎	捻転する動き，過度の前屈・後屈
上肢	重いものを持つ，上肢への荷重，病巣部に捻転・回旋力が生じる動作
下肢	下肢への荷重，病巣部に捻転・回旋力が生じる動作
骨盤	下肢への荷重（荷重面の転移）

（文献2より一部改変引用）

運動麻痺

骨転移や脳転移，腫瘍の浸潤，手術の影響などで麻痺が生じることも多い。

下肢麻痺

特に両下肢麻痺になると，生活スタイルは大きく変化する。不全麻痺であれば治療によって改善したり，下肢装具を用いることで歩行可能となる場合もある。立位が難しくても体幹の支持性が保たれている場合は，トランスファーボードの使用や環境調整により独力，あるいは軽介助で車椅子やトイレへの移乗が可能となりうる。いずれにしても，さらなる骨折や機能低下を避けるために，座位や立位で荷重骨となる部位の骨折リスクは十分に評価しておく必要がある。

座位保持が困難な場合はリクライニング式車椅子を使うことが多く，病棟では患者の体の下にシーツやタオルを敷いてスタッフ複数名で移乗する方法が一般的であるが，この方法では人手の少ない在宅では車椅子に移れない。上肢の機能を活用できる場合（筋力が保たれており，骨折リスクが低い）には，背もたれをフ

ラットにしたリクライニング車椅子をベッドに横付けし，トランスファーボードやスライディングシートを用いて平行移動することで，体格にもよるが介助者は1人で済み，患者自身も残存能力を活用できる。

片麻痺・上肢の麻痺

　脳腫瘍などで片麻痺が生じた場合も，不全麻痺であれば長下肢装具を着けることで歩行可能な場合もある。上肢の麻痺は，片麻痺が原因の場合だけではなく，乳癌や肺癌で末梢神経が圧迫されて一側上肢の麻痺につながることも少なくない。上肢の機能を失うこと，特に利き手の場合は生活に著しく影響することを，セラピストは理解する必要がある。利き手交換や片手動作訓練などを行うが，腫瘍が原因のため神経因性疼痛やリンパ浮腫などの症状を伴うことも多く，十分なケアや安楽な肢位への配慮など患肢へのアプローチも引き続き重要となる。

四肢麻痺

　頸髄レベルに病変がある場合，四肢麻痺を呈することもある。体動のリスクが高いが，対象者の強い希望があれば自宅で過ごすことも可能だろう。その際は，ほぼベッド上での生活になると思われる。褥瘡予防のためのマットレスを導入したり，家族に除圧の必要性を伝えて体位変換の方法や不動による苦痛や倦怠感を軽減するための他動運動を指導したりすることが，患者が少しでも快適に過ごすことにつながる。

　一時は四肢不全麻痺で寝たきりになりながらも，その後の放射線治療，化学療法，リハを経て独歩を再獲得した例も筆者は経験しており，不全麻痺であれば，あるいは麻痺が生じてから早期に治療を受けられれば，回復の可能性も十分にある。

顔面神経麻痺

　脳転移などによる顔面神経麻痺では，ADLへの影響は軽度だが，食べにくい，ストローをうまく吸えないといった細かいストレスが積み重なる。また，特に女性にとっては，美容面で苦痛となることも多く，笑顔が減ったり，人前に出たがらなくなったりもする。改善は難しくても，顔の皮膚や筋の柔軟性を保つためにマッサージなどを行うと，顔に触れること，患者自身にとってつらい症状に向き合うことで，信頼関係が強くなりやすい印象がある。

　いずれの場合でも，患者は麻痺の改善に期待し，わずかな変化に一喜一憂する。セラピストは筋力・筋収縮の変化に最も敏感な職種といえ，患者とともに喜んだり悲しんだりすることも大きな意義がある。また，麻痺の出現や進行に速やかに気づくことができれば早期治療につながり，重い障害を防ぐことも可能である。

倦怠感

　終末期がん患者の多くが倦怠感を訴える。適度な運動は倦怠感を軽減することが報告されており[3]，自動運動は困難でも，自動介助運動や他動運動で楽になる

という患者は多い。がん終末期には特に，悪液質や低栄養，貧血に注意しながら負荷を加減して運動を行う。また，生活のなかで活動と休息のバランスを考慮し，対象者にとって優先度の高い活動にエネルギーを注げるよう助言する。

倦怠感は他者にはわかりにくいため，怠けているわけではないということを，周囲の人に理解してもらう必要がある。裏を返せば，患者自身のモチベーションが低い場合と見分けが難しいともいえる。治療の状況はもちろん，食事量や睡眠状況，排泄状況など，データ上で大きな異常や変化がなければ多少強めに運動を促したり，患者に直接意欲について確認したりするかかわりも，時には必要である。

変化を評価する場合には，Cancer Fatigue Scaleのほか，疼痛や呼吸困難感と同様に数値評価スケール（Numerical Rating Scale：NRS）や視覚アナログスケール（Visual Analog Scale：VAS），フェイススケールも使いやすい。

浮腫

乳癌や子宮癌などではリンパ節郭清を伴う術後，あるいは腫瘍そのものの影響でリンパ浮腫を生じることがある。近年はセンチネルリンパ節生検によりリンパ節郭清が減り，リンパ浮腫も減少することが予測される。しかし，いまだリンパ浮腫に苦しむ患者は多く，また終末期にはさまざまな要因の浮腫が起こりうる。フローチャート（図3）を参考に判別できるとよいが，複数の原因が混在している可能性も念頭におくべきである。

図3 浮腫を見分けるためのフローチャート

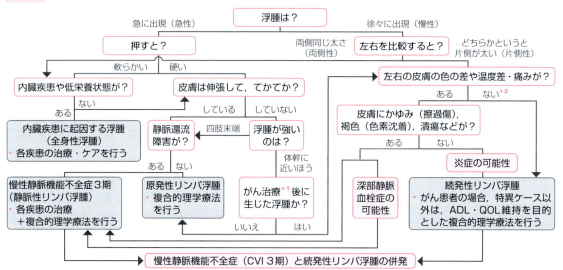

*1：手術・放射線治療など，リンパ節・リンパ管の損傷が起こる可能性がある治療
*2：リンパ浮腫には炎症や潰瘍による圧迫・関節包の線維化が進んでいなければ，基本的に痛みはない（浮腫が進めば深部痛がある）

（文献5より一部改変引用）

リンパ浮腫は，患肢の重苦感やボディイメージの変容など，特に女性にはつらい症状である．入院中は圧迫療法や徒手的ドレナージなどスタッフによる対応も可能だが，在宅移行の際は同じケアを継続することは難しい．特に終末期には浮腫の改善は難しく，リンパ浮腫に対する複合的理学療法で見込める効果と，ケアに伴う負担感や苦痛のバランスを考慮し，快適に過ごせることを目標とするのが現実的である．患者自身が行える運動や家族が行えるマッサージ，生活上での留意点などを伝えておくとよい．また，蜂窩織炎のように治療を要する症状に早めに気づけるよう，外来でのチェック，あるいは訪問看護や訪問リハで医療者が定期的に介入することが望ましい．

神経障害

　運動麻痺とは別に，しびれなどの感覚障害に苦しむ患者も多い．化学療法後の副作用である末梢神経障害や，腓骨神経麻痺のように同一肢位での神経圧迫による障害などがあるが，整形外科的疾患などがん以外の原因による可能性も忘れてはならない．いずれにしても，新たな症状や増強を見逃さないようにする姿勢と，日常生活にどの程度支障をきたしているかを把握することが必要となる．上肢であれば食事の際に物を落としそうになることはないか，ペットボトルのキャップは開けられるか，書字は可能か，下肢であれば歩行時につまずきそうな感じはないか，足底が地に着いている感覚があるか，などを確認する．

　在宅に向けては特に，温度覚の障害による熱傷に注意を促し，家族にも知っておいてもらう必要がある．また，特にるい痩が進むなかで，同一姿勢が多い患者（脚を組むなど）や自力での体動が難しい患者の場合は，注意喚起や適切なポジショニングの指導などで，圧迫による末梢神経障害を予防する観点も必要である．

せん妄

　がん患者は死亡するまでの経過のなかで，約70％にせん妄を生じるといわれる．予後評価尺度であるPalliative Prognostic Index[*1]（PPI，**表4**）において，せん妄の有無は最重要評価項目の一つであり，不可逆的なせん妄の合併は生命予後が不良であることの指標となる[4]．せん妄には過活動型・低活動型・混合型があり，不安感や恐怖感を体験する患者自身はもちろん，いつもと様子の異なる患者の姿を見る家族の精神的な苦痛も大きい．

　非薬物療法としては，環境調整や安心できるかかわりが重要だが，リハそのものが安心できる時間となることも多く，セラピストもせん妄に関する知識をもっておくべきである．せん妄を生じていると，たとえ自宅へ連れて帰っても認識できないのではないか，と家族が危惧する場合もある．馴染みのある自宅へ行くことがせん妄のケアとして有効なこともあるが，患者自身が方針の決定にかかわれない状態では，なおさら家族だけに決めさせず，リスクも含めて検討する必要がある．

[*1]：短期的な予後（週単位）を予測する指標

表4 Palliative Prognostic Index

Palliative Performance Scale	10〜20	4
	30〜50	2.5
	60以上	0
経口摂取量*	著明に減少（数口以下）	2.5
	中程度減少（減少しているが数口よりは多い）	1
	正常	0
浮腫	あり	1
	なし	0
安静時呼吸困難	あり	3.5
	なし	0
せん妄	あり（原因が薬物単独のものは含めない）	4
	なし	0

＊：消化管閉塞のため高カロリー輸液を施行している場合は0点とする
PPIが6以上：予後3週間を感度80％，特異度85％で予測
PPIが4以上：予後3週間を感度80％，特異度77％で予測

嚥下機能低下

　食事は生活における楽しみの一つでもあり，在宅療養を希望する理由として「家で好きなものを食べたい」という理由もしばしば耳にする．病院食では，メニューにある程度制限があるうえ，誤嚥などのリスクがあればなおさら病院では安全性を優先せざるをえない．極端に言えば，経口摂取により命を落とす可能性が低くないとしても，好きなものを食べたいと考える価値観もある．そのような望みは，病院にいるより在宅のほうが叶えやすい．患者・家族とともに，どのようなリスクがあるのか，リスクの低い食形態や食品，味を楽しむ目的で食物を咀嚼して出す方法などを十分に共有しておくと，自宅で病状が進行しても自分たちで考えて対応できる期間を延ばすことができる．

　誤嚥したとしても，なるべく肺炎に直結しないよう，口腔ケアの重要性もチームで協力しながら指導すべきである．

　リハでは，シャキア訓練（頭部挙上訓練）などの嚥下機能維持のための運動や食事前の嚥下体操，咽頭機能に左右差があれば頸部回旋法，嚥下反射を促すアイスマッサージなどを行うと同時に，誤嚥しにくい姿勢（座位が難しければ30°のリクライニング，頸部は前屈位など）をしっかり伝える必要がある．

● 環境調整・福祉用具選定

　症状がコントロールされ残存能力を出せる状態になれば，自宅で生活するために必要な環境調整や福祉用具の選定を行う．申請や手続きに時間を要すこともあるため，機能的な予後を予測して症状緩和と並行して行うことが望ましい．

歩行可能な場合

　歩行可能であれば，手すりや歩行補助具の必要性を検討する。T字杖は簡便だが倒れやすいため，院内ではT字杖を使用している患者でも自宅では伝い歩き中心になることが多い。従来の4点杖は平坦な場所でなければバランスを崩すため，対象者が安全に使用できるかを慎重に判断する必要があったが，ニュー4ポイントステッキ（フジホーム株式会社）のようにベース部分の小さな杖は使いやすく，自立する点も重宝される。また，介護保険での貸与の対象となる点も大きい。

　歩行器が必要な場合には，前腕支持型か手で持つタイプか，4輪ともキャスターがよいか，ブレーキが必要か，簡易な座面が必要か，物を載せて使うかなど，対象者にとって優先すべき点とサイズを考慮して選択するとよい。歩行器を使用する場合，手すりを設置してしまうと邪魔になることもあり，どちらが安全か十分に検討する必要がある。

　動線を考えて手すりを取り付けることも可能だが，改修工事が難しい場合や生命予後が短い場合，急ぎの場合には，設置型の手すりで十分なこともあり，選択肢を多く提示できることが対象者の満足・納得につながる。家具も手すり代わりに利用でき，広い空間を作るよりもかえって安全な場合もある。ただし，がん患者では体調とともに運動機能も変動するため，歩行器や車椅子を併用する可能性があれば，十分なスペースを確保しておく必要がある。

　自室がもともと2階にあるなど，日常的に階段昇降が必要な場合には，リスクが高ければ家族とも相談のうえで部屋の変更を勧めざるをえないこともある。

車椅子使用の場合

　車椅子ベースの生活であれば，自走か介助中心かにもよるが，段差の有無や床の材質・敷物，方向転換などに必要なスペース，ドアの形状，洗面台の形状（足元が入るスペースがあるか）などを確認する。

　方向転換に足りないスペースを補うためにフットレストを外して使用したり，自走式の車椅子では廊下が狭くて通れない場合に介助式の車椅子を選択して足で漕いで移動したりと，自由度を拡大するために柔軟に考えることで，その人らしい生活が築かれていく。

　車椅子で過ごす時間が長いと予想される際は特に，除圧クッションも機能的なものを選ぶ必要がある。

　また，移乗方法によって，肘掛跳ね上げ機能やリクライニング機能，トランスファーボード，電動ベッド，リフトなどの必要性も検討する。

ベッド臥床の場合

　終日ベッドで過ごす生活を想定する場合，重要なのはベッドの位置である。家族の輪の中に居場所があるよう，配慮できるとよい。また，必要な介護の内容により，ベッドの両側にスペースを空ける必要があるのか片側でいいのかを確認す

る。褥瘡予防のため，マットレスの選択も重要になる。

　これら以外にも，補高便座やトイレ用の設置型手すり，バスボード，バスグリップ，シャワーチェア，シャワーキャリーなど適切な福祉用具を紹介することは，患者・家族ともに負担が少なく安全な生活につなげるための，セラピストの重要な役割である。

● ADLへのアプローチ

　がん患者のADL障害は，病状・治療の影響を受けやすく，変動しやすい，悪液質・廃用症候群などにより易疲労状態となる，生存期間が限られる場合もある，などの特徴がある。特に，進行期・終末期がん患者の在宅復帰支援において，過度に高いゴールを設定すると，よい時機を逃して一度も帰れずに亡くなったり，帰れたとしてもすぐに病院へ戻ることになったりする。そのため，必要最小限のエネルギーで可能な動作法の検討や，ADLの変化を予測したうえでの臨機応変かつタイムリーな対応が求められる。

　ADLのなかで最低限準備すべき安楽・移動・排泄については，**表5**のような点を確認する。また短期間の外泊であれば，排便や入浴については自宅で行わなくて済むように調整することができる。一方，自宅退院となる場合には，訪問看護や訪問介護，訪問入浴，通所での入浴の利用などを環境調整と同時に検討する。

家族へのアプローチ

　患者が自宅へ帰りたいと思っても，家族の不安が大きく，スムーズに移行できない場合がしばしばある。そのような場合には，どこに不安を感じているのかを探りながら，患者の能力を実際に見てもらう機会を作る。家族に依存する部分が多ければ当然，家族は腰が引けてしまうため，利用できるサービスの提示など，家族の負担が大きくならないように考えたいという姿勢をみせることで，家族とも信頼関係が築ける。

　また，たとえ独居であっても自宅で過ごしたいという本人の意向があり，医療者やヘルパーに連絡をとることができる場合は，在宅で療養できる可能性はある。身寄りがないから，と十分な検討をせずに自宅で過ごす選択肢を取り上げてはならない。

● リスク管理

　がん患者のリハの中止基準は設定されている（**表6**）が，実際はほとんどの患者がいずれかの項目に該当する。積極的なリハが妥当ではないという目安にはなるが，患者の安寧やQOLを目的とする介入は，終末期においても可能である。

　しかし，高いリスクが伴うことも事実であり，その十分な管理が求められる。病状理解が前提になるため，がんやその進行に伴う症状，治療に関する知識をもつこと，多職種と密に情報共有することがリスク管理につながる。

表5　移動・安楽・排泄の主な確認項目

項目	詳細	選択肢	確認ポイント	備考
移動	室内	・歩行補助具（杖・歩行器など） ・手引き・腕組み歩行 ・伝い歩き（手すり）	・ふらつきの有無　・段差は越えられるか ・手すりの有無　・介助・見守りの必要性 ・持久力　・物の運搬が可能か	酸素の使用有無：チューブの長さ，通り道，操作手順など
		・車椅子（自走式/介助式，肘掛跳ね上げ，リクライニングなど） ・ストレッチャー ・キャスター付き椅子など	・廊下やトイレに十分な幅があるか ・高い段差の有無　・スロープの必要性 ・自走可能か　・移乗方法 ・介助者はいるか（時間帯ごと），技術は安全か	
		階段	・日常使用するか　・手すりの有無（左右） ・昇降リフトの必要性	
		玄関	・段差の有無　・上がり框の高さ ・手すりの有無　・椅子の必要性 ・道路までの距離　・ドアの形状	
	屋外（長距離）	・自家用車　・レンタカー ・タクシー　・福祉タクシー ・公共の交通機関 ・徒歩	・乗り降り可能か　・車椅子の対応 ・移動時間の長さに耐えられるか ・段差・階段の有無　・エレベーターの有無 ・介助者の有無　・休憩場所の有無	酸素の使用有無：量，ボンベの準備
	屋外（短距離）	・独歩 ・歩行補助具 ・手引き・腕組み歩行 ・電動車椅子	・段差，坂，砂利道の歩行　・持久力 ・外靴（履きやすいか，脱げないか，重くないか） ・雪道の歩行（杖用アイスピック，靴の滑り止め） ・操作は安全か	酸素の使用有無：携帯（カート，リュックなど）
安楽	居室	・リビング ・寝室	・広さ　・ベッドの位置　・家族との距離 ・トイレまでの距離・動線・空調	酸素の使用有無：酸素濃縮器の配置，操作手順など
	肢位	・臥床 ・車椅子に座る ・ソファや椅子に座る ・床に座る	・褥瘡の危険性（体位変換・除圧の指導，マットレス，クッションの検討） ・椅子の高さからの立ち上がり ・つかまる物の有無　・床からの立ち上がり	
	就寝	・ベッド ・電動ベッド（2/3モーター） ・布団	・起き上がり　・布団からの立ち上がり ・つかまる物の有無（L字柵，ベストポジションバーなど）　・布団の上げ下ろしの必要性	
排泄	頻度	・尿道カテーテル留置 ・排便コントロール ・おむつ・パッド	・自宅（目的地）で排泄を行う可能性 ・尿意・便意の有無 ・介助者はいるか，技術は安全か	介助者は家族がいいか，他者（ホームヘルパーなど）がいいか
	動作	・自宅トイレ（洋式・和式） ・ポータブルトイレ ・尿器・さしこみ便器	・便器からの立ち上がり（困難なら補高） ・和式ならしゃがみ動作　・ドアの形状 ・下衣操作　・後始末　・立位の持久性 ・手すりの必要性　・お尻上げは可能か	

（文献6より一部改変引用）

表6　がん患者のリハビリテーション中止基準

1. 血液所見：ヘモグロビン7.5g/dL以下，血小板50,000/μL以下，白血球3,000/μL以下
2. 骨皮質の50％以上の浸潤，骨中心部に向かう骨びらん，大腿骨の3cm以上の病変などを有する長管骨の転移所見
3. 有腔内臓，血管，脊髄の圧迫
4. 疼痛，呼吸困難，運動制限を伴う胸膜，心囊，後腹膜への滲出液貯留
5. 中枢神経系の機能低下，意識障害，頭蓋内圧亢進
6. 低・高カリウム血症，低ナトリウム血症，低・高カルシウム血症
7. 起立性低血圧，160/100mmHg以上の高血圧
8. 110/分以上の頻脈，心室性不整脈

（文献7より引用）

在宅での介入につなげる

　在宅療養へと方向性が定まれば，各職種が把握している情報を持ち寄り，カンファレンスを行う．退院前には特に，ケアマネジャーや訪問看護師，ホームヘルパー，福祉用具業者など外部のスタッフと顔を合わせて話し合う貴重な機会となる．
　リハの立場では，退院後のリハの必要性やその理由，すぐに必要がなければこの先どのような状態になればリハ介入を検討してほしいのか，環境調整や福祉用具への要望，どのような生活が見込めるか，患者・家族に家庭で行えるプログラムや介助法・注意点の資料などを渡している場合には，その資料も共有しておく．
　訪問や通所でリハ職につながる場合には，経過やリハ内容に加え，患者の人となりや死生観・価値観，コミュニケーションにおける留意点（告知の範囲なども含めて）などもわかる範囲で情報提供できるとよい．

● 制度を活用する

　在宅での療養を考える際，まずは介護保険利用の有無を検討する．対象となる被保険者は第1号被保険者である65歳以上のほか，第2号被保険者がある．第2号被保険者は，満40歳以上65歳未満で公的医療保険に加入しており，特定疾病を有する人とされる．2006年にこの特定疾病に「がん末期」が追加され，がん患者の在宅療養を支えている．地域移行の可能性があれば，できる限り早期から申請の準備を進める必要がある．知識不足が対象者の選択肢を狭めることのないよう，公的制度に関する情報も常にアップデートする必要がある．
　介護保険以外に，身体・精神・知的障害の手帳交付や障害者総合支援法による障害認定区分，障害年金などについても知っておくとよい．これらの対象とならない場合や，入院中の外泊などで介護保険が使えない場合などは，自費での利用を提示することも情報提供として重要である．

● 最期の場所

　在宅療養へと進めるうえで家族が不安に感じるのは，急変時の対応である．今後起こりうる症状や適切な対応を共有し，急変時にはどこへ連絡すればよいのかを伝えておくとよい．自宅で過ごすことが難しくなった場合には入院できると保障されることで，対象者は安心して準備を進められる．また，看取りまで在宅でと考えているのかについても確認しておく必要はあるが，その希望は変化しても構わないことを忘れず伝えるべきである．
　医師や看護師，MSWが中心となり進められるが，リハの場面で対象者の本音を聞くこともあり，チーム全体の動きを把握しながら得られた情報を適切に共有する．
　在宅におけるエンド・オブ・ライフケアの要件は，**表7**のようになる．また，在宅における看取りの際にどのような問題が起こりうるのか，医師に求められる

役割についても知っておきたい（**表8**）。

　自宅以外に，看取りまでを見据えて受け入れる施設も増えてきている。対象者の意向と施設側で可能な対応を確認しながら，最適な場所を見つけることが望ましい。

表7　在宅におけるエンド・オブ・ライフケアの要件

- 本人が自宅で療養したいと思っていること
- 家族がそれを支えたいと思っていること
- 苦痛症状の緩和に目処が立っていること
- 今後起こりうる苦痛症状や成り行きが予測され，それらに対する対処方法があること
- 緩和ケアに精通した医師・看護師が24時間体制でフォローすること
- 睡眠や保清など生活を支える在宅サービスの調整がついていること
- 急変時や症状緩和困難時の対処方法（収容先）が用意されていること

（文献4より引用）

表8　在宅死についての法的な取り決め（医師法第20条）

- 医師は診察したときは求めに応じて診断書を交付する義務がある
- 診察をしないのに診断書を交付することはできない
- 診療中の患者が死亡したときに医師が立ち会っていない場合，医師は死後改めて診察をし，死亡診断書を交付する。ただし，診療中の患者が，受診後24時間以内に死亡した場合は，医師は例外として診察をしなくても死亡診断書を交付することができる
- 死亡の原因が診療中の疾患以外の場合は死体検案書を発行する
- 死体に法医学的な異常がある場合は警察に届ける

● 倫理的側面

　終末期の患者とかかわっていると，倫理的な問題や苦悩を感じる場面も少なくない。対象者の価値観も大きく影響するため，蘇生，人工的水分・栄養補給，緩和的鎮静など，患者にとって何が最善なのか考えさせられることもある。対象者が在宅を希望する際にも，移動中に呼吸停止が予測されるようなハイリスクの場合や患者自身と家族との思いに相違がある場合など，迷うこともある。

　当院では臨床倫理検討シート（**表9**）を用い，目標をどこにおくか，どのような選択肢があるか，介入は最善のものか，それをすること，あるいはしないことのメリット・デメリットは何か，それを患者・家族と共有しているかなどを多職種で話し合いながら整理し，適切に進められるよう努めている。

表9 臨床倫理検討シートの内容

ステップ1	患者の基本情報	・患者プロフィール ・病気や治療の経過	
ステップ2	情報の整理と共有	医学的情報と判断	選択肢の枚挙とメリット・デメリット,患者への説明,家族への説明
		患者・家族の意思と生活	患者の理解と意向,家族の理解と意向,患者の生活全般に関する特記事項
ステップ3	検討とオリエンテーション	問題の抽出	最善の方法(医療者側の判断),患者・家族・医療者間の一致・不一致
		対応の検討	問題点の検討(不一致の要因と解消の可能性),今後のコミュニケーションの方針
ステップ4	合意/問題解決を目指すコミュニケーション	当事者間の話し合い,社会面の対応,最終結果,フォローアップ留意事項	

このシートは,1999年度に「臨床倫理検討システム開発プロジェクト」(代表:清水哲郎)が,医療従事者が臨床倫理の営みについて適切に進めていけるように開発したツールである　　　(文献9より引用)

おわりに

　地域移行支援は,自宅(あるいは施設)に退院すれば目標達成というわけではなく,対象者が安全に,快適に,安心してその人らしい生活を継続できることがその先にある。

　支援する際は,退院後に対象者がどのように過ごすか,どのような生活を送るのかをイメージする想像力や,病態・機能予後などの予測力,個別性に合わせて対応する柔軟性,そしてタイムリーに対応できる迅速性などが重要となる。

　また,多くの情報を多職種で扱う場面でもあり,対象者や院内のスタッフ,外部のスタッフなどと密でスムーズな連携・コミュニケーションをとることが求められる。

【文　献】

1) 特定非営利活動法人 日本緩和医療学会 緩和医療ガイドライン作成委員会 編:がん疼痛の薬物療法に関するガイドライン 2014年版, p.33, 金原出版, 2014.
2) 大森まいこ ほか 編:骨転移の診療とリハビリテーション, p.29, p.104, 医歯薬出版, 2014.
3) 日本リハビリテーション医学会, がんのリハビリテーションガイドライン策定委員会 編:がんのリハビリテーションガイドライン, p.139, 2013.
4) 石谷邦彦 監:チーム エンド・オブ・ライフケア実践テキスト, p.37, 先端医学社, 2014.
5) 近藤敬子 ほか 編:ベッドサイドのリンパ浮腫ケア, p.22, 日本看護協会出版会, 2008.
6) 大原有郁子 ほか:病棟と自宅をつなぐ緩和的リハビリテーションの実践. 臨牀看護 36(4):526-533, 2010.
7) Gerber LH, Valgo M : Rehabilitation for patients with cancer diagnoses. in Rehabilitation Medicine : Principles and Practice, 3rd Ed (ed by DeLisa JA, Gans BM). 1293-1317, LWW, 1998.
8) 泉 良太:急性期作業療法から学ぶリスク管理. 臨床作業療法 12(3):223-227, 2015.
9) 長谷川美栄子:がん患者と臨床倫理. チームがん医療 実践テキスト, 282-288, 先端医学社, 2011.

2. 病院における終末期リハビリテーション

呼吸リハビリテーションの
アプローチ

岩城　基

はじめに

　終末期のリハビリテーション（以下，リハ）を進めていくうえでの難しさは，ADLやQOLの維持向上を目的としたプログラムを実施する際，その低下原因ともなっている症状への対応が非常に重要なところにある。終末期において緩和ケアを必要とする代表的な症状には，息苦しさ，疼痛，全身倦怠感，浮腫，不眠，うつ，不安，無気力などがある。特に息苦しさはADL低下の大きな要因となり，生命の危機を感じさせ，生きる意欲を奪い，QOLを低下させる重要な因子ともなるため，呼吸リハの主要な対象となる。
　本稿では，特に肺癌と慢性呼吸器疾患の終末期における息苦しさと，それに伴う生活の障害に対する呼吸リハのアプローチを紹介する。

終末期における息苦しさと呼吸リハビリテーションの役割

●終末期患者の息苦しさ

　息苦しさは，「息切れ」「呼吸困難」「呼吸困難感」などとも表現されるが，本稿では同義語として「息苦しさ」と表記する。
　がん患者で息苦しさが発生する割合は高く（全がん患者の46〜59％，肺癌では75〜87％）[1]，その症状は臨死期に増強する[2]。原因は呼吸不全であることが多いが，低酸素血症と息苦しさの強さは必ずしも一致しないとされ，肺病変を有する症例に加え，有さない患者でも終末期に息苦しさを訴えることは少なくない[3]。その他の原因としても，心不全，腎不全，呼吸不全また心因性のものなど多様で複雑であり，廃用症候群や加齢による体力低下も影響する。
　原因病態の治療が第一選択であり，癌性胸膜炎に対する胸水ドレナージ，癌による気道閉塞に対するレーザー治療，放射線療法，ステント治療などがあるが，治療が困難で効果が乏しい場合には緩和的なアプローチが主体となる。予後の見通しとメリット・デメリットを十分に検討して，原因治療の限界を見極め，薬物療法また非薬物療法といった対症療法に徐々に切り替えていく必要がある[4]。終末期の息苦しさは，多くが不可逆的であり，難治性でもあるため，患者の全身状態，予後，治療による症状緩和効果，より低侵襲な緩和方法の選択を検討しつつ，治療を行うことが重要である[3]。

息苦しさに対する薬物療法はモルヒネが第一選択とされ，ほかにも抗不安薬，コルチコステロイド，気管支拡張薬などが使用される。さらに，これらの治療による症状緩和が困難で，患者本人または家族が希望する場合には鎮静が検討される。

非薬物療法には酸素療法，看護ケア，呼吸リハ，精神療法，心理的サポートなどがあるが，『がん患者の呼吸器症状の緩和に関するガイドライン』[1]では，がん患者の息苦しさの緩和に関して呼吸リハや看護ケアのエビデンスは現段階では不十分とされ，今後のさらなる研究が必要であるとしている。

慢性呼吸器疾患でも，COPD（chronic obstructive pulmonary disease：慢性閉塞性肺疾患）の終末期には多くの患者（94％）が息苦しさを感じており，ADLの低下（84％）や抑うつ（65％）も半数以上で認め，治療としては酸素療法，気管支拡張薬投与，ステロイド投与，抗菌薬投与などが高頻度に施行されている[5]。わが国でもCOPD終末期において対応に苦慮する症状として，呼吸困難（84％），ADL低下（66％），抑うつ（44％）が挙げられ，治療は酸素療法（96％），気管支拡張薬（66％），吸入ステロイド（62％）に次いで呼吸リハ（58％）が高頻度に実施されていたが，オピオイドは低頻度（8％）であり[6]，予後が不明確であることや非がん疾患へのオピオイド使用のコンセンサスが得られていないことも，慢性呼吸器疾患で緩和ケアが浸透しにくい理由と考えられる。

●終末期における呼吸リハビリテーションの進め方

終末期のリハでは，回復期や維持期に比べて目標設定が困難となる。病状が安定しておりリスク面の管理が十分可能な状況であれば，運動耐容能やADLの維持改善といった目標設定が可能である。しかし，徐々にがんが進行し，ADLの低下や症状の増悪が顕著な時期となれば，廃用の予防とともに症状緩和を主体としたプログラムへのスムーズな修正が求められる。また，慢性呼吸器疾患の終末期は，予後の見込みや終末期かどうかなどの判断が難しく，COPDのように進行が緩徐であるほどリハの目標やゴール設定の見直しが後手になりやすいことも経験する。

この時期には病状や予後，また治療とケアに対する患者と家族の理解と納得が得られていることが重要であり，可能な限りのADL維持と並行して，症状の緩和とQOLの維持や改善を目標にリハを実施していくことが望ましい。

終末期呼吸リハビリテーションの実際

● リハアプローチにあたっての評価

息苦しさに対する呼吸リハや看護ケアにおいて，適切なアプローチを実施するためには詳細な評価が必要となる．評価の目的は全身状態と病態の把握，リスク管理，適応と必要性の検討，効果判定などである．必要と思われる評価項目を**表1**に示した．アプローチの際に重要なことは，患者と家族の希望を尊重し，目的と方法を話し合うこと，そして，状況に応じてアプローチの中止を含めた修正を頻回に継続することである．

表1　息苦しさに対するアプローチの際の評価項目

- 患者と家族の希望
- 精神・心理状態
- 全身状態：バイタルサイン，浮腫の有無
- 息苦しさ：発生時の状況，息苦しさの強さ，ADL動作に対する影響
- 呼吸状態
- その他：検査所見，家族・スタッフからの情報など

（文献7より一部改変引用）

● 呼吸状態の評価

呼吸状態を詳細に，また正確に把握することは，アプローチ手段の選択や効果判定などに直結する．問診や聴診，触診などによる評価は，簡便また非侵襲的に現在の呼吸状態を把握することができる（**表2**）．特に，換気状態はアプローチにより最も改善を期待できる部分でもあり，効果の確認としても役立てることができる．

マンパワーが潤沢で，評価するための時間に余裕がある場合は，できるだけ広範に丁寧に評価することが望ましい．しかし，終末期患者においては確実に十分な時間がとれるわけではなく，速やかな状態把握と対応が求められる．患者の主訴・主症状によってアプローチと評価を並行して進め，現時点での状況において重要で対処可能な問題点から対応していくことが必要となる．

表2　呼吸状態に関する評価項目

問診	鎮静・覚醒状況，精神状態，ADL動作における呼吸困難と活動範囲，喀痰，咳嗽，喘鳴，胸痛，摂食・飲水，睡眠，排泄　など
視診	呼吸パターン（呼吸数，リズム，優位呼吸，呼吸補助筋の活動），顔色，表情，皮膚の色，チアノーゼの有無，顔面・四肢の浮腫，振戦，頸静脈怒張，ばち指　など
触診・打診	呼吸パターン（呼吸数，リズム，優位呼吸，呼吸補助筋の活動），胸腹壁運動（胸郭の柔軟性，横隔膜の収縮，含気・気道内分泌物の有無），体温（末梢の冷感，体熱感），浮腫（部位，程度），打診音（音質，高低，長短，明瞭・不明瞭）
聴診	・呼吸音（気管呼吸音，気管支呼吸音，肺胞呼吸音） ・副雑音（吸気相・呼気相，連続性・断続性，高低）

●息苦しさの評価

息苦しさは主観的な症状であり，低酸素状態とは必ずしも相関しないため，SpO_2だけではなく，修正Borg Scale（**表3**），Visual Analog Scale（VAS, **図1**），フェイススケール，Cancer Dysponea Scaleなどを用いた多面的な評価が必要である[10]。直接的評価としてよく使用されるもののうち，修正Borg Scaleは言語表現を併記した0～10の段階スケールで評価し，VASは10cmの線分の一端を「（息苦しさが）まったくなし」，もう一端を「（息苦しさが）最大」として，そのときの息苦しさの程度を患者が線分上に直接マークする方法である。

姿勢の変換や日常生活動作における息苦しさの変化を評価し，個々の患者におけるSpO_2との関連や呼吸調整・動作練習などのアプローチの効果判定などに用いる。

表3 修正Borg Scale

0	全然なし
0.5	ごくごくわずか
1	ごくわずか
2	軽い
3	中くらい
4	幾分きつい
5	きつい
6	
7	大変きつい
8	
9	
10	大変大変きつい

（文献8より一部改変引用）

図1 Visual Analog Scale（VAS）

最大 ─────── 全くなし

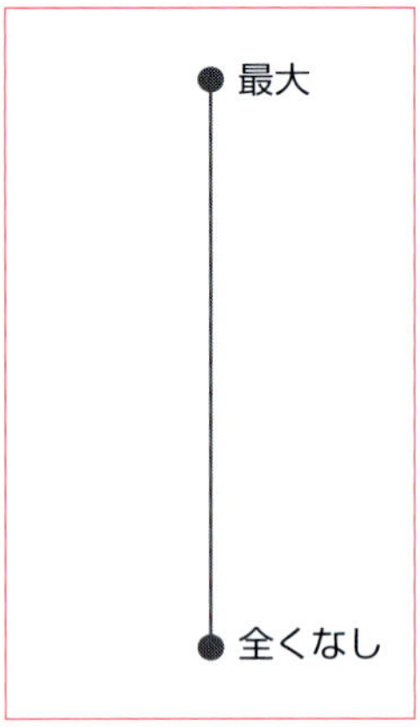

（文献9より一部改変引用）

●日常生活における息苦しさの評価

日常生活において，動作に伴う息苦しさの増強と，身体活動性の低下による身体機能の低下から，さらなる息苦しさの増強を生じるという悪循環に陥る。そのなかでADLや活動性を維持していくためには，まず現在の日常生活における息苦しさの状態を把握することが必要である。しかし，体動時のみの息苦しさの場合，患者によっては他人への依存や介入を好まず，日常動作をできるだけ自分で行うことを希望する場合もあり，アプローチには十分な検討が必要である。また，動作に対する患者の不安が強い場合，現在の状況や，息苦しさに対する対策が十分あることなどをしっかりと説明することも必要である。

まずは，症状が強くなる動作と，その動作方法やスピード，息苦しさの強さと症状の回復までにかかる時間を一つひとつ問診や実際に動作を行い評価する（**表4**）。動作ごとの症状の強さには直接的な評価が適しており，前述した修正Borg ScaleやVASが使用される。在宅での評価が可能であれば，実際に動作している

環境(階段,浴室,ベッド周囲など)で,普段の動作方法,動作スピードによる息苦しさの強さ・SpO_2の低下の程度,また回復にかかる時間を評価する。病院や施設などにおいても,できるだけ在宅と似た環境を設定して行うことが在宅での安楽な生活につながる。

息苦しさの評価においてSpO_2の低下と息苦しさの強さが一致しないことも多くみられる。SpO_2が低下していても息苦しさがなく,そのままの動作方法や動作スピードを続けてしまう場合には,患者と家族に低酸素が体に与える悪影響や危険性を説明し,患者にSpO_2の値を見せながら「動作をゆっくりと行うこと」,特にSpO_2が下がりやすい動作では「意識的に休息をとること」を指導する。メモリ機能付きのパルスオキシメータで,日常生活の低酸素状態を把握することも有用である。

表4 呼吸困難と動作の評価ポイント

- 呼吸困難の強さ ・呼吸困難回復までの時間 ・動作の種類 ・動作方法 ・動作スピード

● 息苦しさに対するアプローチ

体位の工夫・リラクセーション

息苦しさを速やかに軽減できる体位を患者とともに検討し,選択しておくことは,パニック状態の予防や動作に伴う息苦しさに対する不安の軽減にも有用である。一般的には上肢で体幹を支え,呼吸筋が効率よく働くような体位がよいとされる(p.87,**図2**参照)。患者個々で最も楽な体位は異なり,息苦しさの軽減だけではなく,息苦しさによる筋肉の緊張の緩和,また痛みや倦怠感も軽減するような体位を細やかに調整していくことが必要となる。

パニックコントロール

急な動作や動作時の息こらえに伴って息苦しさが増強した際には,精神的な不安なども相まって,過剰な努力呼吸や,呼吸に意識が集中するあまりさらに息苦しさが増大し,ときにパニック状態に陥ることもある。患者自身で気持ちを落ち着かせ,呼吸のリズムや大きさを調整する方法を繰り返し練習して習得しておくと,比較的速やかな回復が可能となる。いろいろな体位で呼吸を調整する練習をしておくことが,動作に対する恐怖感の軽減にもつながる(**図2**)。

図2 パニックコントロール

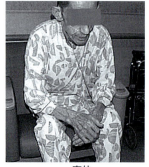
a. 座位

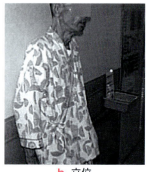
b. 立位

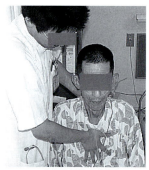
c. 呼吸介助の併用

横隔膜呼吸・口すぼめ呼吸による呼吸調整

　腹式（横隔膜）呼吸は，吸気時の横隔膜の動きを促通することで呼吸の効率をよくする呼吸法として知られている。終末期患者においては，息苦しい状態でないときは腹式呼吸であることも多く，症状が著しく強いときには実施が困難であること，また胸水や腹水の貯留により横隔膜の呼吸運動が制限されていることなどから指導の必要性を疑問視する意見もあり，現在のところ十分なエビデンスはなく，コンセンサスが得られていない。胸式呼吸を認める患者で，横隔膜の機能が十分残存しており，また患者の理解と協力が得られる場合には，ある程度の適応があると考える。

　基本的には患者にとって安楽な肢位で行うとよいが，可能であれば腹部の動きがわかりやすいよう，セミファーラー位または背臥位で膝を軽く曲げた姿勢から始め，座位，立位，動作時へと応用していく（図3）。呼息吸息とも深呼吸になりすぎない程度のゆったりとしたリズムにしていくことが重要で，可能であれば唇を薄く開いて呼息を延長する口すぼめ呼吸を併用する。口すぼめ呼吸は，特にCOPD合併例で有効とされ，吸息と呼息の時間比が1：2に近づくように徐々に進める。実施に際しては，胸部X線像などによる横隔膜機能の評価も重要となり，併せて練習中の呼吸パターン・息苦しさ・SpO_2の変化などを把握し，実施と継続の可否を判断する必要がある。

図3 腹式呼吸練習

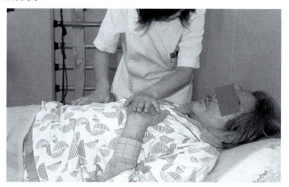

呼吸介助

呼吸介助は，徒手的に胸郭の呼吸運動（特に呼息）を介助することで，呼吸に必要なエネルギーを軽減し，息苦しさの軽減を図る方法である．ほかにも，換気量の増加と呼息の流速増加による「排痰の促通」，また「胸郭可動性の改善」などの効果があると考えられている．

呼吸介助実施における留意点を**表5**に示す．呼吸介助における体位は，患者の安楽体位を基本とする．胸壁に介助者の手を当て，呼息時にタイミングを合わせて圧迫する（**図4**）．実施の際には，浅速呼吸を認める場合は徐々に呼吸数と換気量を安静時に近づけるように介助し，同時になるべく患者自身も呼吸をコントロールしていくように声かけも行う．息苦しさの増強時，特に患者自身による呼吸のコントロールが難しい場合や，患者の希望時に実施を検討し，希望があれば家族や介護者にも指導してもよい．身近に付き添う者によって息苦しさが軽減可能であることは，患者の精神の安定に寄与し，また家族の終末期ケアにおける充足感にもつながると考えられる．ただし，胸壁に圧迫を加えるため，肋骨や脊椎への骨転移や循環動態の不安定な場合などは注意が必要である．呼吸介助の際の注意点，禁忌については**表6**に示す．

表5　呼吸介助のポイント

①胸郭の呼吸運動を視診・触診で把握する
②手掌全体で胸郭に触れる
③呼気時に胸郭の呼吸運動方向に圧迫する
④皮膚や衣服を引っ張らない
⑤治療者の体重をコントロールしながら患者にかける

表6　がん患者に対する呼吸介助実施上の注意・禁忌

- 肋骨転移・（病的）骨折
- 不安定な呼吸循環動態
- 胸壁腫瘍
- 胸痛
- 胸水貯留：癌性胸膜炎
- 気胸：胸腔ドレーン未挿入の場合は絶対的禁忌
- 気管支腫瘍：痰の貯留，無気肺の形成

（文献7より一部改変引用）

図4　胸郭の呼吸介助

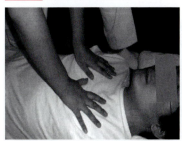

a．上部胸郭の呼吸介助（背臥位）

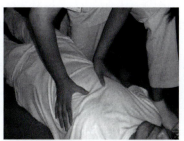

b．下部胸郭の呼吸介助（背臥位）

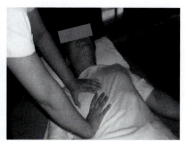

c．一側胸郭の呼吸介助（背臥位）

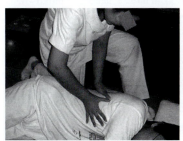

d．下部胸郭の呼吸介助（側臥位）

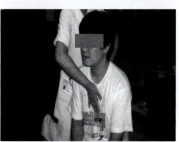

e．上部胸郭の呼吸介助（座位）

環境調整・動作に対する不安の軽減

　環境を調整することでも息苦しさが軽減することが知られている。「換気をよくする」「うちわで軽く扇ぐ程度の空気の流れを作る」「低めの室温を保つ」「温度差・湿度差・喫煙などの刺激を避ける」などがポイントとして挙げられ，これらの方法を患者の状況と要望に合わせて実施していく。終末期を在宅で過ごす場合には，病院・施設スタッフと家族・訪問看護・介護職との間でこれらの環境調整に関する情報を共有する必要がある。

　患者個々の生活環境により遂行困難な動作もあるため，動作環境の工夫も必要である。上肢の挙上を避けるため，なるべく上着をトレーナーやTシャツなど，かぶりの服から前開きの服にする。さらに，在宅での生活関連用品として，調理用品や清掃用品などの軽量化も検討する。日常的に使う物をベッド周囲に集めるなど，体動を減らすような動作環境の整備も必要である。また，無駄な動作を省き，動作を単純にできるように，在宅の場合は家具の位置や高さの調整，段差の解消，酸素濃縮器の位置やチューブの長さが適切かどうかなどを評価し，必要であれば改善する。

　終末期には，うつ傾向による過度の安静から，廃用症候群が進行しやすいことも特徴である。「動作に対する漠然とした不安」や「生活（活動）に対する虚無感」などの心理的な要因を，患者の思いを傾聴して把握し，共感を示すことも重要といえる。不安の軽減には，留意点として「理解（傾聴・そばにいる・気持ちに寄り添う）」「保証（全力でサポートすることを伝える）」「リラクセーション（タッチング，マッサージ）」「自己コントロール感を高める（薬・生活用品をそばに置いておくなど，自分でできることを尊重し維持する）」などが挙げられる。

痰の貯留・喀出困難による息苦しさに対するアプローチ

　肺癌や慢性呼吸器疾患では，痰の中枢気道および末梢肺領域における貯留と喀出困難，それに伴う息苦しさは，しばしばみられる症状であり，排痰に伴う労力や息苦しさをいかに軽減させ，効率よく排痰するかが重要になる[7]。アプローチに際しては，胸部X線像所見や胸部CT所見，また，多職種の情報を合わせて聴診や触診による評価を行い，副雑音の原因が気道分泌物か腫瘍による気道狭窄であるかなど排痰法の適応を検討し方法を選択する。聴診による副雑音の聴取部位，また胸壁の触診（呼吸に伴う振動）によって痰の貯留部位を推測し，部位に応じた排痰法を実施する。

自己排痰法

　気道分泌物の貯留が中枢気道に近く，意識的な咳や呼出が可能な場合は，咳嗽の調節，強制呼出（ハッフィング），自動周期呼吸法（active cycle of breathing technique），振動呼気陽圧法などが効果的である。特に，術創やがんの胸壁浸潤がある場合，咳嗽を1回で強く行うと，侵襲も大きく痛みを伴いやすいため，吸

息後2〜3回に分けて連続的に咳を行う。また，吸息後自らの上肢で胸部を圧迫すると同時に，声門を開いたままの状態で勢いよく最後まで呼出するハッフィングも，呼気筋力が維持されており，強い呼出による痛みが軽い場合は有効である。

自動周期呼吸法は呼吸コントロール（腹式呼吸），深呼吸，ハッフィングという一連のサイクルを繰り返し，ハッフィングの前に肺胞へのエアーエントリーを改善させ，排痰を促す方法である。侵襲が少なく，SpO_2の低下が少ないとされ，理解力のある患者に適応し，在宅での継続も可能である。

振動呼気陽圧法は，フラッターバルブ，アカペラなどの器具を使用し，呼気に振動と陽圧を加えることで気道分泌物の移動を促す方法であり，体位排痰やハッフィングと組み合わせての実施も有用である。

体位排痰法

痰の貯留した肺区域が，気管分岐部に対してなるべく上になるような体位をとり，重力によって痰の移動，排出を図る方法である（図5）。

呼吸介助による排痰

手技は，前述の息苦しさの軽減が目的の呼吸介助法とほぼ同様であるが，「痰の排出」が目的の場合は，分泌物の貯留部位に応じた排痰体位をとり，排痰効果を高めるよう1回換気量と呼気流速の増加を促すように介助する。可能であれば患者の努力呼気とタイミングを合わせて圧迫すると，より排出が促進される。

図5　修正された排痰体位

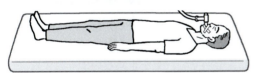

a. 背臥位（S_1, S_3, S_8）

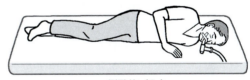

c. 側臥位（S_9）

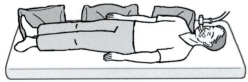

b. 後傾側臥位（45°, S_4, S_5）

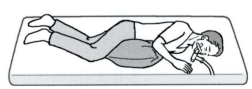

d. 前傾側臥位（45°, S_2）

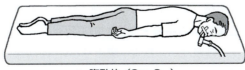

e. 腹臥位（S_6, S_{10}）

（文献12を参考に作図）

ADL動作における息苦しさに対するアプローチ

息苦しさを生じやすい動作

　日常生活で息苦しさが生じやすい動作として，洗髪や頭上の物を取るなどの上肢の挙上を含む動作，重量物の運搬や排便などの息を止めて力む動作，拭き掃除や洗体などの反復動作，靴下やズボンを履くといった体幹の前屈を含む動作などが挙げられる．患者によって症状の強さは異なるため，朝起きてから夜眠るまでの動作における息苦しさと動作状況を，しっかりと把握する必要がある．また，蛇口をひねる，ペットボトルのキャップを開けるなど，比較的軽く力む動作でも息を止めていることが多く，シャワーのかかり始めなどでも無意識に息を止めていることがある．更衣時や洗体時に腹部を圧迫する姿勢を無造作に行っていることも多く，特に息苦しさが強い患者では，早くその動作を終わらせて休もうとする場面も多くみられる．患者が健康であったときの習慣が維持されている場合や，無意識に速い動作になっているときには，根気強く繰り返してアドバイスすることが必要で，それでも息苦しさが強いときはさらなる環境の調整を検討する．

呼吸のコントロール

　動作はゆっくりと呼吸に合わせて行うことが，症状を軽くするコツである．動作時はなるべく口すぼめ呼吸と腹式呼吸を行うが，腹式呼吸で息苦しさが強くなる場合は，口をすぼめての呼気と動作開始を合わせるだけでもよい．安静時でも息苦しさが強く，速く浅い呼吸がみられる場合，また寝返りなどの動作でもSpO_2が低下したりパニック状態に陥ったりする場合には，まずは安静時に呼吸のコントロールを行い，徐々に動作時へと移行していくとよい．

　動作時の呼吸コントロールのポイントを次に挙げる．

- 呼気と息苦しさが生じる動作の開始を合わせて，息を止めないようにする．
- 動作を呼吸に合わせてゆっくりと行う．
- 動作を連続的に行わず，休憩をはさんで断続的に行う．
- 息苦しさを感じたら途中で休憩を入れ，呼吸を整える．

●終末期の呼吸リハビリテーションにおける連携

　終末期の呼吸リハでは，病院・施設内，また在宅医療における連携が非常に重要である．医師（疾病の治療・管理・マネジメント），看護師（疾患の看護，呼吸ケア，日常生活の指導・支援，精神的サポート），理学療法士・作業療法士・言語聴覚士（呼吸リハ，摂食・嚥下リハ），薬剤師（吸入指導，服薬指導），栄養士（栄養指導，栄養補助剤），歯科医師（専門的口腔ケア），ケアマネジャー，ケースワーカーなどが，タイムリーに患者の状況を把握できるよう細やかに連携して，終末期患者の症状緩和に対処し，生活をサポートすることが必要である．そのためには，正確な症状アセスメントと患者の思いを汲む努力が必要であり，定期的なカンファレンスの場だけではなく，時には必要と思われる以上に患者家族

に関する情報を逐次報告し合うことで，適切な終末期ケアに近づけることができると感じている。

おわりに

本稿では，終末期における息苦しさの対処法としての呼吸リハアプローチを中心に述べた。

息苦しさや痛みなど，終末期に増強する症状は患者のADLとQOLを低下させ，また，ともに闘病する家族にとっても無力感やストレスの原因となっている例を多く経験する。

呼吸リハや看護ケアのスキルを駆使して，会話や食事，排泄など，QOL維持に重要なADLを可能な限り維持し，息苦しさに対する不安や恐怖の緩和を図ることが，よりよい終末期呼吸ケアの第一歩になると考える。

【文　献】

1) 日本緩和医療学会 緩和医療ガイドライン作成委員会 編：がん患者の呼吸器症状の緩和に関するガイドライン 2011年版，p.22，金原出版，2011.
2) Thomas JR, von Gunten CF: Clinical management of dyspnoea. Lancet Oncol 3(4): 223-228, 2002.
3) 棚田理恵 ほか：呼吸困難／死前喘鳴．癌緩和ケア（東原正明 編著），65-68，新興医学出版社，2008.
4) 田中桂子：癌患者の症状緩和（疼痛・呼吸困難・倦怠感）：最新の知見．日本胸部臨床 64(1): 1-11, 2005.
5) Gore JM, et al.: How well do we care for patients with end stage chronic obstructive pulmonary disease (COPD) ? A comparison of palliative care and quality of life in COPD and lung cancer. Thorax 55: 1000-1006, 2000.
6) 桂　秀樹：慢性閉塞性肺疾患の終末期医療と緩和ケアの意義．日本臨床 61(12): 2212-2219, 2003.
7) 安部能成，神津　玲：がん患者の呼吸困難に対する呼吸リハビリテーション．看護技術 51(8): 693-697, 2005.
8) Borg G: Psychophysical bases of perceived exertion. Med Sci Sports Exerc 14(5): 377-381, 1982.
9) Aitken RC: Measurement of feelings using visual analog scales. Proc R Soc Med 62(10): 989-993, 1969.
10) 木澤義之：終末期医療のポイント．日本胸部臨床 64(1): 43-48, 2005.
11) 千住秀明，北川知佳：慢性閉塞性換気障害．図解理学療法技術ガイド第2版（石川　齊，武富由雄 編集主幹），603-609，文光堂，2001.
12) 辻　哲也 編著：実践！がんのリハビリテーション，メジカルフレンド社，2007.

3

ホスピスにおける終末期リハビリテーション

3. ホスピスにおける終末期リハビリテーション

在宅緩和ケアでのリハビリテーション

大岩孝司，鈴木喜代子

はじめに

　在宅緩和ケアにおけるリハビリテーション（以下，リハ）は，がん終末期という限定された状況に加えて，がんの進行の最終段階に生じる身体的・精神的・社会的問題にどう向き合うかという視点でリハの概念を構築する必要がある。

　がんの進行に伴って身体的変化をきたす理由は2つある。1つめは，原発巣あるいは転移病巣の局所浸潤に伴う変化である。例えば，胸椎転移によって起こる脊髄横断症状（下半身麻痺および膀胱直腸障害）などである。2つめは，がんの進行に伴う悪液質症候群による全身状態の変化で，食欲不振・易疲労感・筋力低下などがある。

　1つめの病巣の局所浸潤によって起こる症状は，がんの発生部位・組織型，転移臓器などによって個人差がある。しかし，2つめの悪液質症候群による全身状態の変化は，がんの経過の最終段階ですべての患者に共通して起こる。症状が顕在化する状況は死に至るまでの時間がかなり短くなった時期に重なるため，患者は受け止める時間の猶予がない。

　在宅緩和ケアを提供する期間は，悪液質症候群が顕在化する時期にも一致しており，"臨死にかかわる時期"における緩和ケアともいえる。在宅緩和ケアはその質にかかわらず結果はすべて死であるが，死のその時まで生きる支援をするのが緩和ケアである。その意味で，緩和リハが死のその時までどうかかわるかという問題に言及する必要がある。

緩和リハビリテーションとは

　リハは，字義どおりに理解すると「re（再び）＋habilis（できる）」で，再びできるようにするという意味であり，これが一般的な理解でもある。あくまでも健康体に戻る方向での思考が基本である。がん終末期における患者の身体機能が低下した状態では，回復を期待した"re＋habilis"の実践は難しい。緩和ケアの基本理念に沿うなかで行われるリハは，緩和ケアの基本的な考え方との整合性を考えることが必要である。

● がん終末期の緩和リハビリテーション

緩和ケアの目標はQOLの改善である[1]。保健医療分野においてQOLは，身体的，精神的に健康であり，社会的な活動も十分にできるという視点で評価されている。身体機能面では歩けることと食べられること，身体および精神症状では苦痛がないことを目標とするのは自然であり，これは健康関連QOLといわれる。

がん終末期患者の身体機能低下は，"臨死期にかかわる時期"になると，ADLが顕著に縮小し，ケアチームがどんなによいケアをしても，患者自身がどれだけ努力をしても，機能の回復が望めないだけではなく維持すらできない。

がん終末期の緩和ケアでは，健康関連QOLの評価尺度をそのまま当てはめることができないので，がん終末期のQOLの評価尺度の見直しが必要になる[2]。近年，高齢化・環境問題などから慢性疾患が重要な問題になってくるなど疾病構造にも大きな変化がみられ，いわゆる健康概念の見直しが行われてきている。オランダのHuberらが「健康概念を身体的，精神的，社会的な問題に対して適応し自律する能力」[3]と新たな提言をし，WHOもQOLを「個人が生活するなかで，目標や期待，基準または関心に関連した自分自身の人生の状況に対する認識」[4]と定義するなど，健康関連QOLからQOLを構成概念ととらえる変換が行われている。

リハにおいてもこの考え方を取り入れると，"re + habilis"は自立を目指すのではなく，「適応し自律する能力」を回復することであり，身体機能低下を受け止めたうえで，残存機能を活用することとなる。

がん終末期のリハは，患者自身が"身体能力の低下によって縮小したADLあるいはIADLをそのときの身体機能として受け止められるように自律を支援し，患者の満足度を高めること"と定義することができる。この定義に従えば，健康関連QOLの低下が避けられないがん終末期においても，患者のQOLは死のその瞬間まで高めることが可能である（図1）。

図1 がん終末期とQOL

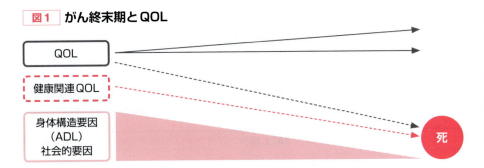

● がん終末期の身体機能低下の特徴

がん終末期の身体機能低下は，悪液質症候群による全身の進行性の筋力低下であり，急激に進行することが特徴である。

急激な変化

がん終末期の患者にとってはIADL/ADLが縮小してからの急激な身体機能の変化（喪失）は，わずかな時間の経過で死への階段を転げ落ちていく感覚ともいえ，ほかの疾患とは決定的に異なる。

がん終末期のリハにかかわるケアチームには，こうした身体的・心理的な特徴を十分に理解し，次に起こる変化を的確に予測した対応が求められる。

自験例でみてみると，在宅緩和ケアでの訪問期間（訪問開始から死亡まで）は，訪問患者数の1/2が4週間であり，1/4が2週間である。一般的に在宅緩和ケアは通院が困難になってから開始されることが多く，身体機能の低下が顕在化してから死亡するまでの期間が1カ月足らずであるという状況と一致し，在宅緩和ケアが開始されてからの身体状況の変化の激しさを物語っている。

緩和リハは，がん終末期の患者が死に直面している時期にかかわり，患者が生を全うするためのケアとして重要な位置にある。

IADL/ADLの縮小

自宅での生活を継続している患者は，亡くなる1〜2カ月前くらいになるとIADLの縮小に続いて短時間で急速にADLが縮小し，自立した日常生活が困難になる。具体的には，「先週までは買い物に行っていたのに」「昨日までは歩いていたのに」「今朝までは座れていたのに」と，外出ができなくなってから座位姿勢を保つことができなくなるまでの期間は極めて短い（**図2**）。

がん終末期になると一連の動作がゆっくりになり，食べる，飲む，話すなどの口腔機能も低下する。唾液の分泌量が減少し，口腔内の自浄能力は低下する。

図2 がん終末期の身体変化

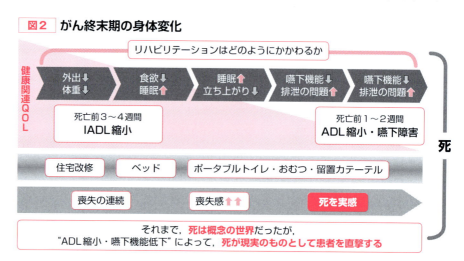

患者の受ける衝撃

　できていたことができなくなる喪失の過程で，患者は日常生活の困難さを感じながらも，努力や工夫をしてなんとか生活を続けている。しかし，どんなに頑張ってもできなくなるときが来る。このときにようやく周囲の人は"立てなくなった"という患者が遭遇している現象に気づき，"急な変化"に驚く。転んだり立ち上がれなかったりしたときに，患者は周囲の反応にも影響されてパニック状態に陥ってしまう場合もある。

　高齢者の身体機能の低下とは異なり，がん終末期の患者が今までできていたことが"できない"ということは，もう二度とできないことを意味する。いつか，そういう日が来ると考えていた"死"が，現実に目の前に来ていることを実感する。

　嚥下機能の低下が顕著になると，「水を飲むとむせる」「ストローで水が吸えない」という状況が起こる。嚥下機能の低下は嚥下困難感をもたらすとともに，誤嚥による咳嗽で患者を苦しめる。一方で，誤嚥予防のために，飲水の禁止やお茶や水にとろみをつけることがある。しかし，こうしたケア側の対応は，水を飲みたい患者にとっては，つらいものがある。いつまで，という期限のない禁止事項は，患者の生きる意欲を損ない，QOLを低下させ，生命予後の短縮さえ起こる。嚥下機能に応じた援助（嚥下リハ）は，緩和リハの重要な役割である。

緩和リハビリテーションに必要な理論と技術

　人は死ぬまで生きている。生きることは生活することであり，生活とは「生存して，活動すること」「生きながらえること，世のなかで暮らしていくこと」である。人は病気になっても今までと同じように生活したいと願っている。

　緩和リハでは，筋力の維持・回復が困難な状況のなかで，IADL/ADLの縮小を予防することが目標となる。がん終末期の急速な身体機能の低下に対応するためには，患者の心身の状況を正確に把握するだけではなく，次に起こる変化を予測することが必要である。

● 運動機能を維持するための緩和リハビリテーション

　発達理論を理解し，運動機能の発達過程を逆に考えると，次の変化が予測できる。運動機能の発達過程には基本的な方向性があり，首から始まり身体の下方に向かって進み，中心から末梢，体幹から四肢に向かって発達する。これを逆に考えると，身体機能の低下は脚から始まり頭の方向に進んでいく（**表1**）。

　前脛骨筋・ヒラメ筋が弱くなるとつまずくようになり，腸腰筋が弱くなると脚が上がらなくなる。大腿四頭筋・大殿筋・腰背部の筋力が低下すると，立ち上がれなくなる。腹筋や上肢の筋力低下が進むと起き上がれなくなり，胸鎖乳突筋や僧帽筋など頸部の筋力が低下すると，頭が持ち上げられないために寝返りができ

なくなる。

　日常動作と筋群のかかわりを理解して，全身状態が低下している患者が負担なく，少し頑張ればできる運動の方法を工夫する。

表1　身体機能の低下に関与する筋群とそのリハビリテーション

	関与する筋群	リハビリテーション
つまずく	前脛骨筋・ヒラメ筋	足関節の背屈・底屈運動
脚が持ち上がらない	大腿四頭筋／内転筋・腸腰筋	下肢の挙上運動
立ち上がれない	大殿筋，腰背部の筋肉	腰のひねりと腰上げ運動
座れない	腹筋／背筋群	肩甲骨運動
寝返りができない（頭が持ち上がらない）	胸鎖乳突筋，僧帽筋	頸部の運動

足関節の背屈・底屈運動：前脛骨筋とヒラメ筋のストレッチング

　椅子やソファに座った姿勢，またはベッド上に端座位の姿勢で行う。
- 足底を床につけた状態から，踵を床から離さずにつま先を挙上する。
- つま先を床につけて踵を持ち上げる。

　無理な場合には，
- 足底を床につけたまま膝関節を伸展させると足関節は底屈する。
- 足底を床につけたままで膝関節を屈曲すると足関節は背屈する。

　足関節の可動域を維持することは，歩行のしやすさにつながる。浮腫などで可動域が制限されている場合にも，足関節を可能な範囲で動かすことが，下肢の浮腫の軽減につながる。運動前に圧迫マッサージを行うことで，さらに効果がある。
　ベッドで行う場合は，四肢をゆったりと伸ばした仰臥位の姿勢で，
①両足のつま先を手前に引いて足関節を背屈させて踵を突き出す。膝の裏がベッドに着くことを意識する。いったん，力を緩めて次に，
②両足のつま先を伸ばし，足関節を底屈する。

大腿四頭筋／内転筋・腸腰筋の運動：転倒予防

　ベッド上での端座位，または椅子やソファに座った姿勢で行う。両手の指と指を組んで手のひらを天井に向けて伸びをするストレッチをすると，骨盤を立てて座る姿勢になる。上半身はそのままの状態で上肢を膝の上に置く。
- 足を肩幅程度に開いて足底を床につけた位置から，両膝を閉じてその姿勢を保持する。
- 膝は屈曲位のまま，下肢を片方ずつ交互に挙上する。
- 足関節を90°屈曲位のまま，膝関節を伸ばして交互に下肢を挙上する。

回数や時間は問題にせず，使われていない筋肉を刺激することに意味があることを患者に伝えながら行う。

大腿/大殿筋，腰背部の筋肉の運動

ベッド上に仰臥位の姿勢で行う。四肢をゆったりと伸ばした姿勢で，

- 両膝を揃えて立てて，右（左）にゆっくりと倒して，ゆっくりと元に戻す。患者の筋力の状況によって抵抗運動を加える。
- 両手を身体の脇に置き，両膝を立てて腰（殿部）をゆっくりとベッドから挙上し，ゆっくりと戻す。患者の筋力の状況によって挙上を助ける。

肩甲骨運動

ベッド上に端座位，または椅子やソファに座った姿勢で行う。

- 骨盤を立てて座り，両手は膝の上に乗せる。肘は体側の位置に置き，両肩を挙上する。
- できるだけ挙上している時間を保ち，ストンと降ろす。
- 膝の上で手掌を上に向けて，左右の肩甲骨を中央に寄せるように意識しながら両肘を後方に移動する。
- 両肘を下方に引きながら身体の前に移動して，左右の肩甲骨を開く。
- 両肘を後方に引いてから肩と一緒に挙上して，そのまま前方に移動させて戻る。

頸部の運動

ベッド上に端座位，または椅子やソファに座った姿勢で行う。

- 両腕を挙上して耳につける。
- 両手を身体の後ろで組んで挙上する。
- 頸を右に向けて前屈と後屈を繰り返し，後屈位から回して左に向けて前屈と後屈を繰り返し，前屈位から回して戻る。

●生活動作を維持するための緩和リハビリテーション

緩和リハによって，"その人らしく生きることを支援すること"ができる。もう以前の自分に戻ることはできないと思っていた患者が，今まで自分で行ってきたことが再現できたら，こんなに嬉しいことはない。

緩和リハの方法は一律ではなく，その人のそれまでの動作を再現するために不足していることを，見極めて補う技術によって提供されなければならない。そのためには理学療法の基本動作の理解と，その人が自分でできていたときのADLの理解が必要である。

人間は成長発達の過程で基本動作を身につけてきたが，どのような学習をしてきたのかを覚えてはいない。特に，病気や障害などによる身体的な問題がなく成

長した場合には，学習した記憶がなく，自然に身についたと勘違いしてしまうのは当然である。

意識せずに行ってきた寝返り・起き上がり・座位・立ち上がり・立位・歩行などの基本動作は，その機能を失ったとき，生きる意欲も失うほどに大きな衝撃を受ける。生命に問題のない場合にはリハによって回復過程をたどるが，がん終末期の患者は取り戻すことができないために，できなくなっていく過程に丁寧にかかわるケアが求められる。

基本動作への対応

人間の自然の動きに基づいた動作法を理解したリハは，物理的に患者の身体を動かすのではなく，患者が自身で動くことを助ける。

物理学的な考え方で行う体位変換は，患者の身体を小さくまとめて行う。これは，対象を"物"としてとらえた考え方であり，これは患者に"動かないように"というメッセージとして伝わる。患者が自分ではまったく動けない場合や自分で動くよりもすべて他者に任せたいということであれば，患者の負担がなく安全な方法である。しかし，自分で動きたい患者や動ける患者に対する"動かないように"というメッセージは，患者の自律を支援するものではない。

終末期患者のリハにかかわる際には，患者の長い人生で身についた個々人の生活習慣は，変えようとしても変えられないと認識してほしい。患者の身体機能が低下し"できなくなる"までの経過のなかで，"できている"ときの患者の生活行動をよく観察し，個々の患者に無理のない対応をとることが望まれる。

ADLへの対応と家族へのケア

がん終末期の患者にとって，ADLの縮小を仕方のないこととして受け止めるのは大変なことであり，家族の負担にも大きくかかわる。

患者の意向を尊重することは大切であるが，自分の力でトイレに行けなくなった時点で，患者自身の現実的な判断が必要である。患者が自身の生活行動を決められるようにするためには，患者に身体状況の評価を丁寧に伝え，患者が今の自分に何ができるのかを考えられるようにすることが重要である。これを自律支援という。

患者に身体状況の評価を伝えるときに，「あなたは，もう歩けません」と否定的な評価を突きつけることは避けなければならない。話を聞き一緒に行いながら，立位保持ができない，足が前に出ないといった事実を患者とともに確認し，患者が"歩けない"と自身で冷静に受け止めるのを待つ姿勢が必要である。一つひとつの丁寧なやりとりが，"ともに生きる""寄り添うケア"につながる。

患者は自身の思いが相手に伝わり，つらい状況をわかってくれている，大切にされていると感じられると，自身の状況を冷静に認識し，かかわる人の気持ちを

考えられるようになる。

電動ベッドの活用

　ベッドの背もたれが上がる機能を使っていると，ベッドの下方に身体の位置がずれやすい。自分で寝返りができる患者でも，ベッドの下方にずれてしまった身体を元に戻すのは難しいことがある。病院であれば，身体の下にバスタオルなどを敷いて複数人で持ち上げれば，難なく姿勢を整えることができる。しかし，在宅では同居家族が複数人いることは少なく，老老介護の場合もあるため，患者も家族も楽な方法で姿勢を整える方法を知っておくとよい（図3）。

図3　**電動ベッドで下方にずれた姿勢を元の位置に楽に戻す方法**

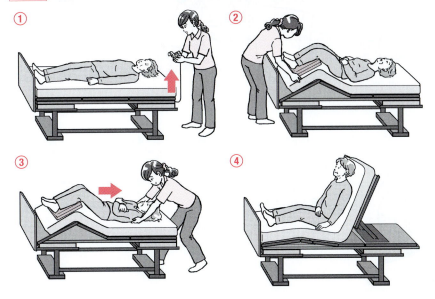

①：ベッドをケアスタッフの腰の高さまで上げる。患者は仰臥位の姿勢で，ベッドの頭側のギャッチを下ろす

②：ベッドの膝上げ機能を使い，40°（最大）まで上げる。患者の下肢が膝上げ機能で上がった部位に乗るように膝関節を屈曲する

③：ベッドの頭側に立ち，手掌を上に向けて患者の背部に当てて，患者の体を上方に移動する

④：ベッドアップ時の正しい姿勢

下半身麻痺（脊髄横断症状）のある患者の車椅子への移乗（図4）

　胸椎転移による下半身麻痺は，急激に発症するだけではなく膀胱直腸障害が同時に起こるため，基本的な生活行動が一変してしまう。患者は強い喪失感に苦しみ，生きる意欲を失いかけることがある。また，現実を受け入れることが困難な場合が多く，下半身が麻痺しているにもかかわらずベッドから下りようとすることもある。そのため，生活行動の拡大を工夫するとともに，安全に移乗を行える方法を考える必要がある。

図4　下半身麻痺のある患者の車椅子への移乗

【移乗前の準備】

①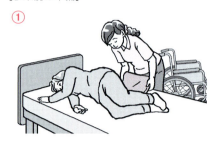
②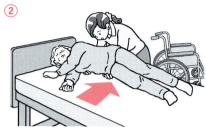
③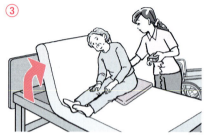
④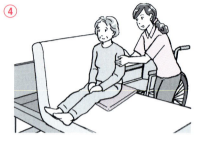

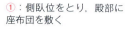①：側臥位をとり，殿部に座布団を敷く

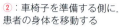②：車椅子を準備する側に，患者の身体を移動する

③：側臥位のまま股関節を90°屈曲し，車椅子とは反対方向に下肢を伸ばす。車椅子をベッドサイドに準備する。車椅子のフットサポートは，左右ともに外側に開いておく。ベッドに向かい合うように車椅子を置きストッパーをかける。ベッドの高さは車椅子の座面よりも5cm程度高く設定する

④：ベッドの背もたれを上げて長座位になる

【移乗】

①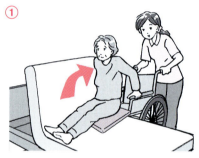

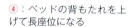①：車椅子のアームサポートを握り，プッシュアップで後方に置いた車椅子に移乗する
　a：介助者は患者の側方から座布団の前後を持ち，患者が車椅子に移乗するのを手伝う
　b, c：または，介助者が患者の前方から両下肢を持ち，患者が車椅子に移乗するのを手伝う

②：車椅子をベッドから離し，下肢をベッドから降ろして足をフットサポートに乗せる

③：姿勢を整える。患者はアームサポートを握って前傾姿勢になり，プッシュアップで骨盤を立てて座る

a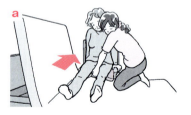
b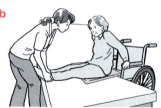
c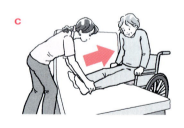

IADLへの対応

　在宅緩和ケアを受けている患者は，それまでの生活が病気の治療が中心で病院以外の外出が少ないだけではなく，病気や治療以外のことに対する興味・関心が薄れている場合がある。そのため，ケアの必要性を考えるときには，患者の"できる"という能力だけではなく，日常生活において"している"かどうかの評価も重要である。

がん終末期患者にとっての福祉用具の考え方

　がん終末期の患者は，麻痺などの局所の障害がなければ，がんの進行に伴う全身状態の低下があっても日常生活動作は保たれることが多い。患者からは，「立ってしまえば歩ける」という話をよく聞く。つまり，立ち上がり動作が可能であれば，歩行ができる。

　ベッドを勧められた患者は，「1日1回のトイレのために檻の中に押し込められるのはご免だよ」と話したり，「ベッドの背もたれが上がれば，楽だから食べられるよ」と言う家族には「食べられる状態じゃないのだよ」と病状の理解を求める。「車椅子を使えばトイレに行けるでしょう」と言う家族には，「起きると眩暈がして気分が悪いだけだよ」と話す。患者はこのような会話をとおして，病状が進行しており福祉用具を使うことで解決する状態ではないと家族に伝えている。

　身体機能の一部に障害がある場合は，車椅子や歩行器・杖などの歩行補助具を利用することでADLの維持や回復が可能であるが，がん終末期の患者は福祉用具の利用によってADLを保つことはできない。身体的な状況だけではなく，死に向き合う患者の精神的状況に配慮し，福祉用具を使う目的を患者と共有することが不可欠である。

● 口腔機能を維持するためのリハビリテーション

　口腔機能には言語機能と摂食・嚥下機能があるが，コミュニケーション力が保たれ話をし続けることができると，舌の動きや唾液の分泌が保証されるので嚥下機能も維持される。がん終末期の口腔ケアの基本は，コミュニケーションにあるといってもよいかもしれない。

言語機能の低下への対応

　思考の発達は感覚的な記憶から始まり，言葉の発達に伴い具体的な物事の認知ができるようになって，言語化される記憶によって考えられるようになる。そのため，言語機能の維持は，記憶・認知・思考力の低下の予防につながる。

　患者は聞き手がいれば話し続ける。話し続けることで記憶・認知・思考力は保たれ，意思決定を他者に委ねることなく生活を続けられる。患者の話を聞き続けることは，緩和リハの大きな役割である。

摂食・嚥下機能低下への対応

　口唇を閉じることができれば嚥下はできる。しかし，頸部の角度が重要であり，頸部が後屈して舌根が軟口蓋に届かない姿勢では誤嚥してしまう。

　咀嚼は顎の上下運動だけではなく，咀嚼する物を歯列に乗せる頬筋と舌の動きが必要である。一見，咀嚼ができているようでも，舌と頬筋の動きがなければ固形物の処理はできないため，食物調理形態を検討する際には注意が必要である。

ブローイング

口をすぼめて，ゆっくりと息を吐くブローイングは，口腔周囲筋群を刺激する運動であり，嚥下力の維持に効果的である。呼吸のコントロールにもよく，誤嚥した物を喀出する際にも有効である。

容器の工夫

嚥下力が低下している場合に水分を摂るときは，口の広い器を使う。口の狭いコップで口腔内に液体を注ぎ込むためには，頸部を後屈しなければならない。頸部を後屈させたまま嚥下しようとすると，舌根が軟口蓋につかないので嚥下しにくく，嚥下時に喉頭蓋が下がりにくいため気管内に流れ込みやすくなる。

お椀で味噌汁などの汁物を飲むときのように，頸部を前屈して器を傾けて飲むようにすると，嚥下しやすく誤嚥しにくい。

ストローの使い方

ストローで水を吸えないのは，口唇が渇いてストローをしっかりとくわえられないことと，口腔粘膜と舌の乾燥によって吸啜運動が妨げられることが原因である。口唇と口腔粘膜を湿らせて，口唇と舌の動きを確認してからストローをくわえると，うまく飲めることがある。吸啜力が低下しているためにストローが使えない場合には，ストローを短くして口唇の高さに水位を合わせると，弱い力でも水を吸い上げられる。

吸い飲みの使い方

ストローで水が飲めなくなったときに，吸い飲みを使うことが多い。しかし，吸い飲みは患者の吸う力が低下しても口の中に水を流し込むことができてしまうため，使い方には十分な注意が必要である。ストローと同様に，患者の口唇の高さに水位を合わせて，患者が自分で飲めるような使い方がよい。

口腔ケア

経口的に水分摂取が可能であれば，口腔内は清潔に保たれ誤嚥性肺炎が起こりにくく，発熱などによる苦痛症状の発現を避けることができる。

家族であっても，患者が義歯であることや，その扱いを知らない場合が少なくない。そのため，患者が自身で口腔ケアをできている時期に，義歯の有無について確認しておくことが重要である。

水分摂取量が低下する時期には，唾液の分泌が減り，口腔内が乾燥しやすくなる。食欲低下や味覚に変化がある患者にとって，舌苔はさらにその症状を悪化させるため，口腔内を観察して舌の乾燥や舌苔の有無に注意する。舌苔は，蜂蜜を塗布すると2～3日で消退することが多い。

臨死期の緩和リハビリテーション

　在宅緩和ケアは病院と異なり，ケアスタッフが滞在する時間はわずかであり，患者の1日のほとんどは家族との時間である。そのため，家族がリハの手法を身につけた介護を行い，ケアチームの一員として機能することが在宅療養の継続につながる。図3の電動ベッドでの姿勢調整のように，患者と家族でできることを増やし，身体的な負担がかからないように配慮することが必要である。

　人は死ぬまで生きている。臨死状態のなかで今を生きる患者のほとんどに死を願う姿はない。死が切迫していることを実感している患者の言動から，それが伝わる。たとえそれまで希死念慮があった患者であっても，症状緩和がなされ，そばに家族がいて心地よい時間を過ごしているときには，今を生きることに全精力を注いでいる。

　患者が息を引き取る寸前の状態であることを，ケアチームだけではなく，患者・家族も同様に認識するようケアすることが，臨死期のケアチームの最大の目標になる[5]。

● 臨死期の身体機能の特徴

　患者は臨死期が近づくと起き上がれなくなり，寝返りが困難になる。臨死期になると，発語困難，血圧低下，末梢循環障害による四肢冷感が起こる。しかし，在宅緩和ケアを受けている患者は死亡直前までトイレに歩いて行き，飲水して会話をしていることが少なくないため，臨死の判断は難しい。

心身の過緊張状態

　死が目前にある患者のストレスは強く，心身の緊張が高まる。身体的にも自分で身体を動かせなくなると，だるさや長時間の同一姿勢による痛みが出現する。しかし，同時に身体を動かされることのつらさも強くなる。

　自己防衛ができない状態にある患者は，ケアスタッフや家族に対しても，何をされるかわからないという恐怖を抱えていることを忘れてはならない。

コミュニケーション力の低下

　臨死期には発語する力がなく，声はかすれて目を開けているのも大変になる。言動はゆっくりになるが，聴力は保たれていることが多いので，患者の返事がなくても"聞こえていない"と誤認してはいけない。

　認知・見当識などの対応力を支える力が低下すると，理解するまでに時間がかかる。また，集中力・注意力の低下のために，相手の話が早いと聞き取れなかったり，長い話には集中力が続かなかったりする。そのため，ゆっくり短い言葉で話しかけ，返事を待ってから次の言葉をかけると会話は続く。

　目を開けたり話したりする力が衰えているため，意に沿わない対話には閉眼し

て返事をしないことが多いが，意識を失うことはない．

嚥下力の低下

　臨死期における嚥下力の低下で一番問題になるのは，唾液の処理である．嚥下反射が起こりにくくなると咽頭部に貯留した唾液は粘稠度を増し，さらに嚥下を困難にする．

　高齢者の嚥下力低下に対してはトロミをつける方法での誤嚥対策があるが，臨死期には粘稠度の高い唾液を嚥下することも吐き出すこともできなくなる．

●臨死期の緩和リハビリテーションに必要な理論と技術

リラクセーション

　リラクセーションによって患者の筋緊張を緩めることで，不安や心理的な緊張が緩和され，穏やかで安らかな気持ちに変化する．しかし，不安と緊張のなかにいる患者に，さらなる緊張や恐怖を与えないよう細心の配慮が必要である．

　まず，患者の身体に触れるときは，事前に伝えて了解を得る．ゆっくりと話しかけ，表情を観察して伝わっているかを確認する．返事がない場合は身体に触れることはしない．

呼気を促す

　気持ちが緊張すると，呼吸のしづらさを感じるようになる．呼吸を意識すると吸気努力になりやすい．努力呼吸は鼻翼・下顎・肩呼吸と表現されるが，これらはすべて吸気努力の結果である．吸気努力は身体に力が入り，さらに息苦しさを感じる．フーっと息をはく（ブローイング）と，吸気は自然にできることを患者に伝える．臨死期を迎える前に患者に伝えておくことで，患者は自身で呼吸を整えることができる．

　身体の緊張感が強くなったときや，呼吸のしづらさを感じた場面で患者に呼気を促す際には，患者の胸に手を当てて呼気に合わせて軽く補助をすると，患者は呼吸のしやすさを実感する．呼気を意識して呼吸を整えられる患者は，臨死期に努力呼吸（吸気努力）にならない．

手を当てる

　自分で寝返りができなくなると，身体を動かされるだけでも息がはずむようになるため，身体の下に手を当てるなどの方法で除圧を図り，可能な限り身体的な負担を軽くする．

　四肢をさすることも負荷がかかるため，手を当てるだけのほうが心地よさにつながる．

コミュニケーション

臨死期の患者は話すことが億劫になり，言葉を発することが少なくなり，単語でのやりとりになることが多い。そのため，YES/NO（諾否）で応えられる選択肢を提示し，うなずくだけで患者が意向を伝えられるようにする。

ケアスタッフが期待する返事がなくても，返事がないときはNOであると受け止めて，患者のYESを引き出すコミュニケーションを心がける。臨死期であっても，YES/NOによるコミュニケーションで患者の意思を確認することは可能である。

嚥下リハビリテーション

咀嚼機能が低下してから嚥下ができなくなるまでの時間は短く，1日のなかで変化する場合も少なくない。

臨死期が近づくと"水が一番美味しい"という。水以外に摂取できるものがなくなってしまった患者にとって，いつまで水が飲めるのかは重大な問題であり，生きている限り水を飲み続けられるようにするケアには大きな意味がある。

水分摂取の援助

睡眠時間が長くなると，特に口を開けて眠る患者は目覚めたときの口渇が強くなる。口腔粘膜が乾燥していると口唇も舌も動きにくいため，水をうまく飲むことができず，むせてしまうことがある。まずは，そのことを患者に伝えてから少量の水を口に含み，口唇や舌が動くことを患者とともに確認する。

仰臥位で頭を後方から支え，頸部前屈位で水の入った器を下唇に当てて上唇が降りるのを待ち，上唇に水が触れる程度に器を傾ける。鼻呼吸ができずに口呼吸をしている場合には，呼吸を止めて水を飲むことが困難になるため，一口ずつ飲める工夫をする。

氷が好まれることが多いがその理由は，冷たい刺激と硬さが口腔内を陰圧にする力を高めることと，口の中で氷が少しずつ溶けた水を患者が自分のペースで嚥下できるからである。氷の大きさは，口を楽に閉じられる程度がよい。

嚥下機能の低下と判断されて経口摂取をあきらめている患者でも，嚥下機能を評価して適切な嚥下リハを行うことによって，誤嚥せずに水が飲める。患者の嚥下機能がどこまで低下しても，生きているかぎり"水が美味しい"という患者の声が聞こえるケアを提供し続けたいものである。

誤嚥時の対応：ドレナージ

健康なときであれば，咳嗽によって誤嚥したものを喀出できるが，臨死期には側臥位をとり体位ドレナージを行うことが有効である。咳嗽力が弱まっていると，抗重力姿勢では誤嚥物を喀出できないためである。

ベッドを水平にすると，重力によって分泌物は呼気とともに上方に移動する。患者の姿勢は腰と膝を屈曲し，側臥位をとる。下側になる肩を後方に引き，あご

を引いて口が下側になっている肩の方向に向くようにする。

　患者には咳嗽によって分泌物の貯留が増えて喘鳴が強くなることを伝え，呼気を促す。ゆっくりと息を吐いて呼吸を整え，分泌物が咽頭部まで戻ってから嚥下をする。嚥下ができない場合には口腔内に貯留するので，下側の頬を外側から押すと口角から流れ出る。

唾液の処理

　唾液の嚥下ができなくなると，咽頭に貯留し，軟口蓋にも水飴のように張りつくようになる。姿勢を変える際に口腔内に唾液が貯留していると，仰臥位になったときに気管に流れ込むため，側臥位の状態で口腔内に唾液が貯留していないことを確認してから頸の向きを変える。

おわりに

　緩和リハは，医療・狭義のケア（介護）と密接に連動している。"臨死にかかわる時期"は，患者にとっては最後の厳しい場面であり，それまでの医療・ケアとのかかわり，あるいは家族・医療およびケアスタッフとのかかわりが集約的に表現される。患者は，こうした厳しい状況を調整・打開しようとしても，精神的な緊張感が極限状態にあるだけではなく，話す・動く・食べるなどの基本的な能力が失われているため，自身の力だけではどうにもできない状況に追い込まれている。"臨死にかかわる時期"においてよりどころとなるのは，精神の自由である。その人の精神性は，がんの進行によっても身体機能の喪失によっても侵されることなく，死のその瞬間まで維持することが可能である。精神の自由はその人が自身を保っていることを意味しており，その人自身を保っていることの証はその人の言葉によって表現される。言語機能を保つことは同時に，嚥下機能を維持することにつながり，最後まで経口摂取ができることを意味している。嚥下機能低下に対する最大のリハは，話し続けることである。患者が話し続けるためには，言語運動機能に対するリハだけではなく，患者の求めに応じたコミュニケーションが欠かせない。患者が話し続けるための支援が，前向きに生きることへの支援に結びつく。

　緩和リハがこのような視点をもつことができれば，必然的に全人的リハとして機能することになり，緩和ケアの神髄を現前することになる。

【文　献】

1）日本ホスピス緩和ケア協会：WHO(世界保健機関)の緩和ケアの定義(2002年), (http://www.hpcj.org/what/definition.html, 2016年6月時点)
2）中島　孝：尊厳死論を超える 緩和ケア, 難病ケアの視座. 現代思想 40(7): 116-125, 青土社, 2012.
3）Huber M, et al.: How should we define health? BMJ 343: d4163, 2011.
4）田崎美弥子, 中根允文：健康関連「生活の質」評価としてのWHOQOL. 行動計量学 25(2): 76-80, 1998.
5）大岩孝司, 鈴木紀代子：その鎮静, 本当に必要ですか, 中外医学社, 2014.

3.ホスピスにおける終末期リハビリテーション

英国のデイホスピスとわが国の緩和デイケアの取り組み

阿部まゆみ

はじめに

　英国で始まったモダンホスピス運動は，がんの痛みで苦しむ人々の心身の苦痛を解放し，希望を与えている。1970年代には，がんサバイバーが心身のQOLを高められるよう「通所型」ホスピスが導入され，生きる力とQOLの向上に心身のリハビリテーション（以下，リハ）が大きくかかわっていた。一方，わが国では，医学の進歩に伴いがん患者の生存率は向上しているが，がんサバイバーの治療・在宅療養から終末期に移行する過程の支援体制は薄く，"生き方上手"の支援法は示されていない。そこで，英国のデイホスピス活動を紹介し，わが国で動き出した「緩和デイケア」について報告する。

英国におけるホスピス緩和ケアサービスの展開

● モダンホスピス運動とコミュニティケア

　英国の保健医療福祉制度は，1948年ナショナルヘルスサービス（National Health Service：NHS）の制定により「揺りかごから墓場まで」と称され，市民生活に定着している[1]。

　このようななか，1967年にロンドン郊外の町にSt. Christopher's Hospiceが産声を上げた。St. Christopher's Hospiceは，英国の女性医師Cicely Saunders（シシリー・ソンダース）とがん終末期患者のケアに関心をもつ市民の熱意によって設立された。2年後には専門的ホスピスケアの必要性が浮き彫りとなり，ホスピス看護チームによる在宅訪問サービスが開始された[2]。モダンホスピス運動は"いのち"を脅かす病に瀕した患者のQOLの向上を可能とするケアとして，医療・看護の専門職を啓発し，"わが町にもホスピスを"とコミュニティの要望となり，市民権を得た経緯がある。

● NHSを基盤とした地域包括緩和ケア支援体制の展開

地域プライマリ・ヘルスケアチームとリハビリテーション

　1980年以降，英国は高騰するNHSのコスト削減を視野に施設入院からコミュニティケアへとシフトしている。地域医療のプライマリケア（医療・福祉・保健）にかかわるチームは，総合診療医と看護師，保健師，理学療法士（以下，

PT）などを軸に，病院と在宅医療の連携で，互いに協力しながら活動している。

　その基盤となるのがかかりつけ医（general practitioner：GP）と訪問看護師であり，終末期患者の家庭を訪問し，直接的看護ケアを提供している。在宅診療チームと保健師は，包括的医療サービスを提供している（図1）。活動の拠点はヘルスセンターに置き，プライマリ・ヘルスケアチームの連絡の場として数人のGPが診療を行い，看護師の部屋をセンター内に設けている。訪問看護師は，患者の身体的，精神的なニードをアセスメントし，患者と家族への個別的なケアを提供する。チームカンファレンスでは，訪問回数や内容などを検討し活動の充実を図り，GPには活動内容の報告を通して理解を促している。

図1　地域プライマリ・ヘルスケアチーム

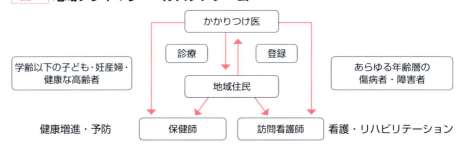

●コミュニティに定着した地域包括的緩和ケア支援体制

　1990年以降，医療政策ではNHSが，施設中心型の医療からコミュニティケアへとシフトし，継続的な治療とケアを提供するシームレスな地域包括的緩和ケアを整備した。地域医療は，プライマリ・ヘルスケアシステムを軸に，病院と在宅医療との連携で，互いに協力しながら活動している。

　地域プライマリ・ヘルスケアチームの活動に加えて，在宅に寄与しているのが，マクミラン財団のがん専門看護師（certified nurse specialist：CNS）のマクミランナースである。1970年初頭から在宅療養中のがん患者の支援として，専門的技術アドバイスと教育を行っている[3]。マクミラン財団が，がん救済支援の一環として，がん患者の自宅療養，CNSの教育に対しても経済的な支援を行っている（図2）。

　一方，マリーキュリー財団の看護師は，自宅で看取りを希望する患者家族の夜間帯のベッドサイドケアを請け負う看護師である[4]。例えば，「夜に痛みが強くなったらどうしよう」などの患者と家族の不安に対し，マリーキュリーナースが患者宅に出向き，午後10：00から翌朝8：00までのケアを担う専門職である。

　進行がん患者を支えるCNSチームによるサービスでは，国内に400を超えるチーム（約3,000人以上）が活動している[5]。さらに，英国の地域緩和ケアサービスの推進には，1992年，Higginson（ヒギンソン）らによって開発されたSTAS（Support Team Assessment Schedule）がクリニカル・オーディットとして導入されたことが影響している[6]。STASは16項目からなる（英語版は16項目。日本語版は9項目）

医療者による他者評価のツールであり，医師・看護師・PT・作業療法士（以下，OT）・ソーシャルワーカー（以下，SW）など多職種連携に大きく貢献している。

図2 英国における緩和ケア支援体制

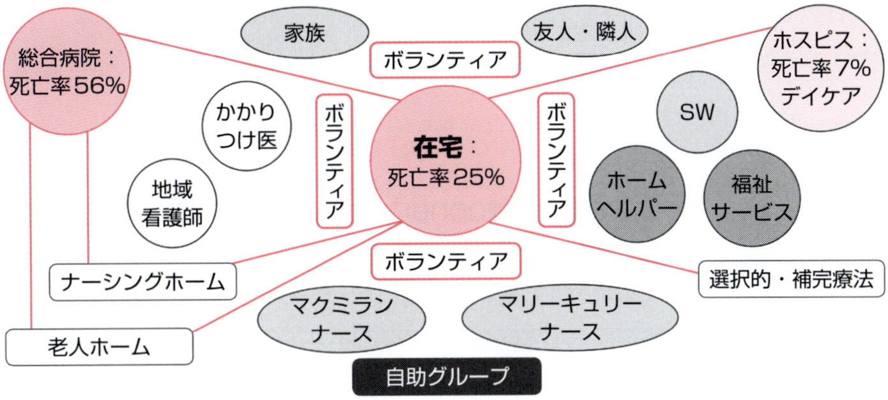

```
総合病院：              家族           友人・隣人              ホスピス：
死亡率56%          ボランティア                               死亡率7%
        かかりつけ医   ボランティア    ボランティア    SW      デイケア
        地域          在宅：
        看護師       死亡率25%              ホーム    福祉
                                          ヘルパー  サービス
     ナーシングホーム   ボランティア                    選択的・補完療法
     老人ホーム     マクミラン   マリーキュリー
                    ナース       ナース
                         自助グループ
```

新たなアプローチ「通所型」ホスピスの誕生とその機能

● デイホスピスの誕生

　Wilkesら[7]は，1978年にホスピス入院を待ち望んでいた多くの患者が，ベッドが空く前に十分なケアを受けることなく亡くなるという状況を指摘した。1975年に，シェフィールドのSt Luke's Hospiceでデイホスピスが始まっている[8]。このようななか，在宅で社会生活が難しい進行がん患者に対する心身のリハを含めたデイホスピスの必要性が浮き彫りとなった。以後，在宅ケアに次ぐ新たなコンセプトとして「通所型」ホスピスが誕生し，専門的な緩和ケアサービスの重要な一部となっている[9]。

● ホスピスにデイケアがあること

　Tebbit[10]は「デイホスピスとは，自宅療養している患者と家族に対して，専門職によるさまざまなセラピーを提供し，心身のQOLの向上を図る専門的・技術的なサービスである」と定義している。1990年以降，デイホスピスはほぼすべてのホスピスに設置され，非常に有効に活用されている。

　デイホスピスでは，プライマリケアと専門的緩和ケアにおける医療制度の現状や医療費の動向を踏まえ，安心で質の高い医療提供体制が整備された。

● デイホスピスケアの専門性

　デイホスピスは，専門的な知識と技術をもつ医療スタッフによる，症状管理とモニター，呼吸困難感や倦怠感などの身体面，再発・転移に伴う不安や孤立感などの心理面など，多様なニーズに対応できる医療サービスである（**表1，2**）。

表1 デイホスピスの4つの機能

①社会との交流やかかわりを深め，互いにサポートすること
②創造的で健康維持に役立つ活動への支援
③身体的なモニターと継続ケア
④家族のレスパイトケア

(文献11より引用)

表2 デイホスピスで優先すること

①個別性を優先すること
②症状コントロールとリハビリテーション（自立とQOL向上）
③精神的サポート（ストレス・不安・うつなど）
④希望や生きがいの発見
⑤社会的孤立の回避
⑥医療と社会ネットワークによる患者支援

(文献12より引用)

St. Christopher's day centerの「心理社会/スピリチュアルケアモデル」

デイホスピスの活動は，①ソーシャルケア，②クリエイティブアート，③心身のケア，④感情のケアの4つから成り立つ[13]（図3）。Saunders[14]によると，デイホスピスケアは「心理社会/スピリチュアルケアモデル」として，その人の有意性と意味について"成し遂げるその人自身の容量を超え，独自の人生を自由に見つけることでしょう"と述べている。

図3 心理社会/スピリチュアルケアモデル

【ソーシャルケア】
・回想・思い出　・読み聞かせ
・外出する　・ゲーム
患者：スタッフ（またはボランティア）＝1：1

【クリエイティブアート】
・創造する・クラフト
・陶芸・絵を描く
・創作グループ
・音楽・コンサート
・ガーデニング

アクセス：CNS，医師，心理士

【心理社会/スピリチュアルケアモデル】
目標：利用者がさまざまな資源を通して，生きる意味や日常生活のQOLを高める

【心身のケア】
・看護コンサルテーション　・アロマセラピー
・エクササイズ　・リラクセーション
・ヘアードレッシング　・ジャグジー

【感情のケア】
・看護カウンセリング
・絵画・音楽セラピー
・MSWとサポートグループ
患者：スタッフ（またはボランティア）＝1：1

アクセス：MSW，精神科医，チャプレン

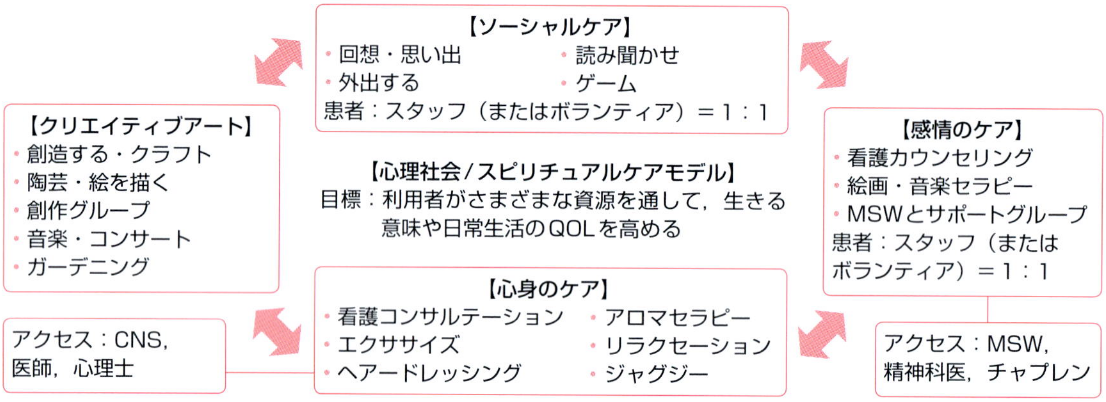

MSW：medical social worker（医療ソーシャルワーカー）
デイホスピスに集う人々は，さまざまなセラピーとスタッフのサポートにより，心身のストレスの軽減とともにADLとQOLが改善され，生活スタイルが整えられている

デイホスピススタッフと専門職の役割

スタッフは保健医療福祉専門職からなり，各専門職がそれぞれの役割を通して，利用者の身体的，心理社会的，スピリチュアルニーズに対応する（表3）。コアメンバーは，コーディネーター，看護師，PT，OT，MSW，秘書である。利用者のニーズによりチャプレン（聖職者）との静かな時間を得たり，栄養士への食の相談，医師や薬剤師によるサポートを受けたりすることができる。

表3 デイホスピススタッフの職種とその役割

職種	役割
コーディネーター	デイホスピスの運営責任者
医師	苦痛症状の相談対応
看護師	状況アセスメント，医療看護ケアの処置，相談対応
MSW	経済・社会面の相談対応と社会復帰への促進
薬剤師	薬剤に関する相談対応
PT	日常生活リズムの再構築，歩行移動に関する支援
OT	心身の日常生活を送るうえで必要な機能回復への支援
栄養士	栄養に関する相談対応
チャプレン	生きるうえでの悲しみや苦しみに直面する人の心のケア
秘書	デイホスピスに関するマネジメント
ケアワーカー	日常生活面に関する支援
ボランティア	自主的な奉仕活動

● 英国内に広がるデイホスピス

　デイホスピスでは，患者と家族が望むQOLの維持向上に，身体的，心理的，社会的，スピリチュアルに安寧な状態を保つために，療養の場で理学療法や作業療法を取り入れた緩和リハが提供されている[15]。デイホスピスでは，特に痛みや他の症状の緩和と同様に，ADLを中心とした心身の緩和的リハに力が注がれていたことは注目に値する[16]。これにより，デイホスピスは在宅療養中の患者と家族の安心につながり，社会的入院の減少につながっている。デイホスピス利用者は1週間に9,000人と増加し，ホスピス入院より利用率が高くなっている[17]。

デイホスピスにおける心身のリハビリテーションアプローチ

● がんサバイバーの時期と支援

　さまざまな時期を刻みながら生活をする人々にとって，がんと歩むプロセスでは，タイムリーなサポートが求められる。**表4**に，心身のリハアプローチを必要とされる時期と支援を示す。

表4 リハビリテーションアプローチが必要な時期とその支援

診断〜早期	機能回復による社会復帰を目指す支援
治療期	治療の副作用から心身をもちこたえさせる支援
慢性期	病人ではないと思えるような支援
再発期	日常で折り合いをつけながら生きる支援
終末期	望む場でその人らしく生き抜くための支援

●デイホスピスにおける包括的なニーズとアセスメント

表5に，デイホスピスにおける利用者の包括的なニーズを満たすためのアセスメント項目を示す。

表5 包括的なニーズと主なアセスメント項目

生理学的ニーズ	症状コントロール，栄養，消耗性疲労，排便・排尿，リンパ浮腫，睡眠パターン，感覚の変化など
機能的ニーズ	歩行・バランス，可動性，ADL，体力と持久力，嚥下，階段昇降，移動，上肢・下肢機能など
情緒的ニーズ	コーピングスキル，死の恐怖，ボディイメージ，自己尊重，親密さ，喪失の恐れ，役割と人間関係への影響など
社会的ニーズ	コミュニケーション，家族関係，役割変化，余暇活動，移動手段，社会的孤立，地域への順応など
スピリチュアルなニーズ	なぜ私が，調和（神・自己・他者），許し，愛，人生の意味，平和など

●緩和的リハビリテーション

利用者の意欲や希望も変化するなかで，在宅療養を少しでも長く継続できるよう可能性を探りながら，自己コントロール感が高まるように支援する。利用者のニーズと状況に応じて，支持的・緩和的リハを提供する（**表6**）。

表6 支持的リハビリテーションと緩和的リハビリテーション

支持的リハビリテーション	・継続的治療を受けながら，障害を軽減するリハ ・呼吸リハ，ストーマリハ，嚥下リハなど ・自己コントロール感とセルフケア能力を高める
緩和的リハビリテーション	・合併症の予防や解消，自立の増進，安楽と情緒的サポート ・ADL（食事／排泄／整容），ポジショニング，呼吸介助 ・心地よさを心がける

緩和的リハビリテーションでは，病だけではなく価値ある人生にフォーカスし，人生の意味や目的の発見，関係性の回復に向けた支援が必要となる

●地域における緩和リハビリテーションアプローチ

1995年，カルメンハイン（Calman-Hine）の「がんサービスレポート」が発表された。報告書によると「理学療法における終末期ケアの中心的な構成要素は苦痛の緩和」とされている[18]。さらに，PTは疾患の進行に応じて患者のQOLを改善し，自立を支援するが，状況に応じて緩和ケアに比重を移す過程もサポートするようになる。1990年以降，終末期ケアは施設から在宅ケアに移行し，地域で緩和ケアにたずさわる医療者に向けて，症状マネジメント方法や薬剤に関するアドバイス，専門的緩和ケアサービスへのアクセスなどについてガイドラインが発行されている。このガイドラインは，地域のすべてのGPに配布され，緩和ケアに関する知識の向上や専門的緩和ケアへの連携が強化されてきている。

St. Christopher's Hospice のデイケアとその活動

　St. Christopher's Hospice は，4病棟48床を有し，年間850名の入院がある。看護師は93名である。入院期間は平均2週間，在宅での死亡は55％，入院患者の20％が入院数日後に死亡し，25％が退院している。

　St. Christopher's Hospice では，1990年から「通所型」デイホスピスがスタートした。ホスピスにデイケア部門が併設されたことで，「ホスピス＝看取りの場」という社会の通念が変化し，「デイホスピス＝日帰りケア」が定着している。

● St. Christopher's Hospice のデイプログラム

　デイホスピスは，専門的な知識と技術をもつ医療スタッフによって，呼吸困難感や倦怠感などの身体症状，再発・転移に伴う不安や孤立感など，多様なニーズに対応できる医療サービスである。施設スタッフと地域スタッフとの協働により，活動を円滑にしている。

デイホスピスの概要（表7〜9）

　デイホスピスは，ホスピス棟に隣接した外来棟の2階にある。日当たりのよい大きな窓のあるメインホール，音楽療法室，創作室，マッサージ・セラピールーム，読書・ポエム・語りなどの多目的室，リハ室，理・美容室，キッチン，バス室，PTスタッフルーム，スタッフルームである。

表7　デイホスピス開催の概要

開催日	月曜日〜金曜日
時間	10:00〜15:00
参加対象	がん患者，ALS患者ほか
参加者	1日20名
昼食	日替わりメニュー，自分で選択する
送迎	ボランティアドライバーによる送迎あり
利用料金	なし

表8　デイホスピス利用基準

①専門的緩和ケアを必要とする疾患を有していること
②潜在能力の最大化，自立性の維持，可能なQOLの保持のために身体的・心理的サポートを必要としていること
③患者・介護者にレスパイトが必要であること
④移動に耐えうる身体状態であること

デイホスピス利用者はGPの管理下にあり，依頼後に始まる。デイトリートメントなどについてはGPに報告する。緩和ケア医・薬剤師の役割は，症状の対処と専門的アセスメントに基づいたアドバイスである

表9　デイホスピスの1日の流れ

※各自が当日の個別または集団プログラムのサービスメニューを選んで参加する。

9:30～	スタッフミーティング：コーディネーターによる利用者の状況報告 ミーティング参加者：コーディネーター，看護師，看護助手，PT，OT，ボランティア
10:00～	ボランティアドライバーによる送迎 ・利用者の到着　・ティーサービス　・家での状況の把握　・当日参加メニューの希望確認 ＊看護師は必要時に応じて各職種に連絡をとり，適切な支援の提供
10:20～	・症状のモニタリング：痛みやほかの症状 ・心理社会的，スピリチュアル面のアセスメントとサポート ・リハ：緩和リハ，階段昇降，歩行器，車椅子，バランス ・デイトリートメント：創傷ケア，リンパドレナージ，マッサージ，入浴など ・日替わりプログラム：創作，クラフト，絵画，ポエム，朗読，読書，陶器作り，チェスなど
11:30～	食前：軽いストレッチ，呼吸法，瞑想など，ドリンクサービス
12:00～	昼食：日替わりメニュー，ジュース類，スイーツ
13:00～	娯楽の時間：語り合い，ピアノコンサート，リラクセーションなど
15:00～	・ティーサービス　・ボランティアドライバーの迎え，帰宅へ
15:30	スタッフミーティング ・利用者の参加状況

週1回多職種合同ミーティングを開催，プライマリ・ヘルスケアチームとの連携と報告

主なスタッフ

　デイホスピスプログラムは看護師主導のサービスである（**表10**）。ホスピス入院患者の約4割が在宅に戻ることから多職種による通所リハサービスも提供され，多職種によるチーム構成で運営されている（**表3**参照）。

表10　デイホスピスプログラムにおける看護師の主な役割

①利用者のヘルスニーズをアセスメントし，適宜，専門職につなぐ ②社会的孤立を招かないようコミュニケーションを図り，利用者との信頼関係を築く ③ボディイメージの変化による心配事には，心身ともに安らぎを得られるようかかわる ④患者と家族が，役割と生活習慣の変化に対処するために適切な資源を利用する ⑤家族の困りごとに対する状況を改善するために一緒に考え，求められたら提案する ⑥看護ケアの実際を通して支援する（例：傷のケア，入浴，リンパドレナージなど） ⑦ホスピス内のケアマネジメントと地域緩和ケアチームとの連絡・調整役となる ⑧ケアの必要に応じて専門家にコンサルタントする（子どもや家族のことには心理士・MSW，チャプレン，医師）

デイホスピスがもたらすもの

　デイホスピス参加のメリットは，ボランティアドライバーによる送迎サービス付きで自宅とホスピスを行き来できることや，医療処置や内服薬の心配や気がかりを抱える利用者には，週1回の専門職との顔合わせで問題を早期解決できることなどである。さらに，リハにより，生活上のADLの改善，心の負担からの解放，何かができた喜びから楽しみにつながるなど，次の一歩へ踏み出す瞬間となっている。

　デイホスピスでの緩和リハは，ADLの向上によるQOLレベルの高まりから，

当初の予測よりも良い状態で生活を維持でき，家族からの信頼も厚く利用者に人気があり，ひときわ光っている場であり活動である。

心身の緩和リハビリテーションがもたらすもの

　患者が日常生活をつつがなく過ごせるように基本的ニーズを満たすための緩和リハでは，「100％できない」とあきらめかけていたことが「70％はできた」ことで喜びに変わり，それが患者の生きる希望につながる可能性が大である。特に，ADLを安全に行うためには，人間の基本的ニーズを満たす身体の緩和リハが重要なポイントとなる。緩和リハ介入によりADLのセルフケア能力が高まり，困難な要素が除かれることで，心身の安心安全が確保され，生きる希望へとつながっている。

　全人的に患者をとらえ，QOLを重要視した早期緩和リハは，「患者の人間性を再生する」ことに有用であるとされている[11]。

わが国の緩和ケア事情とデイホスピス

●わが国の緩和ケア事情

　わが国のがん患者の療養環境は，在院日数の短縮化に伴い，完治が望めない患者の多くは心身両面の多様な問題を抱えながら在宅で療養生活を送っている。今日の加速する医療改革のなかで，積極的治療を終えて在宅療養をしている患者の支援システムが必要となっているが，地域包括的緩和ケアシステムの構築が急がれている。

●諸外国との緩和ケアサービス利用率の比較について

　下山と森田[19]の「緩和ケアの医療サービスの利用率」報告によると，英国では1980年以降，①施設ケア〔ホスピス・緩和ケア病棟（palliative care unit：PCU）〕223施設（3,326病床），②緩和ケアチーム349施設，③在宅ホスピスケア424チーム，④緩和デイケア283施設と，4つの形態のサービスをシームレスにつなぎ，いずれのステージでも緩和ケアを提供するシステム体制が強化された。この結果，約8割の患者がなんらかの緩和ケアサービスを受けている。

　一方，わが国の状況では，PCUと緩和ケアチームは整備されているが，緩和デイケアは始まったばかりで，必要としている患者家族に届けられてないのが現状といえる（図4）。

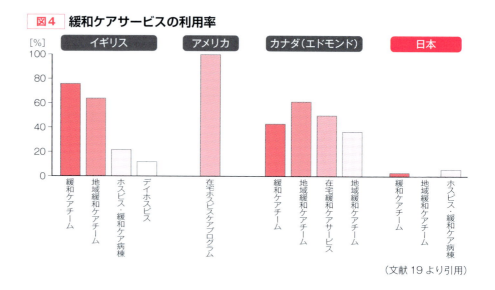

図4 緩和ケアサービスの利用率

（文献19より引用）

● がんとともに歩む人々に寄り添う新たなアプローチ「緩和デイケア」

　緩和ケアは，治療から緩和ケアへのギアチェンジの移行過程と，その後の症状緩和および心理的援助も含めたケアである。がんサバイバーの人生では，さまざまな病期にあって直面する課題に対峙しながら，よりよくあり続ける"well-being"を支えることになる[20]。これを実現するために，早期緩和ケアを導入して心身の苦痛が和らげればQOLが向上し，がんとの共生も可能になる。

　がんサバイバーは，診断期・治療期を経て完治する場合もあるが，慢性期・再発期を経て終末期に移行する場合も多い（図5）。診断期には，がんを引き受けながら，その人らしく生き抜くというQOLをアウトカムにする。治療期は，心身をもちこたえさせる闘病の時期で，効果的な症状マネジメントを要する。慢性期は，治療後の回復を実感し，自分らしさを取り戻す時期である。再発期は，治療の可能性とその選択に迷いながら予後を覚悟しつつ苦悩する。終末期は，およそ死の2カ月前からADLが低下し，症状マネジメントが求められる時期であり，その人が望む場で自分らしく生き抜くための支援が重要となる。

　患者が自らの生活圏のなかで安心して暮らすには，がん治療から退院後のフォローアップ，終末期に至るすべての経過に医療機関と地域の保健医療福祉資源を生かした包括的緩和医療体制が不可欠となる。緩和デイケアは，緩やかにギアチェンジし，自らの人生の意味づけや希望，"いのち"とうまく折り合いをつけ，生きるプロセスを支える新しい医療のパラダイムといえる[21]。

図5 がんサバイバーの人生

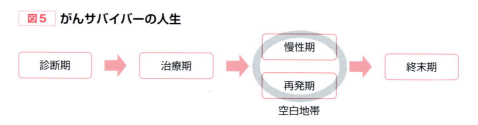

緩和デイケアの効果は，社会との交流の場を提供し，孤立感の解消，支え合いによる癒し，症状緩和，情報交換などである．家族ケアには，介護負担の軽減，心理社会的側面の支援，社会との交流などが提供される．

地域医療システムへの影響としては，利用者の社会的孤立を防ぎ，施設と在宅緩和ケアチームの橋渡しが期待されている．今後，在院日数の短縮や在宅緩和ケア推進の施策に伴い，緩和デイホスピスケアのニーズは高まると推測される．

● 調査研究からみるわが国の現状

外来通院患者の療養ニーズ調査

公立中規模病院外来通院患者のデイケア導入を視野に，2008年8～9月に質問紙調査を実施し，有効回答988名（91.1％）を分析した．検討項目は，療養生活上困っていること10項目，気がかりに思っていること8項目，外来にあるとよいもの15項目であった[22]（**表11**）．

研究結果から，がん患者の療養上のニーズと，背景要因からのさまざまなニーズがあり，潜在的に医療情報，不安を解消するための場や人，スキルを求めていた．患者は，外来診療時の医師の診療時間内では，十分なサポートを受けられるとは思っておらず，ほかの方法による相談の場所，人々と触れ合う場所，さまざまなニーズに応えるための専門スタッフによる支援の必要性が浮き彫りになった．

表11 質問紙調査の結果

大項目	質問項目	回答率[%]
療養生活上困っていること	痛みや症状が悪化したときの対応	18.1
	自分の気持ちをうまく表現できない	8.9
	食べたいものが食べられない	8.8
	外出が1人でできない	8.5
	通院が辛い	5.4
	相談する相手がいない	5.4
	介護者がいない	3.8
	薬が適切に飲めない	3.0
	日常生活が自分でできない	2.3
	医療的身体ケアがうまくできない	1.3
	その他	2.2
気がかりに思っていること	病気や病状の進行に関すること	43.8
	現在の治療に関すること	19.7
	経済面のこと	16.4
	家族のこと	13.9
	仕事のこと	12.0
	医師とのかかわり	6.5
	看護師とのかかわり	1.1
	その他の職種とのかかわり	0.2
	その他	1.4

大項目	質問項目	回答率[%]
外来にあるとよいもの	症状を軽減させる方法の相談	21.1
	リラクセーションの場	18.9
	気持ちを聞いてくれる場	18.7
	同病者との話し合いの場	14.9
	食事に関する相談	14.6
	リンパマッサージ	12.2
	日常生活に関する相談	11.6
	経済面に関する相談	9.0
	自分の家族を支える場	6.5
	外来診療に関する相談	6.5
	薬の飲み方に関する相談	5.5
	家族との生活に関する相談	4.5
	リハビリテーション歩行訓練や呼吸困難	4.5
	通院方法に関する相談	3.7
	外出に関する相談	3.3
	その他	2.2

（文献22より引用）

動き出したわが国の緩和デイケア

● 医系キャンパス型「ライフトピアサロン」の発足の背景

筆者は名古屋大学に着任後，市民がん講座「がんを生き抜くライフトピアスクール」で『英国流緩和デイケア』をテーマに講演し，"英国ではがん患者の自律的な力を引き出すデイプログラムが有効であった"と紹介した。受講後アンケートに"緩和デイケア"の開催要望が寄せられ，プロジェクトチームを立ち上げた。これを機に，2008年に全国初のキャンパス型緩和デイケア「ライフトピアサロン」と命名し，参加者14名とスタッフ3名でのスタートとなった。

●「ライフトピアサロン」の概要

ライフトピアサロンとは，がんをもちながら在宅療養している人が，同じ病をもつ人との交流や癒しの時間を通じて自分らしさを取り戻したり，新しい自分を見つけたりする場所である（**表12～17**）。

表12 名古屋大学キャンパス型「緩和デイケア・サロン」の概要

目的		がんサバイバーの自立とQOLを支える
対象		「がんを生き抜くライフトピアスクール」を受講した患者と家族
実施日		毎週水曜日 13:00～15:30
場所		名古屋大学キャンパス がん緩和ケア研究室（ライフトピアサロン）
スタッフ		看護教員，がん看護CNS大学院生，THPコース，臨床心理士，関係者
サービス形態		集団活動を中心とするサービス提供，必要に応じて個別プログラム
サービス内容	交流	情報収集と情報交換：相談指導，生活指導，各種行事，音楽療法，レクリエーション，リハビリ，交流ノート，アルバム作成，季節の行事，ピクニック，インターネット検索，がん関連書籍・DVD　ほか
	看護セラピー	ミニ講座，生きる！
	創作・芸術	絵画，音楽・映画鑑賞，消しゴムはんこ・人形作り，誕生会
期待される効果	本人	社会的孤立感の解消，生きがいと心身の活性化，病との折り合いをつける生き方の工夫，学びと交流の場
	家族	家族の歩みの継続

THP：total health planner

表13 名古屋大学キャンパス型「緩和デイケア・サロン」の実際

時　間	サロン運営・内容
12:30	スタッフミーティング：参加予定者の情報と進行予定の確認 会場の設営：机椅子の配置
13:00 〜 15:30	サロン開始 ・ドリンクサービス　・参加者とスタッフの自己紹介 ・交流（茶話会，心身のリハビリテーション，語りの場，絵手紙など） ・日替わりプログラム（創作セラピー・リラクセーションなど） ・個別対応が必要な場合の相談への対処
15:30	終了：次回参加希望の確認，今後のお知らせ
15:45	片づけ
16:00	スタッフミーティング：参加者情報の共有，進行の振り返り

表14　サロンで患者同士が支え合うことのよい面

- 悩んでいるのは，自分1人ではないことに気づき，気持ちが楽になる
- ほかの患者の経験談を聞くことで，悩みを解決するヒントを得たり，問題との付き合い方を学んだりできる
- 実際の患者体験に基づいた解決方法を伝え合える
- がんの体験を人に話すことにより，自分の気持ちが整理される
- 自分の体験がほかの患者や家族を支援する力になることを知り，失った自信を取り戻せる

表15　サロンにおける主な相談内容と対応

主な相談内容	対応
心配・不安なこと：再発や転移，治療の限界など	わかりやすい説明，体験した治療に関する振り返り，理解を助ける
痛みのこと：麻薬に関する考え，鎮痛薬の知識，術後痛など	痛みの状況，わかりやすい説明，理解を助ける
身体的な症状のこと：リンパ浮腫，皮膚症状，消化器症状など	自身の身体を知る，セルフケアの具体的な方法の見通し，予防法の理解
日常生活のこと：家事，生活動作，活動範囲など	さまざまな手当てや体力維持の方法とポイントのアドバイス
家族のこと：子育て，介護，家族の病気，将来のこと	悩みの傾聴，家族の関係性への気づきや理解を助ける，親子支援サロンへつなぐ

表16　具体的な看護活動

個別相談	電話相談	・病状が変化したとき，自分のこと，家族のこと，医療者とのこと ・サロン出席が難しい場合，経過について，知りたいこと
	サロン内相談	・自分のがんの治療中に，親が発病した ・介護者としての相談　など
	専門職からの相談	適宜，子どもにまつわること
	サポートのあり方を話し合う場	月1回，11:00～12:00に開催
	親子の心をつなぐサロン	子どものサポートを考える時間
	がんと診断された若い世代（30～40歳代）の子どもへの支援について	
グリーフケア	偲ぶ会	家族をサロンに招く，死別後の家族への電話訪問
	親を亡くした子どもへのサポート	在りし日のサロンでの様子
	アルバムづくり	
	週1回の定例サロンに加えて，親子サロン，グリーフサロンを開催している	

表17　サロンにおける看護支援として心がけていること

①利用者の意思を尊重し，その人が望む形で十分に生きることを支援する
②人間としての尊厳を基に，心身の安らぎを提供し，生きることを支える
③利用者が自らの"いのち"を生き抜くため，時には見守る姿勢，時には目的達成のために折り合いをつけながら調整し，患者のQOLを中心に支える

● ライフトピアサロンの実績(2008年12月〜2016年3月)[23]

7年4カ月の活動の集計を**表18**に示す。

表18 ライフトピアサロンの実績

	実施回数	336回（学外サロン72回）
	利用者のべ数	2,398名
	1回平均利用者数	7名
疾患状況	総数	61名
	男性	20名
	女性	41名
	初発（1年〜5年経過）	33名
	再発・転移（治療中〜5年経過）	28名
	平均年齢	62.6歳（30歳代〜70歳代）
	就業中	18名（30%，うち10名はサロン参加後に就職）
	PS 0〜1の初発（1〜5年経過）	33名（治療中28名）
利用目的（複数回答）	利用者との交流	44名
	心のケア	28名
	不安の緩和	19名
	身体の自己管理	13名
	治療の意思決定	6名
	情報収集・その他	5名
	プログラム内容	交流・情報収集リラクセーション，創作・音楽療法，勉強会，個別面談，学外サロン
	満足度	平均4.5点（5段階評価）
	満足の理由	利用者との交流が多い，情報収集・勉強，スタッフとの交流・相談，サロンの雰囲気，プログラム企画
	死亡者	14名*
	男性	6名
	女性	8名
死亡場所	病院	8名
	自宅	4名
	ホスピス/PCU	2名

PS: Performance Status
*死亡者の14名中，2名は1週間前までサロンに参加し，10名も1〜2カ月前まで参加していた

（文献23より引用）

● 緩和デイケアがもたらすもの

治療後在宅で過ごすサロン利用者は，ちょっとした身体の変化や治療をしないことへの焦りなどを，家族にも話せずに抱え込みやすい状況にあった（**図6**）。

その思いを語ることで気づきが生まれ，状況を受け入れ，新たな自分との出会いにつながる。病をもちながら精一杯生きている人々とのかかわりをとおして，孤立せずに安らぎや自信を得ることができる。

このようにサロン利用者は，健康観のとらえ方や健やかに生きる工夫などに触れる場をとおして，自己理解と他者理解ができ，さらにエンパワーメントされていた。サロンは生きている実感を味わい，自分の人生を肯定し意味づける過程を支えること，ライフレビューをとおして生きている証をつかみ充実感を味わうこと，家族の絆を育む時間を大切にすることなどに貢献できると考えられた。

大学におけるサロンでの交流や情報交換の場が，がんを生き抜く，すなわち，いかに生きるかを考える機会となり，病との折り合いや前向きな人生のとらえ方につながっている。

ライフトピアサロンでは，その人流の生き方を尊重したかかわりのなかで，生活世界が広がるよう支援している。サロン活動の成果として次の4つが挙げられる。

①医療スタッフがかかわるなかで，参加者の心身の癒しにつながりエンパワーメントされている。
②サロンは，その人らしく生きる支援の仕組み作りに貢献している。
③場だけではなく，新しい支援のあり方のイメージができ，今後の活動に役立つ。
④利用者の生活スタイルにサロンが必要とされている。

ライフトピアサロンのモットーは，生きようとする利用者の主体性を尊重し支えること，そして家族との時間を育み・絆が深まるよう支援することである。

図6 ライフトピアサロン介入前後の参加者の感情の変化

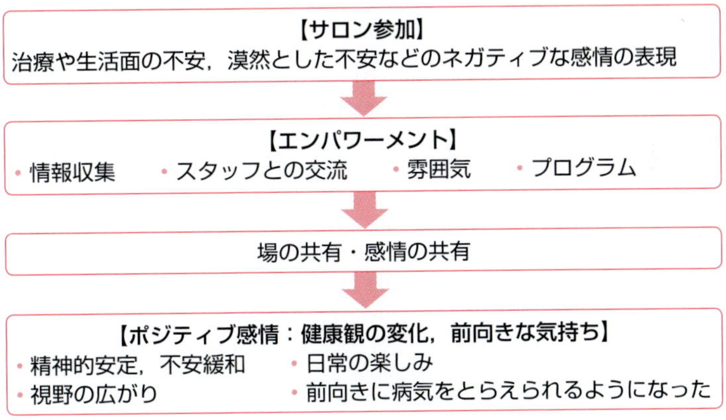

```
【サロン参加】
治療や生活面の不安，漠然とした不安などのネガティブな感情の表現
          ↓
【エンパワーメント】
・情報収集  ・スタッフとの交流  ・雰囲気  ・プログラム
          ↓
場の共有・感情の共有
          ↓
【ポジティブ感情：健康観の変化，前向きな気持ち】
・精神的安定，不安緩和   ・日常の楽しみ
・視野の広がり         ・前向きに病気をとらえられるようになった
```

●「緩和デイケア・サロン」活動の成果とこれから

わが国の地域緩和デイケアは広がりつつあるが，施設は5カ所に留まっている。その打開策に，早期からかかわる緩和ケアとして相談や情報収集，患者同士の触れ合いの場（**図7**）を併せもつ緩和デイケア・サロンが鍵になると考える。

本学では，緩和デイケアプログラム開発を試行するなかで，利用者のライフトピアサロンに対するニーズと満足度の実態が明らかとなった。今後，地域の必要に応じて緩和ケア病棟やがん診療連携拠点病院，在宅包括ケアを中心に緩和デイケアの理解と活動を推進し，治療に関する振り返りや意思決定を援助することなどをとおして，QOLおよびエンパワーメントの向上を目指すサロン型サービスの定着に寄与していきたい。

図7 ライフトピアサロンの活動

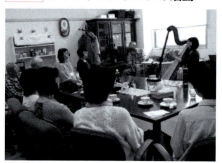

ハーブ演奏会

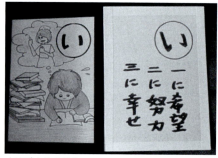

オリジナルかるた

【文　献】

1) National Health Service: National Health ServiceAct 1948.
2) Saunders C: Changing the Face of Death, 9-10, Religious and Moral Education Press, 1985.
3) Finegan W: HELP: Helpful Essential Links in Palliative Care, Macmillan Cancer Relief, 1999.
4) Clark D: The Future For Palliative Care Issues Of Policy And Practice, 6-12, Open University Press, 1997.
5) Hospice and Palliative Care Directory, United Kingdom and Ireland 2009-2010, St Christopher's Hospice, 2009.
6) Higginson I: Audit Methods: Validation and In-patient Use. Clinical Audit in Palliative Care, 48-60, Radcliffe Publishing, 1993.
7) Wilkes E, et al.: A different kind of day hospital - for patients with pre-terminal cancer and chronic disease. Br Med J 2(6144) :1053-1056. 1978.
8) Hearn J, Myers K: Palliative Day Care in Practice. Oxford University Press. 2001.
9) Faulkner A, et al.: Hospice Day Care: A Qualitative Study. Help The Hospice, Trent Palliative Care Centre, 1993.
10) Tebbit P, et al.: Hospice and palliative care in the UK 1994-5, including a summary of trends 1990-5. Palliat Med 11(1): 31-43. 1997.
11) Hearn J, Myers K: Palliative Day Care in Practice. p.2, Oxford University Press, 2001.
12) Hearn J, Myers K: Palliative Day Care in Practice. p.3, Oxford University Press, 2001.
13) Hearn J, Myers K: Palliative Day Care in Practice. p.60, Oxford University Press, 2001.
14) Hearn J, Myers K: Palliative Day Care in Practice. p.61, Oxford University Press, 2001.
15) Ranking D: The Nurses Handbook Of Complementary Therapies, 7-12, Churchill Livingstone. 1998.
16) Hearn J, Myers K: Palliative Day Care in Practice, 4-5, Oxford University Press. 2001.
17) Mitchell A, Cormack M: The Therapeutic Relationship In Complementary Health Care, 17-28. Churchill Livingstone, 1998.
18) Taylor J: Potential and Possibility; Rehabilitation at end of life, 11-19, Urban & Fischer, 2013.
19) 下山直人, 森田達也 : わが国のがん緩和ケアの現状とこれからの行動計画. 平成18年度厚生労働省科学研究費補助金 緩和ケアのガイドライン作成に関するシステム構築に関する研究 報告書, 3-4, 2007.
20) 阿部まゆみ : イギリスのホスピスにおける緩和デイケアの実際. がんサバイバーを支える緩和デイケア・サロン (阿部まゆみ, 安藤詳子 編著), 24-29, 2015.
21) 阿部まゆみ : デイホスピスの試みと実践 —地域における緩和ケアの広がりに向けて. 看護管理 16(2): 134-138, 2006.
22) 橋本 淳 ほか : 愛知県がんセンター愛知病院 緩和デイケア・乳腺サロン. ホスピス緩和ケア白書 2016, 18-23, 2016.
23) 阿部まゆみ : 名古屋大学キャンパス型「緩和デイケア・サロン」. がんサバイバーを支える 緩和デイケア・サロン, 154-161, 青海社, 2015.

3. ホスピスにおける終末期リハビリテーション

ホスピス

林　邦男

はじめに

　2025年問題をはじめとする国家として経験したことのない人口構成の変化はそこまで迫ってきており，それに対応すべく社会保障制度の整備も時代に合ったものへと試行錯誤がなされている。地域包括ケアシステムという国が推し進めていく将来の社会の方向性やあるべき姿が示されたこと，また，限られた社会保障費のなかでホスピス病棟在院日数のさらなる短縮化が進められてきていることなどを前提として考えたとき，地域におけるホスピス病棟そのものの役割や，ホスピス病棟で従事する各専門職に求められる専門性と役割にも変化が起こりつつある。

　このような大きな流れのなかで，リハビリテーション（以下，リハ）という概念そのものの大切さや，理学療法士，作業療法士，言語聴覚士（以下，PT，OT，ST。3職種をまとめてセラピストとする）といったいわゆるリハ職種に求められる専門性，共通して備えておきたい心構えなどについて，ホスピス病棟での約15年の臨床経験を基に実践的に触れていきたいと思う。

一般的リハビリテーションと終末期リハビリテーションの相違点

　終末期リハは，リハ業界全体でみるとまだマイナーな分野であるが，一般的な急性期や回復期のリハ同様にニーズは高い。それにもかかわらず，いざ介入するとなると「何をしたらいいのだろうか？」と，終末期のがん患者を目の前にして戸惑うセラピストもいるかと思う。

　基本的には，急性期病棟で提供されるリハもホスピス病棟で提供されるリハも同じリハであることに違いはないが，ホスピス病棟での実際のかかわりには，われわれが教育機関で受けてきた内容とはいくつかの相違点がある（**表1**）。

　シンプルにいうと，「リハゴールをどこに設定するのか？」と「リハ中止基準をどうするか？」の2つになる。われわれセラピストは科学的根拠をもって患者になんらかの結果を残すことを目指すが，実はそれは最終目標ではない。たとえ，かかわりの先になんらかの結果が見込めなくても（結果が伴わなかったとしても），患者や家族がリハの継続を望んだときには，希望を支えることを目的として介入を継続することに，セラピスト自身が価値を見出すことが大切である。言

い換えれば，結果が見込めないと予測できる状況のなかでもリハ介入を継続していくことに，セラピストはモチベーションをもってかかわることが大切である。それには，スピリチュアルケアの理解がポイントになってくる。

表1 一般的リハビリテーションと終末期リハビリテーションの相違点

急性期・回復期等の一般的リハ	終末期リハで求められる対応
具体的成果（機能回復・在宅復帰）が目的になりがち 1. ゴールを設定して，それに向けて計画的に進めていく 2. エビデンスに基づいた明確な中止基準がある	患者とその家族のスピリチュアルケア≒自己肯定感を高めることが目的 1. 明確なゴール設定が困難：リハをしていること，またはリハ職がかかわっていること自体が目的となることもある 2. リハ中止基準があいまいで，時には患者，家族の望む限りかかわりを継続することもある

スピリチュアルケアへの理解

　ホスピス・緩和ケア領域において，「スピリチュアリティ」「スピリチュアルペイン」「スピリチュアルケア」という言葉は，医師や看護師，カウンセラーを中心に一般的に使われているものの，リハ職種においてはあまり聞き馴染みがない言葉ではないだろうか。

　筆者自身もホスピスの臨床にかかわり始めた当初は，スピリチュアルケアという聞き馴染みのない言葉を聞いて，「PTには関係のない世界だな…」「エビデンス（科学的根拠）がなさそうなんで，かかわってはいけなさそうだな…」と考え，それらの言葉と一定の距離を置いていた。

　しかし，ホスピスでの臨床を続けるなかで，リハ介入が難しい状況になっても病室へ足を運んで患者・家族と会話を交わすこと，一瞬でも顔を見せることに，入院中の患者や亡くなった後に遺族から感謝の言葉や手紙，そしてチームスタッフから労いの言葉をもらい，筆者自身も意味を感じていた。だが，その必要性を感じているにもかかわらず言葉で表現することが難しく，後輩へ伝えることができない日々を過ごしているなかで，改めてスピリチュアリティやスピリチュアルペイン，そしてスピリチュアルケアという言葉と向き合い，スピリチュアルケアワーカーなどと議論を交わしていくなかで，一つの結論に至っている。

　それは，「リハビリテーションを必要とするすべての患者のゴールは，スピリチュアルケアにある」ということである。

　スピリチュアルケアは，一部の専門家や宗教家が提供するものに限らず，**図1**に示すスピリチュアルケアを理解したさまざまな医療者のかかわりや，患者を近くで思いやる家族や友人のスピリチュアリティに触れるかかわりも含まれている[1]。

　スピリチュアリティには，「自分は自分だ」「今の自分でいいんだ」と自己肯定（自己受容）を促す働きがある。そして，スピリチュアルペインとは，現状における自己を肯定することができず，存在意義（生きる意味）を見い出せずにいる

際の苦悩や訴えといえるであろう．言い換えれば，病気やけがをきっかけに，会社や家庭など社会のなかで役割を失うと同時に，「心の居場所を失った状態」ともいえる．そのような状況に対して，答えを出すことにこだわり過ぎずに寄り添っていくかかわりを，スピリチュアルケアという．清田[1]は，スピリチュアルケアとは「患者の自己受容を目指してなされる他者承認（≒存在承認）を土台とした"かかわり"すべてのこと」と述べている．

このようなかかわりが求められるのは，決してホスピス入院中の患者に限ったことではない．病気を患った人であれば，少なからず自己肯定感が低いことは想像できるかと思う．さらにいうと，われわれも含めて社会で生活する者であれば，誰もがさまざまな関係性のなかで自己の存在に対する不安を抱えており，スピリチュアルペインを大なり小なり感じた経験をもつのではないだろうか．

図1 **スピリチュアルケアのイメージ図**

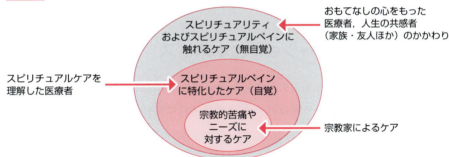

● **終末期に限らずリハビリテーションの現場でしばしば聞かれる患者の訴え**

①こんな身体やったら死んほうがましや…．
②家族に料理も作ってあげられない…．
③世話をするのはいいけど，されるのはね…．

これらはすべて，スピリチュアルペインといえる．あえて解説すると，①の患者は「死にたいくらいに辛い」のであって，本当に「死にたい」と思っているのではない．したがって，医療者側や家族などが「死んではだめですよ」というようなアドバイスや結論を出す必要はないと考える．「(死にたいくらいに辛いんですね)…」という姿勢で話を聞く，さらには沈黙を共有する覚悟が求められる場面ではなかろうか．答え（answer）以上に応え（response）≒寄り添う姿勢が求められる場面ともいえよう．

セラピストにとってはまだ馴染みの少ない言葉ではあるが，実は身近で患者から耳にしている訴えであり，スピリチュアルケアの概念を理解しておくことは，日々の臨床で大切な視点となるであろう．

●セラピストが身近でできるスピリチュアルケアの実例

　スピリチュアルケアというと，一部の専門家が行うカウンセリングや宗教的かかわりのイメージがあると思うが，決してそうとは限らず，われわれが日々の臨床のなかでできるスピリチュアルケアが一つある。それは，目の前をとおる患者に，感じのいいあいさつをすることである。前述のように，患者は自己の存在の認識や評価が不安定なことが多く，過度に否定的な思いを抱えながら生活していることもしばしばである。そのような患者に対してあいさつをするということは，「あなたの存在を認めていますよ」と意思表示をしていることにもなる。「感じのいいあいさつ」は抽象的表現だが，具体的には，①笑顔，②相手に届く声，③目線の高さの3つに配慮することがポイントとなる。

　日常的な無意識の行為の一つかもしれないが，「実は，あいさつはスピリチュアルケアの一環になる可能性を秘めている」という意味づけを自らに行ったうえで，臨床に望んでほしい。

リハビリテーションとホスピス

　ホスピス・緩和ケア領域におけるセラピストの介入は，まだ一般的とはいえないが，実はリハとホスピスには共通する点がある。そのキーワードは「らしさ」である。

　わが国では，「リハビリテーション」という言葉は，医療機関で提供される機能回復を目的とした医学的リハの意味合いで認識されていることが一般的かと思われるが，本来は権利や名誉の復活などの意味合いも含まれている。

●本来の意味とホスピスとのつながり

　"rehabilitation"の語源はラテン語で，「re（再び）」＋「habilis（〜らしい，〜に適した）」＋「ation（接尾語）」で構成されている[2]。つまり，「再び，その人らしい生活（人生）を取り戻す」とでも訳すのが適切ではないだろうか。

　そして，近代ホスピスの創始者であるCicely Saunders（シシリー・ソンダース）は，「あなたがよりよい死を迎えるのを手伝うだけではなく，あなたが最後まであなたらしく生きることの力になりたい」と語っている。前半の「あなたがよりよい死を迎えるのを手伝う」は，「あるがままのあなたをお手伝いさせてほしい」という，患者の自己受容を期待する医療者の言葉であり姿勢といえるであろう。そして後半の「最後まであなたらしく生きることの力になりたい」は，「終末期という危機的状況においても，あなたが最後まであなたらしい人生の時間を過ごせるよう力になりたい」という，リハでも目指すべき姿勢といえるであろう。

　「リハビリテーション」の語源でも，Saundersの言葉でも，ともに「らしさ」を大切にすることがいわれている。いかなる状況においても，患者とその家族の

「らしさ」を大切にすることが求められるであろう。

　さらに付け加えておきたいのは，まずは「らしさ」をチームで支えていくことに集中したうえでではあるが，病状の進行とともにやがて訪れるであろう，患者が思う「らしくない自分」やスピリチュアルペインの表出に対して，ケアする側のスタッフがあるがままを受け止めて，その状況に寄り添っていく姿勢が求められる。

● "らしさ" を支えるセラピストの心得ABC

　まずは，基本となる「らしさ」を支えるかかわりを考えてみたい。われわれPTをはじめとしたセラピストには，次に述べるA〜Cの3つの関係性を構築する役割があることを心得て，臨床に望んでほしい。

A. 患者のなかで起こっている精神と身体の関係性の隔たりの再構築をサポートすること

　脳血管疾患や運動器疾患などと同様に，いわゆる個別に提供される，身体機能に対してなんらかの具体的効果が期待されるリハそのもののことである。

　まず，終末期の患者だからといって，すべての患者の身体機能が低下し続けるとは限らない。ホスピス緩和ケア病棟に入院してくる患者は，前院や在宅での長期にわたる安静から廃用性変化を来たしていることがしばしばあり，医師の適切な症状コントロールの後にエビデンスに基づいてリハを提供することで，なんらかの結果を得られる場面も当然ある。原疾患の進行の度合いの確認やリスク管理を行いつつ，終末期という状況でもよりよい身体機能やADLを求めることは可能である。

　一時的かもしれないが，身体機能の維持や回復が，結果として患者の自己実現や希望を支えることになり，「らしさ」を支えることにつながる。

B. 社会や周辺環境（人や自然など）との適切な関係性の再構築をサポートすること

　患者は病状の進行に伴い，転院や在宅からの入院を余儀なくされるようになり，住み慣れた生活環境や慣れ親しんだ人間関係（医療者を含む）から引き離されることになる。つまり，患者自身を取り巻く社会を再度作り直す必要性が出てくる。特に，ホスピス緩和ケア病棟への入院では個室対応となることが多く，患者同士が接する機会が少なくなる。これは，医療者と患者の関係では不可能な，患者同士で癒しを提供し合う貴重な機会を失ってしまうことになりかねない。

栄光病院での一例

　栄光病院（以下，当院）では毎週火曜日15:00から，OTと音楽療法士（以下，MT）が協同で"お茶会"を開催している。ホスピス病棟入院中の患者を対象と

したグループ活動であり，当初1人のOTが企画段階でもってきた目的としては，「慣れ親しんだ音楽とともにコーヒーや紅茶，緑茶などを提供して入院生活に彩りを添えたい」という"おもてなしの心"から始まったと記憶している。

それから約10年が経過し，スタッフの創意工夫が継続的に重ねられた結果，当初の目的に加えて，1週間の生活リズムの構築の場，認知症高齢者のグループ活動としての場，そして入院生活のなかでの人間関係の再構築の場，新たな社会参加の場としての機能があるのではないかとの気づきを得ている。

今では日常的に提供できるイベントとして，他職種からも評価を得ている。

C. 患者とリハビリテーションスタッフで良好な関係性を構築すること

不可逆的な状況に対しても，患者自身が状況を理解したうえで「それでも頑張りたい」と望むのは自然なことである。セラピストがあるがままを受け入れる姿勢を示し，なんらかの具体的効果を介入の目的とするのではなく，一緒に悩み，一緒に苦しみ，一緒に「当たり前のことが当たり前にできた」と微かな喜びを共有する姿勢でかかわることが大切である。そのような場面においては「どのようなリハをしたか」ではなく，リハをしているという事実そのものと，セラピスト自身の存在そのものが患者や家族の希望を支えることとなり，患者の精神面へ与える影響は時に大きなものとなる。大切なことは，患者に対してリハを提供するセラピストという関係性と同時に，避けることのできない「私とあなた」という人対人としての関係性でのかかわりが同時に進んでいることに，価値を見出すことである。

心得ABCのポイント

心得のA〜Cは，常に同時進行で行われるものである。すなわち，エビデンスに基づいた専門職としてのかかわりが患者の病状進行とともに困難となったときに，具体的な技術を提供できないことに無力感を感じて役割を終えるのではなく，状況によっては現在進行形でつながっている「私とあなた」という関係のなかで，病室を訪れ顔を見る，会話をする，ベッドサイドの椅子に腰を下ろして場を共有することなどに，価値を見出していく必要がある。

時にリハ職種には，専門的知識・技術を磨く一方で，専門性の限界を知り，それでもかかわり続ける覚悟が求められている。終末期におけるリハスタッフの大切な心得は，「"何か専門的技術を提供した自分にのみ価値がある"のではなく，"ただ患者にかかわっていること，そのものに大きな価値がある"」と理解することである。

ホスピスにおける実践

これまで実際に臨床で求められてきた，セラピストとしての役割や実例を紹介する。まず**表2**に，ホスピスでPTに求められる専門性を示す。

表2　ホスピスでPTに求められる専門性

求められる専門性	具体的内容
1. 廃用性変化予防	筋力低下，関節拘縮，循環器機能や呼吸器機能低下などを予防するアプローチ
2. 移動方法の獲得，維持，改善	廃用性変化予防も兼ねて，起立・歩行訓練，車椅子移乗と自己駆動
3. 疼痛，不快感の緩和	・安静時の疼痛や不快感の緩和を目的としたストレッチングや関節可動域運動 ・末梢循環改善や運動時の疼痛緩和と動作の改善を目的とした筋ダイレクトストレッチなどの徒手的アプローチ ・クッション等を用いた安楽なポジショニングの提案
4. 日常生活への支援	動作効率や安全性を考慮したベッドの高さやマットの硬さ，移動式手すりの位置などの提案
5. 外出・外泊の支援，退院時の家屋調査と環境調整	本人，家族に対するリスクの説明と負担のかからない介助法の指導
6. 装具・補装具・福祉用具の紹介，指導	・骨転移に対するリスク管理を目的とした杖やコルセットなどの紹介 ・患者の身体機能やリスク条件に適した車椅子などの選定 ＊終末期がん患者の特徴として，「鍛えて動作を獲得する」というよりも，「残存機能を活かす適切な福祉用具を選定する」といった介入で，QOLが大幅に改善する場面がしばしばみられる。介護者の身体的負担を考慮する意味でもハード面の充実は重要である
7. 看護師・介護スタッフの腰痛管理	看護師，介護スタッフに対する予防的腰痛体操の指導や腰痛の要因分析，靴の選定や徒手的介入
8. 医学的知識の蓄積	各臓器の役割やデータの見方，がんそのものに対する知識を蓄える→医師，看護師，カウンセラーなどとの情報共有の円滑化や事故リスクの軽減
9. ホスピス病棟チームスタッフとしてのかかわり	季節ごとの病棟イベントなどへの参加とサポート

● 実例紹介

装具・補装具などの選定

終末期の現場では継続的なリハ介入による機能改善や動作獲得の視点以外にも，装具・補装具を作成することで安全・安楽な日常生活を獲得し，限られた時間のなかで短期的にQOLの改善を図る視点も大切となる。

事例1：体幹装具（軟性コルセット，図2）を作成

- 前立腺癌原発，腰椎骨転移
- 当院転院時にはすでに下位腰椎に病的骨折を起こしており，対麻痺症状あり。
- 基本的ADLはベッド上であり，車椅子移乗時に装具着用するのみ。
- 車椅子自走可能

【軟性コルセット選定のポイント】

硬性コルセットや半硬性コルセットの固定性も大切であるが，軟性コルセットの固定し過ぎないフィット感と適度な遊びが上部体幹に可能な範囲で自由度を与える。車椅子自己駆動など，自分でできる動作の効率化につながる。

事例2：股関節用装具〔ヒッププロテクターⅡ，（株）トクダオルソテック〕を選定（図3）

- 肺癌原発，右大腿骨近位部骨転移
- 当院入院時，呼吸器症状はほとんどみられないものの，骨転移部は徐々に溶骨性変化を示す．前院で作成していた安静固定用の骨盤帯付き長下肢装具が，患部の腫脹で適合が保てないような状況になっていた．

【股関節用支柱付きサポーター選定のポイント】

骨盤帯付き長下肢装具と比較すると固定力は低下するものの，大腿部を面ファスナーで巻きつけて固定するタイプのため，その日の腫脹の度合いに応じて適度に固定することが可能．

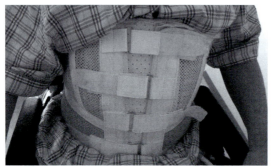

図2 軟性コルセット

見やすいように上衣の上から着用．実際は直接体幹に装着する

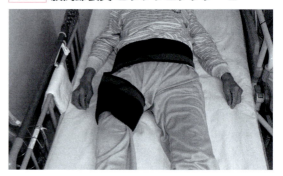

図3 股関節装具 ヒッププロテクターⅡ

介護用品・福祉用具による環境調整

急性期治療における安静臥床がもたらす廃用症候群およびがんそのものがもたらす悪液質症候群などが絡まり合って，栄養状態はすぐに悪循環へと陥り，ほとんどの患者で筋量が著しく低下する．このような条件下においてセラピストには，人体のバイオメカニクスを理解し，患者が言葉にすることが難しい身体の訴えを傾聴して代弁する役割がある．適切な福祉用具などを選定することで，残された身体機能が最大限発揮された結果，可能な限り自立した入院生活が可能となり，高いQOLを実現することにつながる．

経験上，移動とトイレ関連動作，食事に関連する動作は患者の尊厳にかかわる生活動作であり，臨床の場面でもニーズが高い．

事例1：屋外対応型歩行器〔アルコー13型C，（株）星光医療器製作所，図4〕

キャスターの径が大きく，路面の凹凸や細かな段差に対する衝撃吸収能力を備えているため，屋外活動時の身体ストレスが軽減され，結果的に患者のQOLを高めることにつながる．

事例2：移動式手すり〔ベストポジションバー，DIPPERホクメイ（株），図5〕

- 床面と天井面で支持することで，屋内のあらゆる場所に設置することが可能．

・トイレに縦手すりとして設置。付属品のパッドを使用し，鎖骨をパッドへ当てて体重を預けることで，両手で下衣の着脱動作が可能となる。

事例3：衝撃吸収型車椅子〔ウォーターチェア，日進医療器（株），図6〕

フルリクライニング機能およびティルト機能付きで，座面と背面にウォーターバッグが備わっている。ホスピス病棟入院患者は，急性期病院での長期安静臥床や悪液質症候群の影響から，るい痩が進行する。ウォーターチェアを使用することで，骨突出部の痛みや骨転移による病的骨折のリスクを軽減することができる。

衝撃吸収能力に優れているため，外出やドライブ時など，車の振動・衝撃に対して高い性能を発揮する。結果的に患者の身体への大きな負担軽減が図られ，高いQOLが実現される。

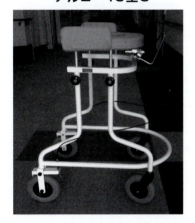

図4 屋外対応型歩行器 アルコー13型C

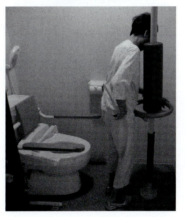

図5 移動式手すり ベストポジションバー

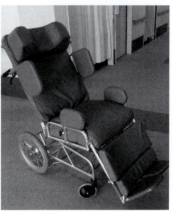

図6 介助式車椅子ウォーターチェア（在宅対応タイプ）

●多職種からみたリハビリテーション

当院では，約18年前からホスピス病棟におけるリハの介入を開始している。平成27年度実績として，3病棟71床，平均在院日数42.7日という状況に対して，PT 7名，OT 7名，ST 2名，MT 1名が，非専従の形態で配置されており，月平均40名程度の患者に対し，医師からリハが処方されている。

そのような状況のなか，ホスピス緩和ケア病棟でセラピストが患者にかかわる大きな目的としては，在宅や急性期病院から当院ホスピス病棟に入院して症状コントロールがなされた後の入院生活の質（QOL）を高める役割や，ホスピスに入院してきたからこそ可能な範囲でリハを提供することで希望を支える役割があると考えている。

2014年5月2日〜9日に，多医療スタッフの意識調査として，「緩和ケア領域におけるリハビリテーション介入の臨床的意義」というアンケートを実施したので，結果を紹介する。この調査結果は，「日常のかかわりを近くで見ている多職種から，リハの何が評価されているのか？　リハには何が期待されているのか？」という

視点で参考にしてほしい.

アンケート項目は,過去に当院リハ課で実際に提供してきた内容を基に作成した.6領域(Ⅰ～Ⅵ,21項目A～U)からなり,現状把握を目的としたプリコード法を用い,回答項目は5つの選択複数回答方式にて実施した(**図7～9**).

図7 アンケート調査用紙

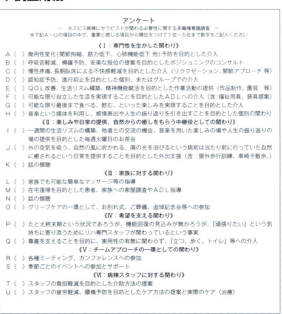

図8 全職種対象の結果

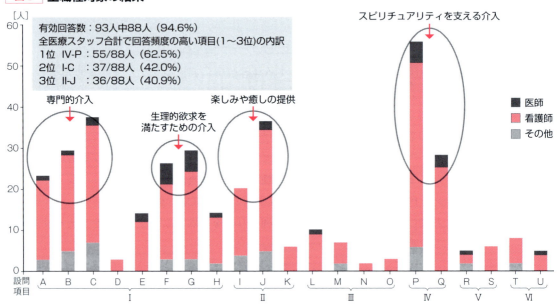

152

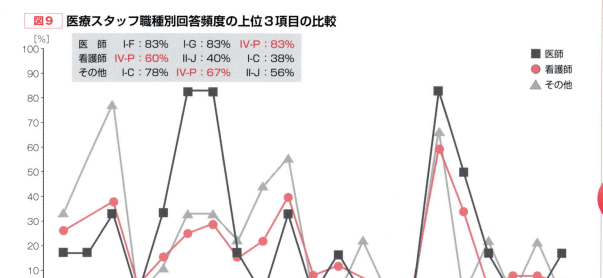

図9 医療スタッフ職種別回答頻度の上位3項目の比較

アンケートの結果

本調査では，次の4つの結果が得られた。

①希望を支えることを目的に，終末期という状況においてもリハスタッフがかかわっている事実そのものを求められていること（第Ⅳ領域，項目：P，Q）。

②当然のことではあるが，痛みや不快感，廃用性の変化に対して，専門職としての知識と技術が求められていること（第Ⅰ領域，項目：A，B，C）。

③楽しみや日常の提供，社会参加，そして自然からの癒しをもらう中継役としてのかかわりを求められていること（第Ⅱ領域，項目：I，J）。

④「最期まで自分でトイレに行きたい」「最期まで食べる楽しみをもち続けたい」という，生理的欲求を満たすとも尊厳を守るともいえることに，かかわりを求められていること（第Ⅰ領域，項目：F，G）。

セラピスト特有の患者との距離感

　ホスピスに限らないが，一般にセラピストは患者や家族から「元気になるために身体を扱ってくれる専門の人」というイメージをもたれていることが多い。ホスピスでもこのようなイメージを大切にしてかかわることが重要である。患者からみたときに，「医師ほど病状について深刻な話をしていない」「看護師ほど実際の入院生活の場面での弱い姿（排泄行為の介助など）を見せていない」「カウンセラーほど自分の本当の心の内を打ち明ける必要もないし，読み解かれる心配もない」といった，ある意味気楽な距離感の関係性もあるだろう。誤解を恐れずに言えば，いい意味で「その辺のお兄ちゃん・お姉ちゃん」のような距離感であり，

患者からみたときに息子や娘，孫と重ねて映っているかもしれない。もちろん，性別や年齢，体型やキャラクターなど，患者との相性もあると思うが，それらが影響して患者とセラピストの関係性が徐々にでき上がる。その結果として，ホスピスケアを提供していくうえで重要な訴えを，セラピストに「ふと漏らす」こともあるかもしれない。

患者が抱えるスピリチュアルペインを誰にぶつけるかを決めるのは，患者自身であり，時にセラピストが選ばれることもある。その情報をチームで共有し，よりよいホスピスケアにつなげていくことが大切である。

診療報酬上の解釈

一般にセラピストが医療機関で業務にあたるときに，1人の患者に1対1で20分間介入したときの対価として，疾患に応じた点数がある一定の範囲で，出来高請求できることになっている。さらには，2016年の診療報酬改定において，回復期リハ病棟を対象に，身体機能の改善を前提とした治療行為を，ADL指標を用いた"結果"次第で診療報酬を認めたり認めなかったりという仕組みが始まった（アウトカムの評価）。

しかし，緩和ケア病棟では，あらゆる職種の介入が入院基本料に包括されており，セラピストの介入についても同様に，出来高算定とはならない。それどころか前述のように，そもそもが結果ではなくスピリチュアルケアのプロセスや，かかわりそのものに価値を見出している病棟でもある。そのようななか，介入しても機能改善という結果が得られないことや，出来高算定ではない包括病棟であることを理由に，法人経営者側や部門管理者が，もしくは自らが積極的に介入することに尻込みした経験のあるセラピストもいるのではないだろうか？　法人として，収入や業績を短期的に伸ばそうと考えたとき，医師や看護師などの介入と比較すると，リハ職種の介入は後手に回りがちである。当院も含めた民間病院は特に，経営と医療の質とのバランスを常に見直す必要があることも事実である。しかし，今後の地域包括ケアシステム構想のなかで，がん患者も可能な限り住み慣れた地域で生活することが求められるようになり，診療報酬においても入院基本料が入院日数に応じた逓減制となったことで，在院日数が短縮化傾向をたどっている。そのような状況のなかで，在宅復帰へ向けたノウハウがセラピストに求められるようになってきたことや，そもそもの希望を支えるためのホスピスケアの質の問題を考えたときに，セラピストの介入は不可欠となる。

リハ業界では，従来は疾患や治療に対する行為を評価するような考え方でわれわれの業績が認められてきたが，今後の考え方としては，2014年に新設された地域包括ケア病棟への専従配置やADL維持向上等体制加算のように，病棟内における褥瘡発生や転倒・転落事故発生リスク軽減などの"予防"に主眼を置いた

QOLに対する介入が，ホスピス・緩和ケア病棟において専従スタッフとして求められ，診療報酬上で評価されていくことが現実的ではないかと考えている。ホスピス病棟の特性上，"結果"ではなく"かかわり"や"プロセス"，そして提供する医療の質に対する評価を得ていくことが必要であろう。

おわりに

　冒頭にも述べたように，2025年問題や地域包括ケアシステムを中心とした情勢の変化から，高齢者やがん患者にも「活動と参加」というキーワードで，できる限り住み慣れた地域での生活や社会参加が求められている。本来のリハの概念を礎としてスピリチュアルケアに対する理解を深めたセラピストのかかわりは，病院や施設，そして地域の高齢者や患者の，安全でできる限り自立した生活を支えるであろう。さらには，役割や生きがいを探すことに寄り添う存在となり，高齢者やがん患者の地域社会への活動と参加へつながる橋渡し役となることであろう。

　2014年3月，日本理学療法士協会の半田一登会長が，協会ウェブサイト[3]上で「ADLとQOL，そしてQOD」というタイトルでメッセージを発表している。このなかで半田会長は"Quality of Death（QOD）"という用語を紹介しており，「死を前提としながら現在を生きることの意味を見出すこと」と述べている。老いや死を前提とした"あるがままの今をより自分らしく生きる"ともいえるのではないかと考える。

　また，「世界に例を見ない日本の超高齢化社会にあって，右肩上がりのリハビリテーション思想による，右肩上がりの理学療法に終始することへの違和感」を述べており，機能回復を前提とした理学療法のみに終始することへの警鐘を鳴らしている。エビデンスをもって「防ぐための理学療法」「治すための理学療法」の質を上げていくことはもちろん大切であるが，同時にがんや神経難病などの終末期の患者や在宅で過ごす高齢者の「右肩下がりのなかでの，支えるための理学療法」の実績を積み重ねていくことも，社会のなかで末永くセラピストが求められ続けることにつながっていくと信じている。

【文　献】

1）清田直人：2015年度 第8回日本スピリチュアルケア学会学術大会「定義構築ワークショップ」, 2015.
2）今田　拓：リハビリテーション医療をめぐる社会保障制度総説．リハビリテーションマニュアル，日医会誌 112 (11): 282-289, 1994.
3）半田一登：ADLとQOL，そしてQOD, 日本理学療法士協会, 2014. (http://www.japanpt.or.jp/members/message/archive/140310/, 2016年6月時点)
4）林　邦男：ホスピス緩和ケアを支えるサポーター 理学療法士．ホスピス緩和ケア白書2015 (志真泰夫 ほか 編), 9-14, 青海社, 2015.

3．ホスピスにおける終末期リハビリテーション

在宅ホスピス緩和ケアの地域性

田實武弥

はじめに

●ホスピス緩和ケア病棟から地域へ

　筆者は，僻地医療に従事する医師を養成する自治医科大学を卒業し，九州の山間部の診療所に長年勤務してきた。その経験のなかで，大自然と共存しながら自宅で療養する地域住民を支える「在宅医療・ケア」が，感動的で魅力に溢れていることに気づいた。

　一方で，末期がんをはじめ各疾患の終末期の患者と家族に対する「ホスピス緩和ケア」こそが，自らの医療・ケアの集大成ではないかと考えるようになり，その後ホスピス緩和ケア病棟で従事した。

　そのようななかにあって，日本在宅ホスピス協会の全国大会に参加したおり，「在宅ホスピス緩和ケア」の未来・展望・将来性が熱心に語られるのを聞き，大きな感銘を受け，筆者が目指す道と悟り，在宅医療に特化したホスピス緩和ケアを提供する東京都の診療所で研鑽を積んだ。

　一連の歩みのなかで実感したことは，在宅ホスピス緩和ケアを提供する側のみがいくら努力をしたとしても，施設・病院と地域の密な連携なくしては，在宅療養ひいてはホスピス緩和ケアの普及はありえないということである。そこには，国民の理解度も介在する。具体的には，地域住民，ケア提供者の在宅ホスピス緩和ケアに対する真の理解（①一貫した24時間のケア供給体制，②共通した終末期ケア理念に基づく多職種によるチーム連携，③地域に根差した資源サービス供給体制など）が鍵を握っている。このような密な連携構築・発展が，わが国では可及的速やかに構築される必要がある[1]。

　厚生労働省が，5年ごとに行っている「終末期医療」に関する意識調査がある（2013年3月に「終末期医療」から「人生の最終段階における医療」と表記を変更[2]）。"住み慣れた場所で，住み慣れた人々と，心通う人々に囲まれて療養できる医療連携"を希望する患者・家族は，毎回のアンケート結果で6割にも上っている[3]。他方，医療費負担増，それによる国家財政圧迫，その結果医療崩壊をきたしうる状態であり，医療財源の適正な再分配の機運と相まって，病院から地域，在宅へとその流れが加速し，患者の流出に拍車がかからざるをえない状況である。また，医療・看護・介護・福祉・保健・行政サービス，ケアネットなどに無縁の患者・家族が増加し，結果として患者・家族は路頭に迷い，がん難民としてさま

よい，救急外来を通じての不適切な緊急入院の増加，医療スタッフの疲弊，ひいては救急医療の混乱と質の低下，そして最終的にはわが国全体に及ぶ医療崩壊へと向かう悪循環が形成されていく。

このような現状に福音となりうるのが在宅医療・ケアであり，そのためには，在宅ホスピス緩和ケアのシステム構築が急務である。

今回，在宅ホスピス緩和ケアにおける筆者の実践を踏まえ，特にその地域性について述べる。筆者が体験した在宅ホスピス緩和ケアの形態を提示することは，各地域での実践の有り様を少しでも理解しやすくするのではないかと考えた。もちろん，全国で展開されている在宅ホスピス緩和ケアのすべてを網羅するものではないことを明記しておく。

各施設における在宅ホスピス緩和ケア

● 地域の緩和ケア病棟を有する在宅ホスピス緩和ケア

社会福祉法人 聖嬰会 イエズスの聖心病院

「イエズスの聖心病院」（熊本県）はホスピス緩和ケア病棟22床を有している。筆者はホスピス緩和ケア医師として5年間在籍し，緩和ケア外来，緩和ケア病棟，がん患者に特化した在宅医療に従事した。

当時，筆者を含めて3人の医師でオンコール体制を敷き，ホスピス緩和ケアに邁進していた。特筆すべきは，「外来」「病棟」「在宅」において均等にホスピス緩和ケアが提供されていたことである。がんの告知・未告知にかかわらず，患者・家族が痛み，苦しんでいる場合，ホスピス緩和ケア医師が患者・家族の受療行動や療養場所の希望（通院，入院，在宅）に合わせて積極的にホスピス緩和ケアを提供していた。

ここでの一貫したケアの方針は，「在宅でできる医療・看護・介護を，病棟で実践する」であった。この考え方は，病棟よりも在宅で提供する緩和ケアに優位性を見い出し，そのケアを病棟に逆輸入するという斬新なものであった。

一般に在宅で症状コントロール（医師による事前指示，調整方法など）を行うことは，困難だと思われがちである。医療関係者であっても在宅医療・ケアに従事した経験がない場合，そのように考え，在宅医療・ケアの限界と見なすことが多い。しかし，在宅の現場を知る医師または看護師の的確な指導や助言があれば，必要最低限の装置（道具）を用い，身体に負担の少ない症状緩和を施すことができる。もちろん，患者自身のセルフマネジメントも在宅ケアには欠かせない。実際，在宅で家族（時に患者本人）もスタッフとともにホスピス緩和ケアを担った結果，がんが進行してADLは低下しても，QOLは向上し，患者・家族は喜び，満足した。つまり，ホスピス緩和ケアが"在宅"ホスピス緩和ケアへとバージョンアップされるときには，①医療はより単純化され，②ケアはより即効性に富み，

効率化され，③自然な経過に委ねられ，④個々の生活スタイルに即したものとなる。それが，⑤患者・家族のQOL（quality of life：いのちの質）・QOD（quality of death/dying：死の質）につながり，生きる喜びとなる。そして最終的に，⑥患者・家族がそれぞれの死を彩り，創り出すことを援助し，⑦看取りの文化を地域に継承させるケアへと変貌していくことを学んだ。

社会医療法人 栄光会 栄光病院

　栄光病院（福岡県）において，筆者はホスピス緩和ケア医師として3年間従事した。当時，ホスピス緩和病棟は50床（2病棟・4人医師体制）を有していた。

　ホスピス緩和ケアは「外来」「病棟（稼働率95％以上）」「在宅」で提供されていたが，緩和ケア病棟でのケアが主であった。在宅ホスピス緩和ケアは，緩和ケア病棟を受け持つホスピス長以外の4人の医師で病棟と在宅のオンコール体制を同時に敷きながら，病棟の勤務の合間を縫って行っていた（緩和ケア外来は主にホスピス長が担当）。大方，緩和ケア病棟を担当しながら在宅ホスピス緩和ケアを提供している施設は，同様の状況であろうと推察する。この場合，医師に過重な負担がかかっていたのを覚えている。多彩な病期・病状を抱える患者のみならず，その家族をも病棟で対応し，かつ稼働率95％を維持しながら，在宅患者の苦痛にタイムリーに対応（即往診）することは，正直困難であった。病棟および在宅スタッフに，心身ともに負担をかけていたことは否めない。これらの状況は患者・家族の苦痛・不安増強へと直結・連鎖し，在宅療養に対する期待感は揺らぎ，不安・戸惑いを生じさせた。結果として入院患者は在宅復帰をあきらめ，一方在宅患者は緊急入院へとつながった。

　全国の緩和ケア病棟をもつ施設の宿命かもしれないが，病棟運営に支障をきたす空床が生じた場合，自宅療養中の患者が多少なりとも療養継続が困難と判断されると，即入院の経過をたどりやすい。しかし，患者・家族とともに在宅で支える多職種のプロフェッショナルなチームが顔を合わせ，心を分かち合って話し合い，創意工夫を凝らし，あらゆる公的・私的資源を総動員して利用することで，多くの場合，入院せずとも難題・課題を乗り越えられる。患者・家族も含めたチーム全員でこれらを乗り越えたときの感動は，得も言われぬ充実感を伴っている。それがまた，迫り来る新たな危機を乗り越える自信ともなっていく。患者・家族，スタッフ一同とともにタッグを組み，"背水の陣"で臨んだからこそ得られた結果である。

● 大学病院に緩和ケア病棟を有する在宅ホスピス緩和ケア

自治医科大学緩和ケア部

　自治医科大学は栃木県に位置し，医療に恵まれないへき地などにおける医療の確保向上および地域住民の福祉の増進を図るため全国の都道府県が共同で設立し

た学校法人によって運営されている。いわば「地域包括ケア」推進の一翼を率先して担うことが期待される大学である。ここに大学病院としては希少な緩和ケア病棟（18床）がある。筆者はそこで3年間勤め「illness trajectory（疾患の軌跡，図1）に応じた適切な緩和ケアを提供する」ことを理念として，日々研鑽を積んだ[4]。

ここでは，患者の希望を汲みつつ，がんの進行とともに衰弱していく軌跡に合わせて，適宜生活目標を練り直しながら，無理のないリハビリテーション（以下，リハ）メニューを理学療法士（PT）・作業療法士（OT）・言語聴覚士（ST），病棟スタッフと工夫し，計画・実行していた。臨終期における最終的なリハのゴールは，患者・家族のリハ終了の直接の意思表示であったり，スタッフの助言による終了であったり，最期まで継続する語り，タッチング，看守りであったりとさまざまであった。

緩和ケア病棟でのケアと緩和ケアチームによる活動が主体で，在宅ホスピス緩和ケアは行っていない。そのため，各地域のかかりつけ医をはじめ，在宅ホスピス緩和ケアを提供する施設に患者の希望に応じて入退院を請け負う病診連携をとってきた。全国の総合病院にある緩和ケア病棟は，主にこの形態であろう。逆に，在宅緩和ケア部門をもたないがゆえに患者・家族が在宅療養を希望した場合，患者の病状・病期に応じて，患者宅に近い紹介先施設の緩和ケアのレベル（質，オピオイドを中心とした症状緩和レベル）や各施設・各地域のさまざまな受容能力を汲みながら行っていた。また，症状緩和や家族ケアが困難となり自宅療養が継続できなくなった場合の緊急入院の受け入れの際も，緩和ケア病棟だけではなく，他科の空床ベッドを調整しながら臨機応変に行ってきた。そのため県内（隣県）各施設・各地域の在宅ホスピス緩和ケアの実情（在宅限界点）を，どこよりも把握せざるをえない立場にあった（逆に言えば，各地域の在宅ホスピス緩和ケアの「ケアの質の格差」をタイムリーに知りうることになる）。

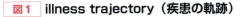

図1 illness trajectory（疾患の軌跡）

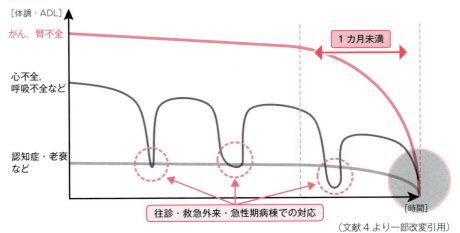

（文献4より一部改変引用）

種々の諸事情を踏まえ，さまざまな紹介先施設との連携を積み重ねるなかで，自治医科大学附属病院緩和ケアチーム・緩和ケア病棟スタッフは，独自に患者・家族の苦痛や療養形態のトリアージを行い，患者・家族そして在宅ホスピス緩和ケアのスタッフが困窮しないように配慮し，ぎりぎりの接点を探して調整を行っていた。経過のなかで，患者の苦痛増強が在宅ホスピス緩和ケアを提供するチームの症状マネジメント能力を超えることが予想されるにもかかわらず，患者・家族が自宅療養を切望する場合は，緊急入院体制（バックベッド）を優先的に敷きつつ，患者・家族の在宅療養の希望を叶えていた。このような連携の配慮の下，患者の自宅療養が成り立っていた。

● 地域の診療所による在宅ホスピス緩和ケア
医療法人社団パリアン クリニック川越

　クリニック川越（東京都）は，内科の患者を対象とした外来診療を行いながら，併設している訪問看護ステーションの「訪問看護パリアン」と密な連携を取り合い，自宅療養を希望する末期がん患者・家族や非がんで自宅療養を希望する高齢患者に医療・看護・介護のバランスのとれた24時間対応の在宅ホスピス緩和ケアを提供している在宅療養支援診療所である。特に，終末期の症状コントロールに難渋するがん患者，独居のがん患者（難易度の高い患者・家族）に対する「在宅ホスピス緩和ケア」に力を入れている。

　川越厚院長は，わが国において"在宅ホスピスケア"の言葉を初めて定義づけ，在宅ホスピス緩和ケアのシステムの基礎を確立した，わが国の在宅ホスピス緩和ケアの第一人者である。質の高いケアを実践しているがゆえに，密な連携をしている訪問看護ステーションは訪問看護パリアンが主であった。訪問看護ステーションには，当時PTが在籍し，患者の病期，ADLに応じて無理のないリハを提供していた。"無理のないリハ"とは，特に末期がん患者で衰弱が進行し安定期→終末期→臨死期（後述）に至るとき，それぞれの病期に応じてリハの内容を変容させており，終末期では，"なでるマッサージ"へと変化させ，臨死期に至っては傍らにそっと付き添い，静かで穏やかなまるで"時を編む"ようなケアである。

　ここで筆者は約2年間従事したが，2人体制（非常勤1～2人が1回/週支援）で年間約170人の患者を在宅または施設で看取った。

　表1に，筆者が特筆すべきと感じる在宅ホスピス緩和ケア経過一覧を示す。この表を理解しておくと，自分は今，どの病期で，何に注意を払い，どの程度の深みをもってケアを提供すべきかが理解できる。

　川越院長は，在宅ホスピス緩和ケアを開始する前後の1週間をそれぞれ「準備期」「開始期」とし，死亡日から遡って1週間を狭義の「終末期」，開始期と終末期の間を「安定期」，死亡日直前の24時間を「臨死期」，死亡日以降を「死別期」（悲嘆回復期）としている[5]。末期がん患者の症状緩和がなされ，自宅で充実した日々

を過ごし，結果として在宅死を迎えた一連のケアを振り返ると，おおむねこの流れで筆者らはケアを提供していた。

ただ，外来化学療法が発展した現在にあっては，終末期に近い時期まで化学療法が行われるケースが多くなっている印象がある。そのため，**表1**の安定期がなく，開始期からすぐに終末・臨死期へ至るケースが多い。このことは，後述する栃木県で在宅ホスピス緩和ケアを積極的に展開していた「とちぎメディカルセンター在宅ホスピス」（p.165参照）において特に痛感した。出会いがあり，症状緩和を行い，ホッと息つく暇もなく最期の時を迎える。実に，在宅ホスピス緩和ケアの紹介患者の約50％が1週間以内に亡くなっている[6]（図5参照）。筆者ら（医療者，特に医師・看護師）の役目は，早急に苦痛を評価・緩和し，いかにして住み慣れた療養の場所を多職種チームと協働で快適かつ質の高いものに変貌させうるかである。そこには日常生活のケアを行う介護福祉士やホームヘルパー，日々の生活を快適にするPT・OT・STの存在は欠かせない。この目的のために不可欠な要素は，"まず苦痛を取る"ことに尽きる。患者・家族は，もがき苦しむなかで心穏やかに庭を眺め，人生を語り，リハを受ける気にはならない。

表1 在宅ホスピス緩和ケア経過一覧

時期の分類	準備期	導入期／開始期	安定期	終末・臨死期	死亡直後	悲嘆回復期	
期間	1週間	1週間	平均1カ月	1週間	死亡	1カ月	平均1年間
訪問頻度	1回	連日	4回/週	連日	直後	(TEL)	(遺族会)
往診頻度	1回	2～3回/週	1回/1～2週	連日～数回/週	直後	必要な場合のみ	必要な場合のみ
ケアの目標	病院から在宅へのスムーズな移行	在宅で安心して療養できるという保証	残された時間を充実させて，できるだけ快適に過ごせるような援助	水入らずの看取りのための教育と援助	安らかな水入らずの死	ともに看取り，尊厳ある死であったことの確認となぐさめ	悲嘆からの立ち直りの援助。遺族のなぐさめと精神，肉体面の健康管理

初回往診 → 死亡

（文献5より一部改変引用）

医療法人聖徳会 小笠原内科

小笠原内科（岐阜県）は，内科・循環器内科を中心とした外来診療を行いながら，がん患者だけではなく，住み慣れた家で過ごしたいと願う患者には疾患に区別をつけずに，医療・看護・介護のバランスの取れた24時間対応の在宅医療・ケアを，併設している小笠原訪問看護ステーションとともに提供している機能強化型在宅療養支援診療所である。そのなかでも特に末期がんの患者・家族への在宅ホスピス緩和ケアと，自宅療養を希望する非がんの終末期にある患者・家族，独居患者の支援に力を入れている。岐阜市内を中心に，時には隣の愛知県まで患

者・家族の求めに応じて訪問診療を提供している。遠隔である場合，患者宅に近在する在宅医もしくは訪問看護師，ケアマネジャーなどに対して在宅ホスピス緩和ケアをマンツーマンで丁寧に教育しながらケアを提供するシステム"教育的在宅緩和ケア"を構築している。

　小笠原内科で特筆すべきは，連携のスピードを高めるためのケアのコーディネーターである「トータルヘルスプランナー（total health planner：THP）」と多職種連携・協働を支える情報共有ツールとしての医療版ソーシャルネットワークシステム「THP＋」と「教育的在宅緩和ケア」であろう。

「THP」は医療・看護・介護・福祉・保健に精通した人材で，多職種連携・協働のケアのキーパーソン的な役目を担う。在宅療養で継続困難な問題が生じたときに，タイミングを逃さずに患者の病状変化を的確に判断し，家族の揺れ動く心情を汲みながら，解決へ向けて動ける存在，医師が日常の診療業務をこなしながら全面的に委ねることができる存在，そして医師をはじめ他の職種に指導的な立場で助言・進言できる存在である（**表2**）。THPはチームを俯瞰的にみながら，訪問看護師やケアマネジャー，その他のチームスタッフに連絡調整をし，意見の集約を図り，訪問計画スケジュールの再調整を行い，適材適所の人材を随時配置，派遣していく，その結果，緊急入院が回避され，在宅療養のさらなる継続，その結果としての在宅看取りが可能となる。また，共同退院支援の際には，率先して在宅ホスピス緩和ケアのチームを組織し，依頼当日から在宅療養を開始できる即戦力・機動力をもつ存在でもある[7,8]（p.307，**図1**参照）。

「THP＋」を用いてセキュリティが担保された形で多職種が患者情報にアクセスし，タイムリーに情報共有できる。「THP＋」とテレビ電話を併用しながら，患者・家族，スタッフの各自が満足のいく質の高い遠隔診療を行っている。

　地域での看取りに貢献したいと願う医療関係者を対象に，「在宅看取り困難事例」の看取り経験をもつ在宅ホスピス緩和ケア医師とともにTHPが多職種連携・協働・協調をしながら，「THP＋」とテレビ電話を駆使して患宅での実践教育・支援を行うのが，"教育的在宅緩和ケア"である。教育を受ける者は，患者や家族との最初の出会いの場である相談外来（患者・家族に対して在宅ホスピス緩和ケアの概要を理解できるまで説明する面談）から参加可能で，各病期での転換時，臨死期にも同行と支援が得られる。このシステムで教育を受けた医療関係者は，在宅において看取りまで支えることが可能な緩和ケアスキルを習得し，在宅緩和ケアの成功体験と自信を得て，地域での質の高い在宅ホスピス緩和ケアの普及に貢献している[9,10]。

　この教育の在り方は，患者急増とスタッフ不足などにより医療崩壊の危機にあるわが国において，在宅ホスピス緩和ケアの質と量を担保できる一助になると考える（**図2**）。

表2 トータルヘルスプランナーの役割

- 医療・看護・介護・福祉・保健分野の広い視野に立ち,
- チームを形成する多職種のメンバーに指導的な助言ができ,
- 在宅ホスピス緩和ケアに長年従事した経験をもつ,
- キーパーソン＋コーディネーター

図2 教育的在宅緩和ケア

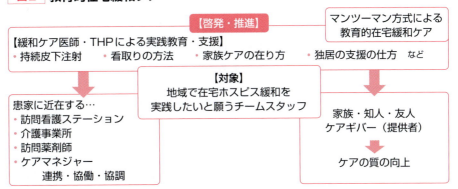

医療法人社団プラタナス 松原アーバンクリニック

　松原アーバンクリニック（東京都世田谷区）は，18床の入院施設をもつ在宅療養支援診療所である。在宅医療と外来，そのバックベッドとしての機能を担う病棟が連携し，在宅療養を希望する高齢患者に対するケアや，がんを含む終末期疾患患者の個別性に応じたホスピス緩和ケア（在宅・病棟）を，連携のとれたチームで24時間・365日提供している。

　外来診療では緩和外来・一般外来，在宅医療では在宅ホスピス緩和ケア・慢性期疾患治療（一般居宅患者200人程度，施設在宅300人程度），入院ではホスピス緩和ケア・メディカルショートステイ・レスパイト入院（のべ入院患者数270人程度）などと幅広く対応している。在宅と病棟の年間看取り人数は，合計150人ほどである。医師は常勤5人，非常勤8人，看護師は常勤20人，非常勤3人，看護助手2人，メディカルソーシャルワーカー（MSW）1人，クラーク8人である。医療に関しては，複数の医師でグループを構成し，訪問診療・往診をサポートし，外出先でいつでも患者情報が確認できるようにiPhone®，iPad®を使った情報共有を行い，休日や夜間のコールや臨時往診の際に担当医以外の医師でも対応できる体制を構築している。また，在宅医療のための事務支援システムの開発なども手がけ，総合的な地域医療の質の向上に努めている。

　特記すべきことは，フットワークの軽い有床診療所の病棟看護師が定期的に在宅スタッフ（訪問看護師，訪問診療担当医師）とともに患者宅を訪問し，体調・症状コントロールの程度，在宅療養患者の入院の可能性の有無（在宅限界点把握），有床診療所入院患者の在宅移行や病診連携としての退院前共同支援，専門病院から診療所へのタイムリーな転院の調整などを行っている点である。病棟・在宅の

両方の架け橋を担うことで，患者・家族に対する，また地域における"生活の見える化"ができ，より具体的な地域性・個別性に応じた療養支援，より速やかな入・退院支援につながっている。

クリニック内には日本リハビリテーション医学会専門医も常勤で在籍しており，高齢患者，がんを含めた終末期患者の希望を汲みつつ，疾患・病態ごとの全身評価を行っている。病状に応じた個別性を重んじたサービス提供を，クリニック内だけではなく，地域においてもPT・OT・STとの密な連携をとりながら実践している。地域全体で正しく"「地域包括ケア」の一助を担っている感"を実体験できるクリニックである（図3）。

図3　有床診療所（松原アーバンクリニック）を活用した在宅患者支援例

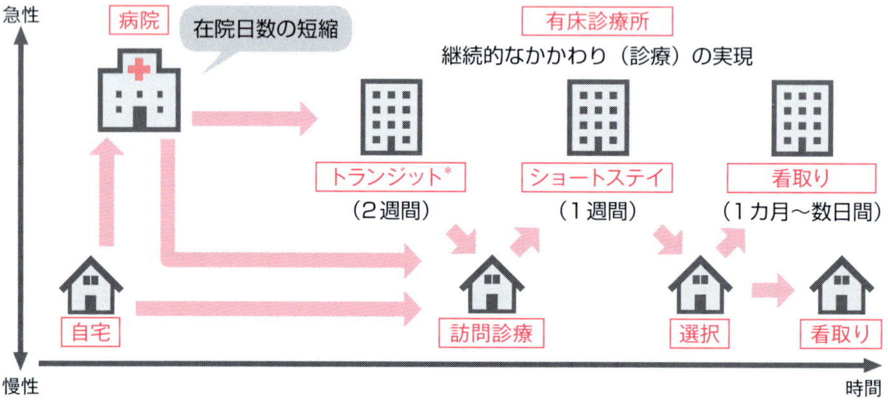

＊治療病院からの，①在宅移行目的の一時的入院，②転院待ちの一時的入院

一般財団法人とちぎメディカルセンター　とちぎメディカルセンター在宅ホスピス

とちぎメディカルセンター在宅ホスピス（以下，「在宅ホスピス」）は，栃木県栃木市に位置するがんに特化した在宅療養支援診療所である。医師は常勤（緩和医療専門医）1人，非常勤1人，連携医2人，看護師は常勤4人（うち，THP2人），看護助手2人（うち，介護福祉士1人），クラーク1人で構成される在宅ホスピス緩和ケアチームである。栃木県全域および隣接県（半径100km）在住で，栃木県下で治療・療養したがん患者の依頼に応じ，精力的に質の高い在宅でのホスピス緩和ケアを提供していたが，このたび10年の区切りをつけ，新たなビジョンのために2016年7月末現在，活動休止中である（図4）。

特筆すべきは，この在宅ホスピス緩和ケアの専門チームは，一体となって患者宅を訪問し，医療・看護サービスを提供することを基本としていることである。ここでもTHPが多職種連携のコーディネートをし，共同退院支援にかかわり，可及的迅速な在宅療養への移行，看取りに至るまでの諸症状のコントロールと療養環境のマネジメントを行っていた。リハも患者・家族の希望に応じて日々変化するADLに合わせて提供した。この「在宅ホスピス」の在宅看取り率（在宅死

亡数/全死亡数×100）は，2015年11月時点で99.6％である。このようなケアが提供できる理由は次のとおりである。

①疼痛をはじめとした諸症状に可及速やかに対応できる質の高い症状マネジメント
②THPによる即日対応可能な病診連携，看看連携，多職種連携
③質の高いコミュニケーション（特に先を見越して丁寧になされるデスエデュケーション）
④患者・家族の在宅ホスピス緩和ケアスタッフに対する厚い信頼，信頼に値するケア提供

図4 とちぎメディカルセンター在宅ホスピスが共同退院支援を行った患者の居住地域

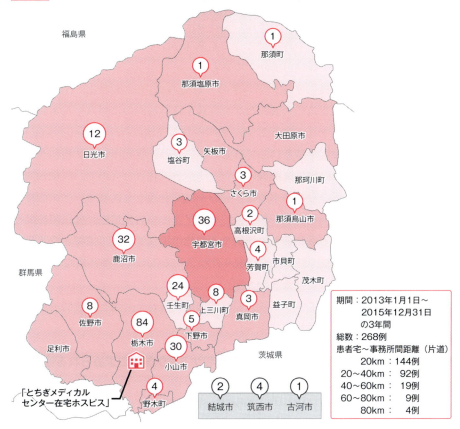

在宅ホスピス緩和ケアの望ましい在り方

　ここで，筆者が学んだ在宅ホスピス緩和ケアの理想的な在り方を示す。

　施設に求められるのは，①開示性，②迅速性，③機動性，④一貫性，⑤継続性である。①開示性とは，在宅の現場で在宅ホスピス緩和ケアを提供する具体的内容（医療・看護・介護など）の提示である。医療であれば，医療用麻薬の使用可能性，持続皮下注射・静脈注射下での緩和技術の有無，腹水・胸水の抜水（ドレナージ）技術などがそれにあたる。②迅速性とは，在宅ホスピス緩和ケアの依頼が病院，患者・家族などからあれば即日対応可能か，③機動性とは，医療・看護・介護が一体となってタイムリーな即応が可能か，④一貫性とは，医療・看護・介護系のチームスタッフが同じ在宅ホスピス緩和ケアの確固たるマインド（理念）を携えてケアを遂行できるか，⑤継続性とは，質の高い在宅ホスピス緩和ケアを一時期のみ提供できても意味がなく，そのケアが24時間・365日ある一定のレベルで提供可能か，である。

　提供するケアに求められるのは，Ⅰ）単純化　Ⅱ）効率化である。各地域で在宅ホスピス緩和ケアを実践する診療所の情報は，日本在宅ホスピス協会ウェブサイト「在宅ケアデータベース」（http://www.homehospice.jp/，2016年7月時点）などを参考にしてほしい。これは，在宅ホスピス緩和ケアの実施状況調査に基づき，実施医療機関をデータベース化したもので，医療機関名や医師，看護師，住所などの基本情報，往診や訪問看護など医療サービスの提供情報，患者や家族への病状説明や精神面でのケアなどの実施情報，他医療機関や福祉・医療機器関連など多職種との連携やその他の提供サービス情報が含まれている。前述の①～⑤，Ⅰ,Ⅱ）が有機的に組み合わされることで，高品質な在宅ホスピス緩和ケアが提供される（**表3**）。

「在宅ホスピス」の具体的活動内容を，現在の共同退院支援の現状を踏まえ，次項に示す。

表3　在宅ホスピス緩和ケア提供施設に求められる性質と提供するケア

求められる性質	提供するケア
①開示性　②迅速性　③機動性 ④一貫性　⑤継続性	Ⅰ）単純化　Ⅱ）効率化

スピーディな共同退院支援：「在宅ホスピス」のケース

　筆者が自治医科大学附属病院緩和ケア病棟在籍時に経験した，「在宅ホスピス」との貴重な連携ケースを報告する．このような連携は一度だけではなく，常時このような形態で連携をすることが「在宅ホスピス」のスタイルであった．

【40歳代後半，末期がん女性のケース】

- ホスピス緩和ケア病棟で，症状緩和を受けて療養中であった．酸素を吸入し，塩酸モルヒネによる持続皮下注射で症状緩和を施行していた．
- 在宅療養を希望していたため，必要な情報は伝えていたが，本人・家族（長男・長女・実母）はさまざまな不安，心配事で踏み出せず，気ばかりが焦っていた．
- 衰弱が進行・加速し，余命1週間以内と推察された．
- 夜間に患者本人が，"自宅に帰りたい"という思いを強く表出させた．
- 長男・長女は翌日の退院を切望した．意識レベルは低下しつつあり，呼びかけに返答はするが，傾眠状態へ移行していた．
- 翌日．8:15からのモーニングカンファレンスで夜勤の看護師から退院希望の報告があった．
- 主治医であった筆者は再度，患者・家族に在宅療養の希望を確認し，その際に起こりうる諸症状とその対応法，在宅ホスピス緩和ケアについての考え方を説明して同意を得た．
- 「在宅ホスピス」の相談窓口へ連絡を入れた．
- この時点で時刻は9:45であった（以下，時系列記載）．

9:45 「在宅ホスピス」の相談窓口へTEL
- 在宅ホスピス緩和ケア希望
- 患者・家族の近況，意思等説明

10:00 「在宅ホスピス」の相談窓口（事務員）より返答
- 訪問診療中の所長より自治医科大学附属病院ホスピス緩和ケア病棟へ12:30ごろ訪問可能と連絡

10:05 患者・家族へその旨を報告（家族は大変喜んだ）

12:30 「在宅ホスピス」の所長，THP，看護師，ホスピスエイド（看護助手）来院
- 病室での面会，在宅ホスピスの概要を再度説明（家族同意）
  THPは以下の連絡調整をその場で行う
    i) 在宅ホスピス緩和ケアに精通したケアマネジャーの調整，連絡
    ii) 要介護認定確認（要介護度2，未申請なら本日中に申請，役所へ仮認定申請依頼）
    iii) 移動用介護ベッド付き福祉タクシー依頼（17:15送迎依頼）
    iv) 電動ベッド予約（本日17:00までに自宅搬入終了依頼）

　　　　ⅴ）在宅酸素提供会社へ連絡（本日17:00までの自宅設置依頼）
　　　　ⅵ）往診時間確認（本日17:30に自宅訪問，状態が厳しければ所長が当院へ再来院，医師同伴での退院予定計画立案）
　　　　ⅶ）本日以降の訪問スケジュール調整（含休日，夜間）
　　　　ⅷ）使用薬剤発注確認（持続皮下注射用の塩酸モルヒネなど）
13:00 在宅ホスピスのチーム退席
　・長男は介護ベッド，在宅酸素機器搬入協力のため早期退席
　・主治医はその後，正式な診療情報提供書作成
17:15 福祉タクシーで家族とともに退院
　　ホスピス緩和ケア病棟スタッフの見送り
17:30 患者宅へ「在宅ホスピス」のケアチーム到着・往診
　・在宅ホスピス緩和ケア開始

　在宅ホスピス緩和ケア開始3日目の夕方，自宅で家族（長男，長女，実母）に看守られ穏やかに永眠（在宅ホスピス緩和ケア提供3日間）。"スピード"が問われたケースである。

　なお要介護認定に関しては，2000年に介護保険制度が開始された当初には末期がんは想定されておらず，加速して衰弱するがん患者にスピーディに相応できるように，2010年に厚生労働省老健局老人保健課より事務連絡の形で優先的に要介護認定を行うよう指示がなされている[11]。

　がん患者に対してなぜ"スピード"が要求されるのかは，「在宅ホスピス」で共同退院支援を行ったがん患者の約半数が，在宅診療開始から1週間以内に亡くなっているという事実からもわかる[6]（図5）。在宅ホスピス緩和ケアに移行するがん患者に対して悠長に構えていると，残された在宅での貴重な日々が無為に流れてしまう。

図5 **とちぎメディカルセンター在宅ホスピスにおける在宅死亡患者の診療期間**

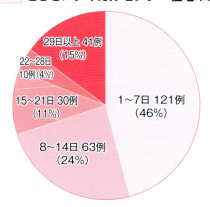

2013年1月1日〜
2015年12月31日までの3年間，
合計265例

医療法人 心の郷 穂波の郷クリニック

　医療法人 心の郷（宮城県）は，コミュニティ緩和ケアの実践を目的に設立され，その傘下に「穂波の郷クリニック」「緩和ケア支援センターはるか」「居宅介護支援事業所ここに幸あり」がある。診療部門の穂波の郷クリニックは在宅療養支援診療所であり，一般外来を行い，在宅ホスピス緩和ケアの訪問診療を地域の訪問看護ステーション，介護事業所などと密な連携を組みながら実践している。また「"コミュニティケア"と"ケアの文化の創造"を通じて地域に貢献する」を理念の一つとして掲げ，地域で支える「コミュニティ緩和ケア」を展開している。コミュニティ緩和ケアとは，どのような障害や死に至る病であっても，病とともに生きていくことを肯定し，その過程をサポートするケアを緩和ケアと定義し，地域や家庭で生きることを支援するコミュニティケア（在宅ケア）のなかで，それを展開していくケアのことである。これは，地域に組み込まれた緩和ケアの実践であり，"緩和ケアが内包された地域包括ケアの実践"といっても過言ではない。わが国の在宅ホスピス緩和ケアの，進むべき未来の理想型を示していると思う。新しいケアの形である[12]。

　法人内には，医師，緩和ケアコーディネーター（THP），看護師，MSW，介護支援専門員（ケアマネジャー），介護福祉士やケアワーカー，サポーターがおり，地域コミュニティを主軸に置いたさまざまな工夫を凝らした活動，人的ネットワークが作られ，住民と力を合わせ，治療だけではなく患者・介護者の日常までも支えている。

　医療・看護・介護・福祉・保健を有機的に巻き込み，患者の社会参加への誘導を実践しているのが，穂波の郷クリニックとその傘下にある緩和ケア支援センター，居宅介護事業所である。とにかく，地域の住民（患者・家族を含む）を自らの意志でケアへ参加させること（地域資源の発掘）に非常に長けているスタッフたちである[13]。

医療法人 にのさかクリニック

　にのさかクリニック（福岡県）は，外来診療から在宅ケア・看取りまで24時間・365日一貫したケアと医療を提供しており，対象とする患者は小児から高齢者までと幅広い。特に終末期がんだけではなく，あらゆる疾患の終末期の患者に対して地域の訪問看護ステーション，介護事業所などと密な連携をとり，地域に開かれた在宅ホスピス緩和ケアをチーム一体となって実践している。ここにもケアのキーパーソンとなるTHPが存在し，患者・家族，在宅ホスピス緩和ケアを提供するすべての職種，そして地域とのコーディネートを行っている。

　筆者は院長不在中の代務医として，にのさかクリニックで従事したことが複数回あった。勤務医ではない筆者でも院長の代役を果たせたのは，THPが存在するからである。時宜を得たTHPの助言・指示・介入により，在宅ホスピス緩和

3　ホスピスにおける終末期リハビリテーション

ケアの質が担保され，実践することが可能となる。それほど，THPの存在・役割は大きい。

また，にのさかクリニックには，訓練された気さくなボランティア（生活支援チーム）がいる。デイホスピス，聞き書き，手紙の代筆，留守番や見守りなどを担い，患者・家族だけではなく，ケアを提供するスタッフに対しても"オアシス"のような存在感がある。福岡県は，在宅ホスピスボランティアの育成に非常に熱心な県である。地域における日ごろの質の高い在宅ホスピス緩和ケアの実践が，豊かな実を結んでいる結果であろう。全国的にみても，在宅の現場で活躍している医師やスタッフと，公的な立場である県がこれほど密にタイアップをしているところはないと思われる。そのため，住民の在宅ホスピス緩和ケアに対する理解度も，他県よりは高い印象がある。

仙台往診クリニック（仙台市）

仙台往診クリニック見学の目的は，独居ALS（amyotrophic lateral sclerosis：筋萎縮性側索硬化症）患者の在宅療養の術（ノウハウ）を学ぶためであった。

川島孝一郎院長は「生きることの全体」としての医療者と患者との関係性を，筆者一人だけのためにマンツーマンで熱く，懇切丁寧に教えてくれた。講義の後，在宅の現場に同行させてもらったが，ALSの独居患者はさまざまな社会資源を活用し，多くのスタッフの支援の下，"快適"に暮らしていた。悲壮感はまったく感じられず，前向きに"生"を満喫していたように思えた。

「生きることの全体」とは，人工呼吸器も胃瘻も，吸引器も尿道カテーテルも，かかわるすべて，ペットや庭の草花までもがその患者の生きる"一部"となって"全体"を構成し，それらが有機的に作用し合い絶えず変化成長し続ける，そのようなことであろう。資源・制度・人，時間，単純かつ効率化された医療とケア，それらすべてが見事に噛み合ったALS独居患者の在宅療養であった。**図6**は，川島院長が示した，現存する医療・介護保険，身体障害者等自立支援法に基づく援助，助成事業による援助などをとおして，「ALS独居患者の在宅療養を可能ならしめる在宅ケアスケジュール」の一例である。この図を眺めていると，「ケアのアート」と感じるのは筆者だけであろうか。

図6 ALS独居患者の1週間の在宅ケアスケジュールとその支援制度

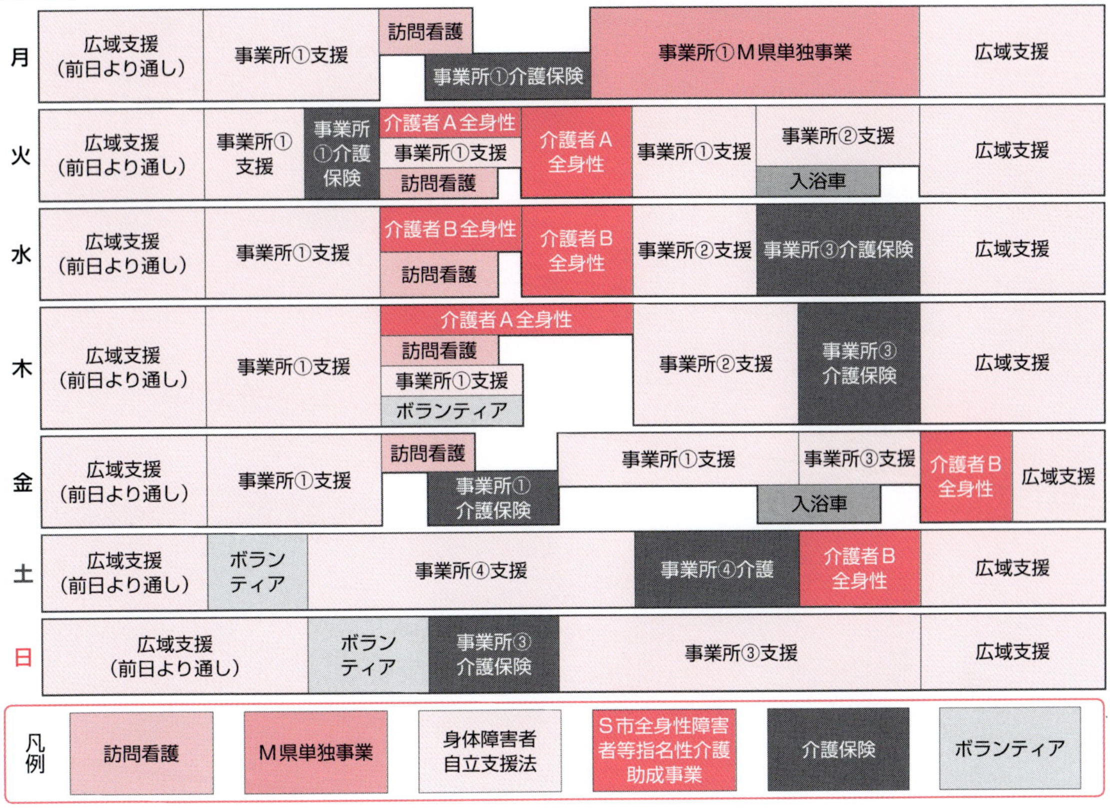

(文献14より引用)

おわりに

　全国数カ所における在宅ホスピス緩和ケアを筆者の実践を踏まえ，その地域性について述べた．筆者の体験した施設のみを紹介したため，限られた範囲でしか提示できなかったが，在宅療養を希望する患者・家族に対して少しでも役立てば嬉しい限りである．

　筆者自身，今もなお，在宅ホスピス緩和ケアのレベルアップのため，日々研鑽を積む必要があると自覚している．可能ならば，読者の皆さんも紹介した診療所等を見学し，生活に根ざしたケアを実体験するとよい．きっと人生の大きなターニングポイントとなろう．

【文　献】

1) 田實武弥：在宅ホスピス緩和ケア．治癒を臨めない造血器腫瘍患者への医療と看護（丹波嘉一朗 ほか 編），135-169, 医薬ジャーナル社, 2012.
2) 厚生労働省：人生の最終段階における医療に関する意識調査 報告書, 2014.
3) 厚生労働省：終末期医療に関する意識調査等検討会報告書, 2014.
4) 自治医科大学附属病院緩和ケア部 編：地域連携のための緩和のいろは, p.6, 2016.
5) 川越　厚 編：在宅ホスピスケアを始める人のために, 35-53, 医学書院, 1996.
6) 田實武弥：在宅ホスピスの共同退院支援の現状と今後の課題 - トータル ヘルス プランナーによる多職種連携 -. ホスピスケアと在宅ケア 24(2): 100-102, 2016.
7) 小笠原文雄：多職種連携におけるトータルヘルスプランナー (THP). 治療 91(5): 1541-1546, 2009.
8) 小笠原文雄：看護力が在宅医療の鍵 － THP の視点が日本を救う．医学の歩み 239(5): 524 - 530, 2011.
9) 小笠原文雄：教育的在宅緩和ケア～実践教育の試み～．第 12 回日本在宅医学会大会抄録集 1: p.110, 2010.
10) 小笠原文雄：教育的在宅緩和ケア．第 16 回日本緩和医療学会抄録集 1: p.381, 2011.
11) 厚生労働省：末期がん等の方への要介護認定等における留意事項について, 2010.
12) 中島　孝：難病における QOL 研究の展開 － QOL 研究班の活動史とその意義．保健の科学 51(2): 83-92, 2009.
13) 大石晴美：地域で支える －コミュニティ緩和ケア．緩和ケア 22(Suppl): 169-173, 2012.
14) 川島孝一郎：独居で最期の日まで暮らせるか．厚生労働科学研究費補助金 (地域医療基盤開発推進研究事業) 分担研究報告書, 52-58, 2014.

4

在宅における
終末期リハビリテーション

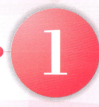

4. 在宅における終末期リハビリテーション

地域における リハビリテーションの活用

安部能成，加藤恒夫

はじめに

かとう内科並木通り診療所は，1979（昭和54）年に岡山県岡山市に開設され，今日（2016年）に至るまで35年以上の歴史をもつ有床の医療施設である（**表1**）。

本稿ではまず，同診療所の地域での展開を振り返り，院長の加藤恒夫が終末期リハビリテーション（以下，リハ）と出会い，実施するに至った背景について述べてから，地域におけるリハの活用について解説する。実例に触れることで，機能回復訓練による社会復帰を目的とするアプローチではなく，病勢の末期あるいは人生の最終段階という特別な時期において，終末期リハという新しい領域を形成するに至ったプロセスを理解してほしい。

表1 かとう内科並木通り診療所の歴史

年	出来事	備考
1979（昭和54）	家庭医療の実践を目的として開設	―
〜	〜	〜
1987（昭和62）	訪問看護の開始	地域ケア，在宅ケアの開始
1988（昭和63）	英国を中心に海外研修の開始	地域医療，家庭医療，緩和医療
1989（平成元）	院内ターミナルケア研究会の開始	―
1992（平成4）	訪問看護ステーション，デイケア，在宅介護支援センターを開設	岡山に全国初の「緩和医療研究会」を設立
1996（平成8）	非営利組織「がんの悩み電話相談室」を開設	
1997（平成9）	緩和ケア施設を開設	中国地方初の在宅ケアの基地
1999（平成11）	自助グループ「患者と家族のためのクラブ"並木ひろば"」を開設	―
2000（平成12）	―	緩和ケア岡山モデルを発表
2001（平成13）	緩和ケア病棟を閉鎖	家庭医療の原点に帰還
2005（平成17）	リハ科を開設	調査研究報告書「がん患者の終末期ケアにおける通所リハビリテーションの役割」
2007（平成19）	健康管理室を開設	―
2008（平成20）	―	笹川助成研究「大学病院化学療法セミナーとプライマリケア[*1]チームの治療から終末期にいたる継続的連携のあり方の研究」

[*1]：WHOは1978年のアルマ・アタ宣言で，プライマリケアを次のように定義している。
「プライマリ・ヘルスケアとは，必要不可欠なヘルスケアであり，実践的かつ科学的根拠があり，社会的に受け入れられる方法と技術に基づいて，地域にいる個人と家族の満足のいく参加により，地域と国家が自立と自己決定の精神で発展する，あらゆる段階で維持可能な費用により，利用可能なものである」

かとう内科並木通り診療所の展開

● 家庭医療に始まる

　かとう内科並木通り診療所は，家庭医療の実践を目的として 1979（昭和 54）年に開設された。当初から地域に密着したプライマリケアを志向しており，高度専門医療を目指してはいなかった。また，初期から緩和医療や地域リハに特化して診療活動に取り組んだのでもない。家庭医療を実践する過程において，施設を出て地域を歩くようになり，症状緩和の医療と出会い，がん患者への対応に気づいた。そのような経過を経て，リハ科を開設するに至った。

　発足 8 年目に訪問看護を開始し，地域ケア，在宅ケアに着手した。家庭医療の実践で得られた知見により，施設を基盤としながら患者の来訪を待つだけではなく，職員が地域社会に出ていくことで地域との密接な関係性をもつ家庭医療を目指すようになった。その挑戦が，訪問看護という形で現れたといえる。

● 海外にモデルを求める

　1988（昭和 63）年に，英国を中心とした海外研修に着手した。

　一般に，ある領域でレベルアップを図ろうとする際，海外の実践にモデルを求めることがある。2016 年現在，国際連合の加盟国は約 200，先進国といわれる OECD 加盟国で 30 余を数えるが，どの国を手本とするか，あるいはすべきかは，各々の選択理由がある。世界トップクラスの医療を実現しているのは米国といわれることが多い。しかし加藤は，多民族による移民国家という国の成り立ち，わが国とは異なり公的医療制度をもたない点から，米国を選択しなかった。公的医療制度とプライマリケアが展開されている先進地において，英語が使える国のなかから英国を選択したことが，その後の展開を方向づけた。

　研修の対象領域として，地域医療，家庭医療，緩和医療を挙げた。診療所開設当初の目的であった家庭医療は 2 番目になり，地域医療が 1 番，緩和医療が 3 番となっている。家庭医療が単純に拡大したというだけではなく，地域における医療を視野に入れながら，緩和医療をも取り込むという目標設定を行った。このような領域選択における順位づけは，その後の医療の展開を予想させる。ただし，この段階ではリハは挙げられていない。

　家庭医療が第一選択である場合，必ずしも地域に出ることを目標とせず，施設を基盤とする展開もありえたが，地域に出ることを第一目標に掲げたことが次の展開の要素となった。施設で患者の来訪を待つ受動的な姿勢ではなく，積極的に自分の足で地域を訪ね歩き，患者の現実の生活に触れるなかで医療ニーズを発見する道が開けたし，地域における診療を超えた課題を発見する可能性も出てきた。

　3 番目に緩和医療が挙げられている。家庭医療では，若者より体力の衰えた高齢者を対象とすることが多い。疾患の治癒を目指すよりも，症状の緩和を目的とする場面が増える。慢性疾患の多い高齢者では，その傾向が強まる。そこで，プ

ライマリケアの特色である症状緩和を志向した。

最終的に，誰にでも訪れる人生の終末期にまで視野を広げれば，ターミナルケア，あるいはその源流となったホスピスケアにたどり着く。研修先として近代ホスピス発祥の地であった英国を選択したことは，その後の展開に有利に働くことになる。

● ターミナルケア研究会の発足

海外研修に着手した翌年，施設発足10年を経過した1989（平成元）年には，院内でターミナルケア研究会を開始した。地域における医療ニーズが，活動性の高い若者より持病を抱えやすい高齢者に傾くことは，年齢を重ねるごとに家計収入における医療費の依存度が上昇することからも容易に推測できる。家庭医療が高齢者を対象とした場合には，緩和医療は単なる症状緩和に留まらず，その延長線上にターミナルケアが現れ，人生の最終段階にまで対象範囲が広がったことになる。

これは，WHOの緩和ケアの定義にも沿っている。WHOは1990年と2002年の2度，緩和ケアの定義を発表している。前者は治癒困難となったがん（cancer）を主な対象として，治癒的治療と緩和的治療を対比的にとらえている。そのため，「ギアチェンジ」という言葉も生まれた。これに対し後者は，生命の危機を予感させる疾患（life-threatening illness）であれば，がんに限定しない点，そして診断後の初期から看取り後の家族ケアまで，時系列的にも延長された。

加藤がターミナルケア研究会を開始した時点では，がんを主な対象としていた。ここに，プライマリケアにおけるがん患者対応の必然性をみることができる。

日本人の死因別死亡者数の第1位は1981年以降，今日（2016年）に至るまで悪性腫瘍（がん）である。わが国でターミナルケアを視野に入れると，頻度と絶対数からがん患者が対象に含まれる。その場合，ケアだけではなく，がん治療に関連した臨床課題が不可避となる。言い換えれば，プライマリケアだけでは末期がん患者に特有の症状緩和は困難である[1,2]。

ターミナルケア研究会を発足させた3年後の1992（平成4）年には，訪問看護ステーション，デイケア，在宅介護支援センターを開設するとともに，岡山市に全国初の「緩和医療研究会」を設立した。これにより，臨床と研究という両輪での診療活動を行うこととなった。

加藤の活動は家庭医療に始まり，地域医療，ターミナルケア研究を経て，緩和医療に進展している。緩和医療の対象にはがん患者が多かったため，緩和医療研究会発足の4年後（1996年）には非営利組織として「がんの悩み電話相談室」を開設した。これは患者に対する診療だけではなく，必ずしも医療の範疇になくとも，患者を抱えている家族の問題に対処しようとする試みである。ちなみに，日本緩和医療学会の発足は1996年である。

● ターミナルケアから緩和ケアへ

　1997（平成9）年には中国地方において初の緩和ケア施設を設立した。これは，加藤の展開する在宅ケアの基地となるものであった。わが国では，1981年の聖隷浜松病院の緩和ケア病棟設立を契機に，キリスト教を背景にもつ民間のホスピス・緩和ケア病棟が設立されてきたが，国立がんセンター（当時）に緩和ケア病棟が設置されたころから，医療保険制度で緩和ケア病棟が支えられることとなった。医療制度的観点からみれば，緩和ケア病棟の設置は経営的安定を意味する。

　しかし，ケアの内容は保証の限りではない。わが国の医療制度では，緩和ケア病棟の面積や人員配置といった構造（structure）に関する規定はあるが，そこで行われるケアの過程（process）に対する査察は弱く，結果（outcome）の評価はほとんどなされていない。したがって，緩和ケアに関する質的担保はないに等しい。

　1970年に人口の高齢化率7％を迎えたわが国は，1994年には14％を超えて高齢社会となり，2007年には21％を上回って国連の定義による超高齢社会を迎えている高齢化と発がんのメカニズムには類似性があるが，高齢社会で発生数を増すがん患者を抱えるなかで，がん緩和ケアの重要性が報告された[3]。その際，量的側面は注目されたが，いまだ質的側面は手つかずの状態といえる。しかも，団塊の世代の大量死が予測されるなかで，がん緩和ケアにおいては施設の増加が認められる一方，地域における在宅ケアは等閑にされている。

　それにもかかわらず21世紀の今日，WHOの定義をはじめとして緩和ケアは決してがん患者の専有ではない。むしろ，がん緩和ケアに始まり，臓器疾患や老衰などの非がんの患者へと広がりをみせており，より広範な対応を求められている。もし，がん患者に対する地域ケアが進展しないなら，非がん患者の地域ケアも進展しないままに留まることは，容易に予測される。

　1999（平成11）年には自助グループである「患者と家族のためのクラブ"並木ひろば"」を開設し，緩和ケアの対象が患者と家族の両者であることを端的に示した。このとき，専門職が丸抱えにするのではなく，自助グループの育成を試みている点に加藤の先見性をみることができる。

　かとう内科並木通り診療所の活動は，家庭医療に始まり，地域活動から緩和ケアに拡大し，がんを対象としてレベルアップを図り，さらに，家族や市民にまで守備範囲を広げてきた。そのような20年間にわたる活動の集大成が，緩和ケアにおける独自モデルの形成として結実することになる。

● 緩和ケア岡山モデル

　2000（平成12）年，加藤は緩和ケア岡山モデルを発表する。ところが，その翌年には3年間継続した緩和ケア病棟を閉鎖した。これは，家庭医療の原点に帰ることを意図している。つまり，緩和ケアが進展すれば，地域における在宅での対応が基本となり，専用の入院施設は不要になるという予測に基づいていた。

各地域で患者の在宅ケアが可能であれば，入院施設はいらなくなる。その際，各地域のプライマリケアチームが初期段階の緩和ケアを行い，困難事例には専門的緩和ケアチームが各々のプライマリケアチームを回り，セカンダリケアとしてコンサルテーション（相談・助言）業務を行うという，英国の地域緩和ケアチームの実践にならったものである。

かとう内科並木通り診療所では，緩和ケア岡山モデルの発表前から，ターミナルケアにおけるリハを視野に収めていた。英国に範を求めた初期から，加藤はホスピスでリハが行われている点に注目していたのである。特に作業療法で患者が手工芸（craft work）をしていたことに興味を抱いており，初期の段階から作業療法士（OT）を参加させていた。したがって，緩和医療への展開の当初からリハの必要性を認めていたといえる。

治癒の可能性が低くなった進行がん患者を対象とした緩和ケアでは，次第に社会復帰が困難となり，機能回復訓練の実施も難しくなるので，旧来の医学的リハの目的とは合致し難い。ところが，英国のホスピスでみられたように，病勢が進行しても，音楽療法や手工芸が可能な場合はある。そこで実施されるリハの意味合いとは何か，これが新たな論点となった。

●リハビリテーション科の開設に至る

2005（平成17）年，かとう内科並木通り診療所は発足から25年を経て，ようやくリハ科を開設した。この年には，調査報告書「がん患者の終末期ケアにおける通所リハビリテーションの役割」を上梓した。これは，2003年に着手した厚生労働省・日本公衆衛生協会の助成による研究の成果をまとめたものである。

この研究では，医療とリハが併存する通所リハは，既存のさまざまなサービスのなかでは英国で実施されているデイホスピタルと似ていることから最適であり，多くの通所リハでは現実にその機能を果たしていることが，さまざまなデータから明らかにされている。

しかし，そこに配置されていた理学療法士（PT）やOTには課題があった。それまでのリハ専門職の教育では，旧来からの「機能回復訓練による社会復帰を目的とするのがリハ」という古典的概念が成立している。これが新たな展開を阻む一因となった。

がん患者の終末期には，病勢の進行に伴って社会復帰は難しくなり，機能回復訓練の実施も困難となる。したがって，旧来のリハ概念をそのまま持ち込むことには無理がある。疾患の理解に基づいたリハの計画と実施も大切であるが，人生の最終段階を迎えている患者を対象とすることも重要な前提条件である。がんやがん治療に対する知識がなく，終末期という時期のもつ意味合いに関する教育もないなら，がん終末期患者への対応が困難となるのは容易に想像できる。

ところが，英国ではホスピスでリハが実施されていた。そこでは，機能回復を

期待できない患者を対象に理学療法・作業療法が行われ，病勢の進行により低下が不可避であるADLを踏まえ，手工芸をとおしてQOLの維持・向上が図られていた。すなわち，旧来の機能回復リハが適応できない状況において，終末期リハという新たな領域が構築されていた。

調査報告書が明らかにしたように，既存の通所リハでデイホスピスを実施できる可能性は高い。ところが，重要な役割を担うべきリハ専門職には，終末期リハという新しい領域をもたない旧来の教育を受けているという難点がある。なんらかの形でこれを克服しないと，リハ専門職のもつ知識と技術を終末期の患者には活用できないおそれがある。その対応が次の課題として浮かび上がる。

世界各国の医療制度と終末期リハビリテーション

終末期リハは，治療の場である医療施設から，生活の場である地域へ舞台を移して展開される。これは，病勢の進行による末期状態ないし，人生の終末期へと移行する時期において，療養の場所，あるいは看取りの場所に対する希望調査を行うと明瞭になる。

調査対象となった多くの患者が，自宅での療養を，そして看取りの場として自宅を希望している（図1）。その意味では，人生の終末期は施設よりも自宅という流れがある。しかし，政府統計によると，医療施設である病院での死亡が77.9％，病院以外の施設での死亡が9.5％，自宅で看取られるのは12.6％という現実がある（図2）。

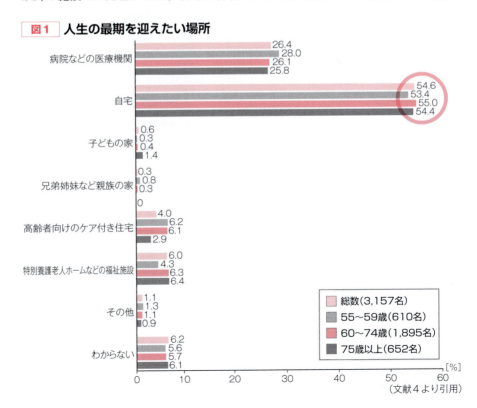

図1　人生の最期を迎えたい場所

（文献4より引用）

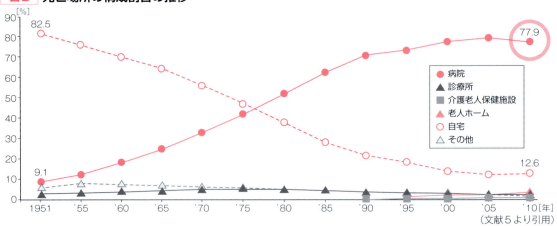

図2 死亡場所の構成割合の推移

(文献5より引用)

　終末期リハの舞台となるべき地域，あるいは在宅で医療を支えているのは誰であろうか？　まずは地域の開業医であろう．日本では，開業医の選択は住民に任されている（フリーアクセス）．ところが，これは先進諸国と比べると例外的な制度であり，わが国の医療の特色の一つである．

　税金を財源としながら国営医療を展開している国，例えば英国やオランダでは，地域の診療所に登録して初めて住民は医療を受けられる．居住地で決まっている登録診療所は固定的となり，担当医師も文字どおり「掛かりつけ」となる．患者には，診療所や医師を選択する自由がない（近年，英国では登録診療所でグループ診療が行われるようになり，登録者は複数の医師から選択できるようになってきた）．

　英国の医療制度（National Health Service：NHS）では，救急外来を例外として，診療所の登録医（general practitioner：GP）の紹介がないと入院設備のある病院を受診できない．地域の無床診療所と，入院設備を整えた病院の機能は明瞭に分けられている．入院治療の必要性はGPの判断によるので，GPはゲートキーパー，あるいは，ゲートオープナーとよばれる．北欧，カナダ，豪州なども同様の医療制度である．

　英国やオランダはプライマリケアの先進地として知られている．その業務内容は医師の診療だけではなく，看護師，保健師，リハ専門職など，複数の専門職が外来，あるいは訪問により，担当地域の医療・保健（Health Service）を支える仕組みとなっている．その理由の一つとして，税金による国営医療のため，医療職は職種にかかわらず等しく国家公務員として保障されていることも関係している．これに対して，わが国では，民間医療機関の病院の管理者は医師である．医師は医療チームのリーダーであると同時に，職員の生活保障に責任を負う経営者でもあるため，採用する職種の選択に経営的判断を含まざるをえない．地域のプライマリケアにおいて，リハを含む複数の専門職によるチーム医療の展開がみられる点で，英国やオランダの地域医療はわが国の開業医制度とは異なる．

英国やオランダの終末期リハは，わが国のように必ずしも病院中心ではなく，地域の診療所での外来リハ，訪問リハがプライマリケアと同時並行的に展開されやすい．これは，病院育ちのわが国の医学的リハにはみられない状況である．

英国の近代ホスピスからの発想

地域における医療の展開において，地域住民である患者のニーズを拾い上げ，さらに治癒困難な患者に対する緩和ケアの一部分として進行がん患者をとらえるというプロセスは，広い間口から入り，絞り込んでいく方向性である．

これに対して，がんセンターで専門的立場からがん患者に対して抗がん治療を行った後，治癒不能な患者に対する緩和治療から，療養の希望先に多い地域・在宅へ展開する流れでは，絞られた治療場面から地域での生活へと広がっていく．その意味で，両者は方向性が逆である．つまり，専門治療施設から終末期リハを発想するだけではなく，目的地である地域における在宅生活からの発想による終末期リハもありうる．

加藤は，岡山の地で開業して数年を経たころ，医療モデルを探ろうとBritish Council（英国文化振興会）の手引きを得て，英国を訪問した．その際，東ロンドン（当時は相対的な貧困地区といわれていた）において，老年医療，デイホスピタルを見学した際，Macmillan Nurse（英国のがん専門看護師）と出会い，ホスピス緩和ケアを知るところとなった．

近代ホスピスの嚆矢である南ロンドンのSt. Christopher's Hospiceで開催されたセミナーへの参加を契機に，その後も数回にわたり英国を訪問することとなった．しかし，ここでは明瞭な形で終末期リハに出会うことはなく，イングランド北部の町ニューカッスルにあるSt. Oswald's Hospiceで出会った．

そこでは終末期リハとして理学療法を行うと同時に，作業療法として手工芸（craft work）が行われていることに注目した．この経験から，後に緩和ケア病棟を構築する際，リハは必須であると考えて実行に移した．在宅リハでは作業療法から着手し，開設当初より緩和ケア病棟に専属のリハ職としてOTを配置し，緩和ケアにおけるリハの役割を開発してきている[6]．

家庭医療において，痛みの訴えは頻度の高いものである．したがって，疼痛対策は家庭医療の重要な位置を占める．痛みに対する症状緩和のアプローチには，ペインクリニシャン（痛み対策の専門家）としてのものがある．各種の薬物療法には，神経ブロックのほか，消炎鎮痛剤（アセトアミノフェン），非ステロイド性抗炎症薬（non-steroidal anti-inflammatory drugs：NSAIDs），オピオイドなどさまざまな選択肢があるが，さらに非薬物療法としてリハによる痛み対策もある．加藤はリラクセーションによる筋弛緩効果，腰痛体操による痛みの予防，月1回の介護予防教室などを試みた．WHO方式がん疼痛治療法に固執することなく，より広範に患者のニーズに応えようとする姿勢があったといえる．

地域医療と入院医療の特徴

● 往診と地域医療

　地域医療では，医療資源の制約から「少数の医療者がいかに幅広く課題に対応できるか」が問われる。往診先では職員単独のことが多く，施設・設備に依存することもできない。

　複数の専門職で構成されるチーム医療の場合でも，地域では一人ひとりの専門職が広範に対応できることが望ましい。在宅の基地であるステーションではチームメンバーが集まれても，訪問先では単独行動が通例だからである。

　リハ専門職であれば，1人のセラピストが理学療法，作業療法，言語療法の概略をカバーできることが望ましい。それぞれ独立した専門職が必要とされるなら，3倍の人員が必要となり，それだけのコストが求められる。それだけではなく，リハ実施の前提条件となるバイタルサインのチェックなどは看護業務と重なる面があるし，摂食状況や排尿・排便のチェックも重要な情報である。褥瘡や心肺機能などのモニタリングでは，主治医に重要な情報を提供する役割もある。

　このような状況を勘案すれば，訪問担当の職員には高度な機能分化は期待できないし，望めないことになる。入院設備を備えた病院のような部門構成に基づく人員配置，大きな組織をもたないからである。したがって，高度先進医療の一つと目されているがん治療の実施は不得意な分野といえる。むしろ，高齢者に多い慢性疾患の管理などに持ち味を発揮しやすい。

● 入院治療の特色

　20世紀の抗がん治療は外科手術中心であった。外科手術の場合，執刀医のほかに，麻酔科医，病理医，放射線科医などの複数の医師から構成される単一職種チーム医療が前提条件となる。原発巣の治療を担当する診療科の医師だけではなく，骨転移なら整形外科，脳転移には脳外科の応援を仰ぐこともある。このような大掛かりな人員構成は町医者では困難であり，往診では不可能といえる。

　医師だけではなく，術前の検査から術後の療養まで，病棟というシステムを活用した単職種によるチームケアが切れ目なく展開される。例えば，病棟における看護活動も単一職種によるチーム医療といえる。さらに，看護師，薬剤師，栄養士，リハ専門職などの複数の専門職からなるチーム医療も，褥瘡対策チームや栄養管理チーム（nutrition support team：NST），緩和ケアチーム（palliative care team：PCT）などの目的別に編成され，病棟内で活動することがある。

　多くの資源を大量に投入して，短期決戦を行う場所が病院なのである。複数の診療科で構成される医師団，入院生活を支える病棟は看護団によるケアであるし，リハ部門もPT，OT，言語聴覚士（ST）など，複数の専門職によるチーム医療が前提となっている。したがって，長期にわたる療養生活には向いていない。

　潤沢な医療資源の投入による高度医療の展開は，少ない医療資源を前提条件と

する地域医療の現場では困難がある。しかし，がん患者の場合，がんセンターの退院後は自宅療養となることが多いので，事後のケアを含めて，地域の開業医に受け持ちが代わらざるをえない。

● **入院治療後の対応**

在院日数の短縮化が叫ばれる今日，短期決戦の傾向はますます強まっている。初期治療，つまりプライマリケアで高度先進医療の必要性が認められた患者は，高度医療を行う病院に移る。そこでのクリニカルパスによる2週間程度の治療を終えると地域に帰る。その後は，高度医療施設に外来通院するか，地域で開業医に診てもらうことになる。

しかし，がん患者に対する医学的リハは入院患者だけに認められており，外来でのリハは保険制度上認められていない。医学的リハは入院治療と並行して行うだけか，術後に行われる可能性はあるものの退院後の外来治療は想定されていない。これでは，術後の生活再建というリハの目的からすると，時間的制約が大きすぎて効果が出にくい。

医療は，施設から地域へと，活動の場を変えながらも途切れなく続けることができる。しかし，リハは外来制度がないので途切れてしまう。医療の継続と術後のリハの継続による生活再建，あるいは生活機能維持のためのリハが求められているのである。

そこで，退院後の対応が求められることになる。介護保険の範疇ではあるが，デイホスピタルあるいはデイホスピスとして通院リハを検討することになる。厚生労働省の研究班を組織した加藤は，既存の施設・制度を活用しながら，わが国になかったデイホスピスの可能性を探ったのである。

高齢者医療はデイホスピタルからデイホスピスへ

英国の地域医療，家庭医療，緩和医療の経験を積んだ加藤は，わが国においても高齢者を中心とした看取りの医療の必要性を感じ，老年医学の観点から準備を進めていた。

21世紀のわが国は，少子・高齢・多死社会を迎えた。少子化は高齢化とセットであり，相対的な問題ともいえるが，団塊の世代といわれる戦後の第1次ベビーブーム世代が後期高齢者となる状況を迎え，これまでにない看取り数の発生が予想されており，その対応は喫緊の課題となっている。

第1次ベビーブームの1947〜1949（昭和22〜24）年ごろ，日本人の看取りは自宅で行われることが多く，在宅死85％に対して病院死は15％程度であった。1961（昭和36）年に国民皆保険制度が始まり，病院を利用しやすくなった。これに遅れて，1980（昭和55）年ごろ，在宅死と病院死は50％ずつという時代を迎えた。さ

らに，21世紀の現在，在宅死10％，病院を含む施設での死亡が90％となっている[5]。

　死亡者数の増加に対して，病床数は限界に達している。増え続ける看取り数に対して，病院，病床の増加では対応しきれない。その影響を受け，介護老人保健施設などの非医療施設における死亡者数も増加している。

　その理由としては社会構造の変化，特に農耕社会から工業化社会への移行，家庭の機能と介護力の減少，都市化の影響による旧来のコミュニティの変容，若年層の相対的貧困化による社会全体での介護力の低下など，さまざまな要因が指摘されているが，詳細については成書に譲る。

　このような社会状況の変化による施設対応の限界を受け，医療政策的には入院日数の短縮化による対応が図られた。30日間の療養期間を，クリニカルパスを用いて15日に短縮する試みは効果を上げているかにみえる。今後，一層の少子化が進めば，次第に入院者数，看取り数ともに減少するはずである。しかし，団塊の世代が大量に死亡する時期には，たとえ病床利用率を2倍にしたとしても，それを上回る勢いで入院患者が増加し，やはり施設における対応は限界である。そこで，在宅における看取りが浮かび上がる。

　ところが，入院期間の短縮化，在宅緩和ケアの推進といった声とは裏腹に，緩和ケア病棟は増加している。これまでの地域医療の政策展開には配慮が欠けているにもかかわらず，少子・高齢・多死社会における看取りの場面では地域の力を借りようとする。政策担当者のご都合主義が垣間見える事態といえる。

　加藤の提案する「がん患者の終末期ケアにおける通所リハビリテーションの役割」では，既存の制度を活用することで英国並みの緩和ケアを展開できるとしている。これは医療政策の点からも考慮に値するものといえる。

緩和医療の教育

　わが国では，高度先進医療は入院設備を整えた病院が担ってきた。それも，急性期医療を主体とする地域の基幹施設である総合病院，あるいは高度先進医療を施行し，医療専門職を教育し，その技術的裏づけとなる臨床研究を行ってきた大学病院が多い。しかし，そういった施設は，原疾患の治癒的治療をあきらめざるをえなくなった患者への対応，緩和ケアの経験には乏しい。加えて，病院から在宅への移行，あるいは院外でのケアの経験はないに等しい。

　近代ホスピスは当初，旧来の高度・先進・専門治療に対するアンチテーゼという側面をもっていたが，緩和ケアという名称に変更されてWHOの定義が出てからは，非治癒的段階にまで病勢の進んだ進行がん患者に対するケアの実践という側面が強くなった。がんセンターに緩和ケア病棟が併設されたり，がん診療連携拠点病院に緩和ケアチームが作られたりしたのは，そのような潮流を受けてのことである。

　ところが，このような潮流を促進する活動において重要な緩和医療，緩和ケア

を主導すべき人材の育成は，今までのところ有効に機能していない．確かに，日本緩和医療学会による医師への教育〔例えば，OPTIM（Outreach Palliative care Trial of Integrated regional Model）〕，あるいは看護師への教育〔例えば，ELNEC-J（The End-of-Life Nursing Education Consortium Japan）〕は実施されている．しかし，その教育・研修のレベルはプライマリケアに留まり，緩和ケアの専門家，プライマリケアにおけるコンサルテーションに耐えうるようなスペシャリストを養成しているとは考えにくい．

確かに新しい領域の黎明期，初期の段階は，普及啓発が優先課題であり，浅く広く知識と技術を提供する広報的活動が求められる．しかし，いつまでもその段階にとどまっていては診療やケアのレベルアップは困難である．

これを行っていくには，まず地域医療，プライマリケアの責任者である医師に対する現任研修・教育が必要となる．しかも末期医療，終末期ケアの経験を豊富にもつ先達が，志のある後輩を教育するほかない．WHOのいう緩和ケアでは人の死が避けられないという前提条件がある．その貴重な時期，時間における臨床体験は，ほかに代わるものがない．外国留学・海外研修による先端知識・技術の習得は貴重なものであるが，実地臨床に結びつかなければ，その意義は半減してしまう．

加藤は，日本死の臨床研究会の国際交流員として，緩和ケア先進地の教育プログラムを導入しようと図った．英国でのホスピス緩和ケアにおける豊富な経験を活かし，英国の大学教育における緩和医療，緩和ケアの教育プログラムに学び，それを導入しようとしたのである（**表2**）．

その理由として加藤は，Cicely Saunders（シシリー・ソンダース）（1918～2005）が着手したホスピス活動が近代的とよばれて成功を収めたのは，20世紀の産物である科学的手法に基盤を置いた「研究と教育」に依拠したからだという，Higginson（ヒギンソン）の著述を引き合いに出している．加藤は，研究の裏づけのある知識と技術を，いかに時代精神に適合した医療者の態度にまで高められるかは，教育にかかっていると述べている．

●座学と実学の二本立て教育

その後，加藤は，岡山大学医学部と，かとう内科並木通り診療所という実地臨

表2 英国の緩和ケア教育プログラムのわが国での紹介

著者	タイトル	掲載誌
加藤恒夫	英国における緩和医療の現状	緩和医療 4(2):35-40, 1995
田中紀章	現代医療における緩和医療の問題点と展望	緩和医療 11(1): 43-49, 2002
伴 信太郎	医学教育を中心にした緩和医療教育	緩和医療 11(1): 51-55, 2002
齋藤信也	我が国の学部教育における緩和ケア教育の現状	第8回日本緩和医療学会, 2003
鈴木富雄	在宅緩和ケア教育は学生に何をもたらしたか	第35回日本医学教育学会, 2003
加藤恒夫	緩和医療と医学部教育	臨床精神医学 33(5): 675-680, 2004
加藤恒夫ほか	死の臨床の教育 大学と地域の連携による系統講義と事例検討の統合モデル	死の臨床 28(1): 36-38, 2005

床を有機的に結びつけ，緩和医療教育に着手した。14年間の緩和医療教育の経験から編み出された教育形態は，かとう内科並木通り診療所における在宅緩和ケア実習と大学での系統的講義となっている。

これは，英国のすべての医学部で必須科目として教えられるようになった緩和医療の教育方法が，単に講義だけではなく，ホスピスでの実習や地域の診療所（日本の開業医とは制度が異なる），自宅において，患者・家族と直接的かかわりがもてるように工夫されているという事実を反映したものとなっている。このプログラムで学生は，緩和ケア実習をとおして「人の生と死」を考え，一方では「チーム医療の重要性」など医の原点を学んでいるという。もちろん，大学の講義では，がんの痛みのメカニズム，がん治療における緩和ケアの応用などの知識・技術を習得している。実地臨床と大学での講義が両輪となり，これらを有機的に結びつけるような工夫がされている。

医師教育における緩和ケアへのアプローチから，終末期リハにおける教育・研修のポイントを引き出すことができる。リハ専門職の人材養成においても，実地臨床と養成校での講義が車の両輪となるようなプログラムを構成し，終末期リハという新しい領域で活躍できる人材の育成を図るべきということになる。

しかし，医師教育と異なる点は，リハ学科には終末期リハの講義を担当できる経験を積んだ教員がほとんどいない，実地臨床で終末期リハを実施している施設が少ない，その施設に臨床実習を指導できるスタッフがほとんどいないという状況にある。したがって，医師，看護師よりもさらに厳しい条件を克服しなければならない。

前述の必要条件に目をつぶり，粗製乱造に走れば，チームメンバーの信頼を得られないばかりか患者・家族にも信用されない職種という評価になる。社会的認知を得る際，最も重要なものは信用である。一定数の人材が育つまで，現有勢力で地道に人材養成を行うほか，道はないのである。

この点では，加藤が指摘しているように，すでに稼働している通所リハを実地臨床の場として考え，ここに終末期リハの経験および知識と技術の研修を経た臨床実習指導者を置けば，比較的早く人材育成が可能となるかもしれない。これまでの研修・教育の経験に学びながら，リハ専門職の持ち味が発揮できるようにする，という観点から，検討すべき提案といえる。

終末期リハビリテーションのポイント

●終末期リハビリテーションという新しい領域を認めること

前述のように終末期リハは，旧来のリハが経験してこなかった新しい領域である。特に医学的リハを担ってきたリハ専門職，PT，OT，STなどは未経験の分野であり，経験者の指導を受ける必要がある。

これまでのリハ専門職は，急性期治療で一定の成果を得て安定期を迎えた患者

を対象に，機能回復訓練による社会復帰を主な目的とした介入を行ってきた。その活動の基盤として，特に養成校での教育では医療施設での活動を前提としていたが，次第に退院後の在宅生活や地域社会における活動に視野を広げてきた。

これに対し終末期リハでは，病勢の進行により末期状態となった，あるいは人生の最終段階を迎えた人が対象である。社会復帰は難しく，次第に機能回復は困難となり，機能維持にも努力を要する。旧来の医学的リハでは，疾患の治療効果を症状コントロールで示し，リハ介入の効果指標としてADLを用いている。終末期では，その維持どころか，早晩，機能低下せざるをえない。したがって，旧来の概念のままではADL低下の状況では，リハの効果を得られないことになり，終末期からは撤退となっていたのである。

●機能回復リハビリテーションと終末期リハビリテーションとの構造的相違

終末期リハにおける新しい目標設定は，患者および患者家族のQOL改善である。これは，WHOの緩和ケアの定義と同じ考えである。ただし，そのアプローチにおいて，旧来のリハが蓄積してきた知識と技術を適応しようとする。

旧来の概念が成り立たないことから，それに従事する職員の研修，学生の教育も新たに構築する必要がある。ここでのキーワードは，旧来の医学的リハと同様にADLとQOLであるが，両者の関係性が異なる。これについてはp.5の図2，p.9の図5を参照してほしい。

●キーワードの再検討

さらに，QOLの概念を再検討する必要がある。わが国では，英語のquality of lifeがさまざまに翻訳されてきたので，混乱をきたしやすいためである。上田[7]が各地の講演会などで述べているように，QOLの訳語をICF（国際生活機能分類）の概念枠組みで説明すると，心身機能と身体構造のレベルでは「生命の質」となり，活動のレベルでは「生活の質」となり，参加のレベルでは「人生の質」となっている。しかし，人生の最終段階ではこれに留まらず，その人がこれまでの人生をどのように感じるか，考えるか，という段階にまで至る。したがって，QOLとは，その人の人生に対する満足感，充実度を意味する。しかも，これを決定できるのは，European Association for Palliative Care（EAPC：ヨーロッパ緩和ケア学会）がホワイトペーパーで指摘しているとおり，患者自身にほかならない[8]。

すぐそばに寄り添い，患者にとって密接な関係をもつ介護者，その多くは患者の家族であるが，これに代理決定させようという意見は根強くある。しかし，患者と介護者は明らかに立場が異なり，いかに密接な関係であろうと見解に相違を生じることは，すでにさまざまな研究で明らかになっている。

ADLについても，QOLほどではないにせよ再検討が必要である。旧来のADL

は，機能回復訓練室と，病院などの施設環境で実現可能であればよかった。しかし，21世紀のリハがICFの概念枠組みを用いて展開していることを考えれば，活動だけではなく参加のレベルを対象範囲に含むことが求められる。すなわち，IADLにまで展開する必要がある。

施設を離れた在宅緩和ケアであっても，ベッド内だけでは生活空間は広がらない。患者が最後まで希望をもつには活動性の保証が必要であり，その希望がトイレや入浴など，ベッド外にあることを許容できなければならない。その意味でも狭い空間におけるADLにとどまる必要はない。

●実地臨床での教育・研修が重要

リハ専門職として臨床活動するには，国家資格の取得が前提条件である。しかし，ペーパーテストで測定可能なのは知識のレベルにとどまり，現実の臨床能力を判定できないことは，医療関連専門職の教育で臨床実習が不可欠な点でも示されている。まして，新しい領域である終末期リハの場合，現実に終末期リハが行われている臨床での実習が必要不可欠である。

医師は，国家資格取得と2年間の研修（歯科医師は1年間の研修）を経て，臨床活動に入るようになった。リハ専門職も同様に考えられる。医師は内科・外科などの専門領域をローテートするが，リハ専門職も疾患や患者別の旧来の領域に加え，終末期という新たな領域を設定して臨床実習を行う必要がある。その場合，終末期リハの臨床経験を積んでいる実習指導者は臨床現場にしかいないため，学外に出なければならない。スーパーバイザーの下で一定の臨床実習を経験し，終末期リハの領域で臨床活動を行う。

旧来の臨床実習では，指導者の資質に担保を求めないことが多かった。したがって，貴重な臨床実習が有機的に行えていない場合もみられた。しかし，終末期リハでは，臨床実習指導者に最低限度の資質を求めたい。例えば，終末期リハの臨床経験が2年以上（年52週として105週以上，1週45時間なら4,725時間の臨床経験），症例報告などの終末期リハに関連した演題での学会発表を複数行っていること，同様のテーマで原著論文・総説などを複数発表していることである。大学院での修士号や博士号の取得は望ましいが，現状では終末期リハに関連したテーマで学位を授与されている臨床実習指導者は，ほとんどいないであろう。

●望ましい実例を提示すること

終末期リハにおける臨床実習では，望ましい実例を提示することが重要である。臨床実習指導者は望ましい終末期リハの経験を重ねていなければならず，実習生に理解可能な形で提示できなければならない。

その理由は，終末期リハでは患者の人生の終わりという貴重な時間，大切な時期をともに過ごすからである。死は怖いもの，忌み嫌うべきものというイメージ

を職員がもっていると，患者および患者家族に伝わり，反応が起きる．人は心理的な生き物なので，交流をもつ人間の心理に影響されるからである．

人の死を望ましいものとまでする必要はないが，終末期リハを行ってよかった実例を経験していないと，実習生に対する説得力がない．結局，臨床実習の経験が，終末期リハの否定的な評価につながる．これでは，なんのための臨床実習なのかわからない．

失敗例，禁止事項から臨床実習に着手し，臨床現場の安全対策に終始することがある．確かに医療活動において，リスク管理は最優先の課題である．しかし，そのことを医療常識として踏まえながら，新しい領域である終末期リハでは，患者，家族，職員の関係性における喜びの存在を示す必要がある．

そのような臨床活動の意義を感じることが，職員のモチベーションを高め，また，burn outの防止につながる．

おわりに

地域におけるリハの活用について，特に，新しい領域である終末期リハを展開する立場を踏まえて述べた．しかし，病院を基盤とした教育が50年を経過したわが国のリハ専門職は，現状のままでは終末期リハへの対応が困難である．だからといって，地域での実践を見送るべきではない．

高度専門分化は病院医療では高価値であったが，地域ではスキルミックスのような幅広い問題解決力が求められる．これまで医師，看護師が努力してきたプライマリケアの観点に立てば，病勢の末期，人生の終末期において，旧来の機能回復リハとは異なる機能と役割をもつことがわかる．

終末期リハは展開可能であり，活躍の時期，活動の場所は多数ある[9]．しかし，その裏づけとなる臨床活動，臨床研究は始まったばかりで，先人の努力に学びながら新しい道を切り開く必要がある．

【文献】

1) 岩垣博己 ほか：β-blocker とNSAIDsによるがん悪液質改善効果(第2報). 緩和医療 18(1): 111-118, 2011.
2) 齋藤信也 ほか：βブロッカーとNSAIDsによるがん悪液質改善効果. 緩和医療 16(1): 19-24, 2009.
3) 厚生労働省, 日本医師会 監：がん緩和ケアに関するマニュアル 改訂第3版, 成文社, 2010.
4) 内閣府：高齢者の健康に関する意識調査結果. 2007.
5) 厚生労働省：人口動態統計, 各年版.
6) 香川優子：緩和ケアにおける作業療法. 緩和ケア通信 3, 1999. (http://www.kato-namiki.or.jp/html2/medicalinfo-folder/kanwatusin/kanwa3.html, 2016年7月時点)
7) 上田 敏：ICF：国際生活機能分類と21世紀のリハビリテーション. 広島大学保健学ジャーナル 2(1): 6-11, 2002.
8) Radbruch L, et al.: White paper on standards and norms for hospice and palliative care in Europe: part 1. EJPC 16(6): 278-289, 2009.
9) 加藤恒夫：日本における地域緩和ケアチームとリハビリテーション ―リハビリテーション専門職の役割と期待. 総合リハビリテーション 43(11): 1037-1042, 2015.

4. 在宅における終末期リハビリテーション

地域リハビリテーションにおけるスキルミックス

染谷明子

はじめに

　スキルミックスは，1990年代にOECD（Organisation for Economic Co-operation and Development：経済協力開発機構）諸国が深刻な医師・看護師不足の解消のために医療における職種の在り方を見直したところから端を発し，現在はチーム医療のなかでの役割の補完・代替や他職種協業の在り方など，広い概念でとらえられている。

　地域リハビリテーション（以下，リハ）の現場では，地域で暮らす人を支えるために，どの職種も幅広い視野が必要である。患者・利用者に必要なものを「誰が」提供するかではなく，「確実に」提供できることが問題となるため，提供の方法を話し合い，協業し，時には職種間で役割を相互委譲しながら患者・利用者を支えてきた。そのため，スキルミックスという言葉が取り上げられる以前から，どの職種も自然に行ってきたプロセスであるといえる。

　「地域包括ケア」時代において，医療機関や介護施設，地域の多様な住まいや，社会資源などのすべては，よりシームレスに連携していかなければならない。地域のなかで働く専門職だけではなく，医療機関で働く専門職も視野を拡げ，患者の退院先であり生活の場である地域を考えて医療を提供する必要がある。

　ここでは，医療・介護専門職だけではなく，家族，地域住民など，かかわるすべての人たちが，どのように手をつなぎ，一人の人を支えていくべきかを実践を踏まえて考えたい。

今，地域における医療・介護はどうなっているのか

●医療と介護をめぐる情勢

　わが国は，団塊世代が後期高齢者に達し，高齢者人口が3,500万人を超えると推計される2025年には医療・介護ニーズが大きく変化すると予想し，医療・介護を一体とした改革を進めている。2013年12月に「持続可能な社会保障制度の確立を図るための改革の推進に関する法律」が成立し，2014〜2017年度の医療・介護改革の工程が示された。これに基づき2014年6月に成立・施行された「地域医療介護総合確保推進法」が「地域医療構想」につながっている。「医療機関完結型医療」から「地域完結型医療」への移行のために病院の機能分化を進め，受

け皿となる地域では「地域包括ケアシステム」を構築し，地域で看取りまでできるケアの仕組みを作っていくこととなる。

財政制度等審議会では，2025年の医療提供体制適正化として，現状に高齢化を織り込んだ場合の推計病床数152万床から，「目指すべき姿」として病床の機能分化を進め，115～119万床に削減する計画を示しており（図1），介護施設や高齢者住宅を含めた在宅医療等で対応する患者数を29.7～33.7万人程度と見込んでいる[1]。在院日数の短縮とともに，一定の医療・介護ニーズをもった多くの患者が地域で生活することになる。これからは，医療・介護が一体となり，地域で患者を支えていく時代となるのである。

図1 2025年の必要病床数

【推計結果】
機能分化等をしないまま高齢化を織り込んだ場合
152万床程度

2025年の必要病床数（目指すべき姿）
115～119万床程度

- 高度急性期 13.0万床程度
- 急性期 40.1万床程度
- 回復期 37.5万床程度
- 慢性期 24.2～28.5万床程度

NDB（National Database）のレセプトデータ等を活用し，医療資源投入量に基づき，機能区分別に分類し推計

地域差を縮小しつつ，慢性期医療に必要な病床数を推計

将来，介護施設や高齢者住宅を含めた在宅医療等で追加的に対応する患者数

29.7～33.7万人程度

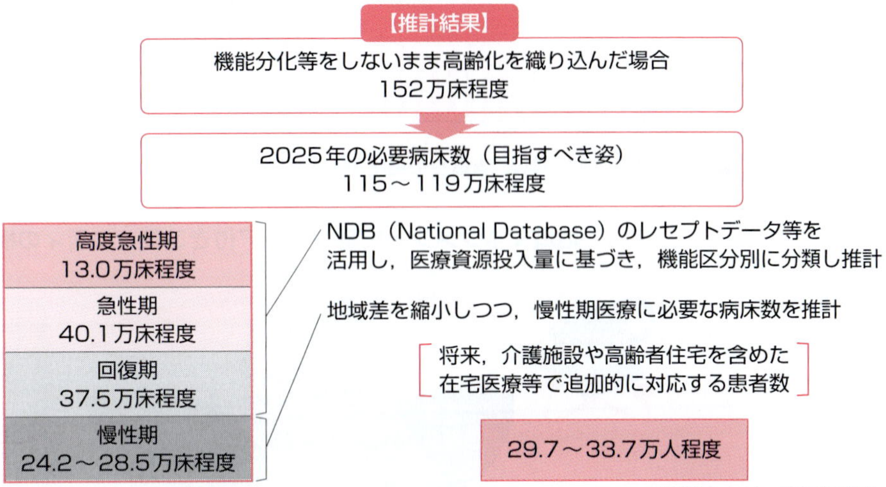

（文献1より一部改変引用）

● 終末期を迎える「在宅」の位置づけ

地域包括ケアシステムは，その視野に「人生の最期」が含まれ[2]，介護期・終末期を支える地域・在宅支援体制を推進するために制度を整えてきているが，現状からの試算では2025年に47万人分の看取りの場所が不足するとされている（図2）。

この不足分を担うのが，「在宅」扱いの施設や高齢者住宅等を含む「住まい」とされる。地域包括ケアを説明する図3では，「住まいと住まい方」を地域生活の基盤となる植木鉢に例え，ケアを外付けにし，施設と同じ水準のケアが受けられる「ケア付きコミュニティ」を構築するとされている[3]。今後，病院・施設のケアが少なくなり，医療必要度の高い人でも医療を外付けサービスとした「住宅」扱い施設・住居で医療・介護ケアを受けるケースが増えていくことが予想される。

地域包括ケア研究会2010年報告書には，「住宅とは現役世代から住んでいる自宅に限定されるものでなく，（中略）集合住宅などに住み替えることも含んだ広義の概念であることに留意が必要である。また，『住み慣れた地域』についても，現役世代のときに住んでいた地域や住居に固執した概念でなく広い意味でとらえ

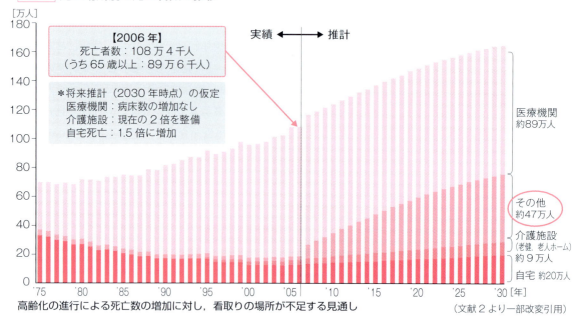

図2 死亡場所別の死亡者数の推移

高齢化の進行による死亡数の増加に対し，看取りの場所が不足する見通し

（文献2より一部改変引用）

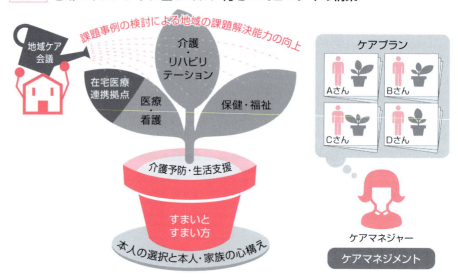

図3 地域マネジメントに基づくケア付きコミュニティの構築

るべきである」[4]と記されている。地域リハにおける，「住み慣れた地域での生活継続性の維持」とは乖離があり，「ケア付きコミュニティ」の考え方は理想論だけでは語れない現状があると思われる。

われわれ医療者側も，多様な住まいと住まい方への対応が必要とされる。変わりつつある「地域」のとらえ方と医療・介護情勢のなかで，尊厳のある自分らしい「最期」のためにわれわれができることは，場所にかかわらず一定水準の医療・介護ケアとリハを確保することと，住まいが移動してもケアがスムーズに続いて

いく体制を確実にすることであろう。医療・介護情勢から目を離さず，柔軟に対応することが求められる。

地域リハビリテーションにおける終末期のとらえ方

● 高齢者の終末期を支えるということ

これからの在宅医療を考えるとき，その対象は高齢者が中心となる。高齢者に対するリハは，従来の急性期・回復期を中心とした身体機能重視・右肩上がりのリハとはアプローチの方法が異なる。生活期のリハでは「心身機能」だけではなく，「活動・参加」に対するバランスのとれたアプローチが求められている[5]（図4）。

活動・参加にアプローチするためには，生活に寄り添い，地域におけるその人の暮らし方をみる，広い視野が必要となる。また，高齢者は多くの複合疾患をもち，老化に伴う身体の変化や臓器の機能不全があり，個人差が大きく，従来の医療モデルでは対応しきれない複雑な状態にある。さらに，社会・経済的な問題や，介護力の問題などを抱える場合も多く，生活全般をみる力がないと対応できない。幅広い知識・技術と支える力が必要となるため，自然とチームは大きくなる。

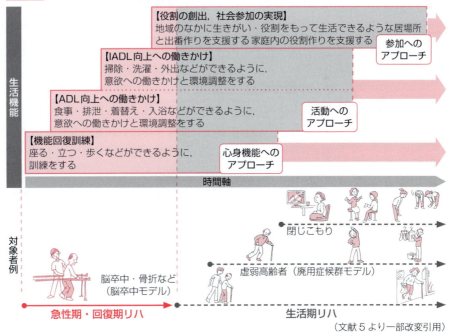

図4 生活機能とその構成要素

（文献5より一部改変引用）

●「終末期」のとらえ方

　比較的短期に病状が進行し，介護が必要となる期間が短いがんに比べ，高齢者の「介護期」とよばれる時期では，介護の必要な状態が長く続くことも多く，予後予測が難しいことが特徴である。

　高齢者の終末期を支えるためには，疼痛・症状管理に焦点化した「緩和ケア」や狭義の終末期に特化した「ターミナルケア」だけでは不十分であり，人生の終焉をよりよく過ごし，終えるための「エンド・オブ・ライフケア」の考え方が必要である。老いや病を抱えながら，やがて来る最期のときをよりよく迎えるために今をどう生きるかを問い，地域社会のなかで支援していくという考え方である。「終末期」は，身体的に余命の短い状態になってから切り取られるものではなく，今までの人生の続きとして存在する。そのため，援助者は期間で切らずにかかわり遂げることが必要である。「その人らしい死」とは，死を迎えるまでの人生をどのように過ごしてきたかをそのまま写し取る。

　また，終末期は一般的に臨終のときまでと考えられている。しかし，医療者・介護者のケアの質が問われるのは，最期のご遺体の姿である。筆者の恩師である大田仁史先生は，著書[6]や講演で繰り返し話題にしているが，極度の拘縮が起きてしまった人は，棺に入るために，葬儀関係者によって死してなお骨折をさせられる。頸部の伸展拘縮や，顎関節の関節可動域制限により口が開いたままになれば，容貌が変わり，安らかに見送ることができない。人間らしい死とは，棺に入ったその姿がその人らしく，尊厳が守られていることをも含む。終末期は，灰になるまでが終末期なのである[7]。

●「介護予防」は最期まで

「介護予防」という言葉がある。終末期にはそぐわない言葉だと感じる人も多いかと思うが，介護予防は，介護を受ける状態にならないように自助努力することだけではなく，介護を受ける状態になっても，最期まで介護を受けることが苦痛にならないよう心身の状態を保つことも含む。

　関節に拘縮があり，ケアに必要なだけ動かない場合，更衣や排泄のケアを受けるたびに苦痛を伴う。支えられてでも座位をとることができるかどうかで，その人の生活の質は大きく変わる。

　介護予防は，元気な今から人生の最期まで連続的に行っていくべき活動であり，高齢者の介護期から終末期を考えるときに，介護予防の視点は切り離すことができない。

地域リハビリテーションにおけるスキルミックスの考え方

● スキルミックスにおける3つのポイント

　病院や専門施設では，医療における専門化・機能分化が高度に求められるが，地域リハでは幅広い包括的対応に実践的価値がある。

　地域リハにおけるスキルミックスでは，3つのポイントが挙げられる。

　1つは，現在医療現場で一般的になっている「職種間の技術の共有」である（図5）。地域リハで特徴的なのは，専門職に加え，家族だけではなく「近所の友達」「地域の民生委員」「助け合いの組織」など幅広い人がかかわることであり，専門職だけでは補完できない内容が可能となることである。

　2つめは「時間・病期」のスキルミックスである（図6）。医療現場では，急性期・回復期・維持期（生活期）・終末期がますます分化し，それぞれの機能を担う専門職種が存在するが，在宅においては健康作りから生活期・終末期が切れ目なくつながっている。時間の流れや状態の変化に対し，どの時期にも対応できる柔軟性が求められる。また，病院の在院日数が制限され，地域包括ケア病床など在宅を支える病床が担う部分もあるものの，在宅では，ポストアキュート・サブアキュートも担わなければならなくなってきているのが現状である。在宅の現場は，超急性期であり，回復期であり，終末期でもある。

　3つめは，病院・在宅・施設などを含む，「場」のスキルミックスである。前述のように「住まいと住まい方」が多様化するなかで，病院と施設，住まい，地域がボーダレスになっていく。われわれセラピストも，病院にいながら地域のことを考えてリハを行い，在宅をフィールドにしても，地域包括ケア病床などのベッドを意識しながら仕事をしていく必要がある。「地域包括ケアシステムの姿」（図7）のなかでは，地域における医療機関，介護施設などが同じ輪のなかに描かれている。すべての「場」をつなげる地域のスキルミックスが求められているのである。自分が軸足を置く「場」にこだわらず，フットワーク軽く動き回り，それぞれの場所で必要な知識・技術を提供していくべきである。

図5　職種間のスキルミックス

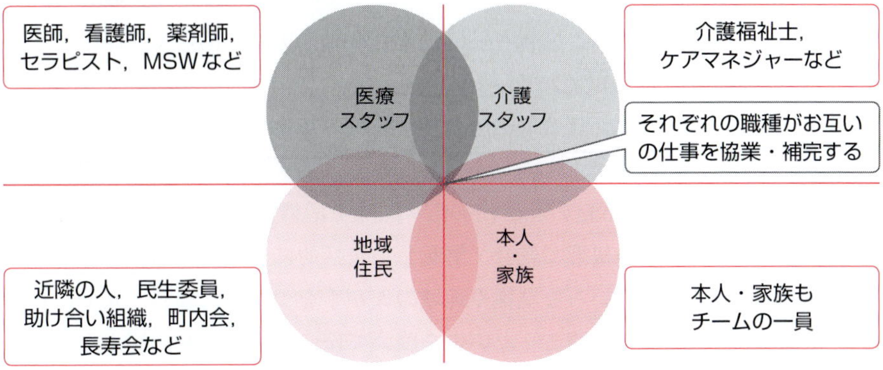

- 医師，看護師，薬剤師，セラピスト，MSWなど → 医療スタッフ
- 介護福祉士，ケアマネジャーなど → 介護スタッフ
- それぞれの職種がお互いの仕事を協業・補完する
- 近隣の人，民生委員，助け合い組織，町内会，長寿会など → 地域住民
- 本人・家族もチームの一員 → 本人・家族

MSW：medical social worker

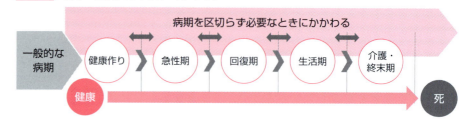

図6 時間・病期のスキルミックス

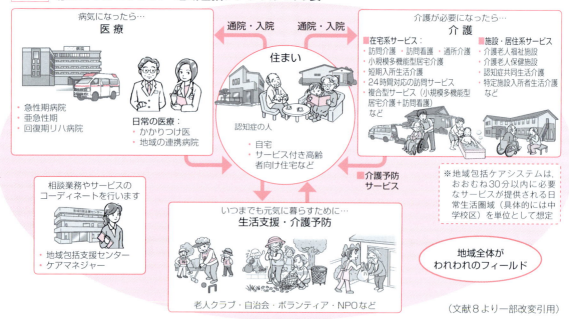

図7 場のスキルミックス：地域包括ケアシステムの姿

(文献8より一部改変引用)

●リハビリテーション専門職の役割

　地域で人を支えるために，セラピストに最も求められる役割はマネジメントである。住み慣れた家，または地域のなかの多様な住まいやサービスのなかで，その人の思いや望みをどうやって叶えていくのか。現状を評価し，かかわる多くの人たちと情報と目標の共有をし，実現に向けて，誰が何をすべきか話し合ってその人を支えていく。

　セラピストは，介護・医療の知識を幅広くもつ生活の専門家である。リハは全人的なアプローチであり，ICF（International Classification of Functioning, Disability and Health：国際生活機能分類）の考え方を基本とするため，現状を広い視野で統合・解釈し，包括的に人を支えることが得意な職種であるといえる。いろいろな職種や地域の人が手をつなぐために，互いに見えない部分を見る目となり，聞こえない声を聴いて伝える耳となり，届かないところに届く手足になる。そのために研ぎ澄ます感性のようなものも必要だと感じている。

スキルミックスの実際

● 地域医療を支える病院・施設として

筆者の所属する富山協立病院（以下、当院）では、在宅患者が入院した場合には訪問リハのスタッフも入院にかかわる。入院スタッフが、退院後のソフトランディングのために在宅にかかわることもある。

法人内に訪問看護ステーション、訪問介護ステーション、通所介護、通所リハ、居宅介護事業所、地域包括支援センターなどを有しているため、介護分野との連携も行いやすい。病院では一般病床のなかに地域包括ケア病床があり、在宅生活を送る患者が入院治療が必要となった場合に、治療とリハを行い在宅へ戻ることができる「地域のなかのベッド」の役割を担っている。

地域住民の生活を支える病院・介護施設は、お互いの機能を補完し合いながら協業する関係であることが大切であると考えている。

● 病院から地域へ

退院支援を行う際はリーダーシップをとる専門職が必要だが、当院ではセラピストとソーシャルワーカー（MSW）が中心となって行っている。セラピストは、患者の状態を把握し、自宅へ訪問し、ケアマネジャーと連携をとり、退院前カンファレンスに出席し、福祉用具の選定や必要な介護サービスの提案を行う。医療やケアで指導が必要な内容を抽出し、他職種に指導を依頼したり、医師に処方について相談したりと、生活に必要なさまざまな調整を行い、退院までの仕事は多岐にわたる。在宅スタッフへの情報提供方法については、関連施設にアンケートをとり、必要な情報を記載できるようサマリーの書式を改善している。

退院時指導には、写真やDVDなどわかりやすい資料を添付するだけではなく、必要時には実際の場で指導を行う。地域で働く人たちと顔の見える関係を作っていくことも大切だと考えている（図8）。

図8 患者の自宅でのカンファレンス

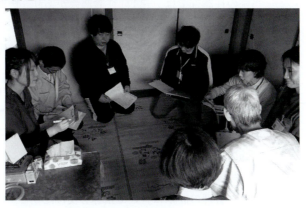

● 地域の医療機関との連携

　他医療機関との連携も大切な課題である。筆者の所属法人では機能強化型在宅療養支援病院・診療所を担っているため，月に1回，連携医療機関の合同カンファレンスを行っている（図9）。ここには，法人の病院・診療所に加え，在宅専門クリニック，保険薬局が参加している。多職種が情報交換と症例検討を行うよい学びの場となっている。

　認知症治療薬や周辺症状に対しての対応，在宅栄養指導や薬剤指導の活用，リハの適応や方法について，経済的困窮の場合の対応，アドバンスケアプランニングについてなど，検討事項や情報共有は多岐にわたる。お互いのスキルを学び，患者を支えていくために職種を超えて情報共有をしている。

　地域のなかの医療機関が有機的につながり，協業していくことで，地域の支える力を強くしていくことができると考えている。

図9 合同カンファレンスの様子

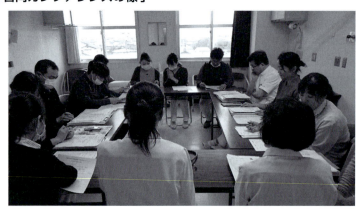

● 往診・訪問看護との協業

　在宅で患者を支えていくために，医師・看護師との情報交換は不可欠である。当院の往診部では，週1回往診部会があり，医師，看護師，セラピスト，介護士，薬剤師，担当事務等多職種が顔を合わせてカンファレンスを行っている。患者の情報交換や方針検討に加え，必要な知識や技術の共有の場にもなっている。

　摂食嚥下に問題をもつ患者が多いことを受け，医師・看護師と改訂水飲みテストや聖隷式嚥下質問紙などの勉強会を行い，在宅患者に対し一定のスクリーニングが行えるようになった。口腔ケアの方法や，終末期リハについての勉強会も行い，在宅でお互いが行えるケアの幅を広げている。

　訪問担当セラピストは訪問看護ステーションの部会にも参加し，利用者についての相談を受けている。訪問看護師からは，セラピストが知らない情報を得たり，リスク管理の詳細について指導を受けたりと，学ぶことが多い。互いに学びあい，育ちあうことで，患者を支えるチームとしての力が培われている。

● 口から食べることを支える

「口から食べること」の追求は，どの療養の場においても，患者の生活を豊かにするために大変重要なことである．地域において摂食嚥下リハを必要とする人に対し，言語聴覚士の数は圧倒的に足りていない．そのため，言語聴覚士不在の現場で働くスタッフにも摂食嚥下リハの手法を共有する必要がある．

当院では摂食嚥下リハに力を入れており，食べることが難しいといわれた人でも，姿勢や介助方法，食形態の工夫などにセラピストがかかわることで，食べられるようになることが多い．しかし，病院で食べられるようになっても，退院先で同じことができないと誤嚥や窒息，低栄養を招いてしまう．

地域の摂食嚥下に関する知識と技術水準を上げるために，近隣の医師ならびに当院のセラピストが中心メンバーとなって立ち上げた「北陸の摂食嚥下ケアを支える会」では，定期的にセミナーを開催し，地域の多職種が同じ手法を学び実践できる場を提供している（図10）．セミナーには，医師・歯科医師・看護師・介護職などさまざまな職種が参加し，2年間でのべ700名が参加するほど，大きなひろがりをみせている．

当院からの退院時には，サマリーに嚥下の状態や栄養評価を記載し，食形態は『日本摂食・嚥下リハビリテーション学会嚥下調整食分類2013』に従って，現在提供している内容を確実に情報提供することとしている．施設によって提供内容のばらつきや認識の差があることを意識し，より安全なケアができるように，地域の多職種が連携する懸け橋の役割を担っている．

図10 セミナーの様子（左）とマスコットキャラクター「飲みコメちゃん」（右）

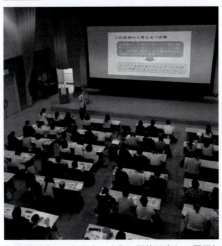
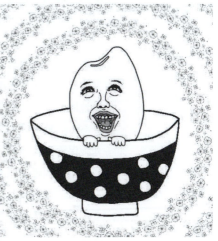

多職種が受け入れやすいように研修は楽しい雰囲気作りを行い，マスコットキャラクター「飲みコメちゃん」も誕生した

● 生活期リハビリテーションのキーパーソンは介護職

　2015年の介護報酬改定では，通所リハ，訪問リハに一定期間での効果判定と「卒業」を推進する方針が打ち出されている。生活期（維持期）のリハは介護保険で行うとしたうえで，介護保険のリハも，一定期間で効果が出れば終了されてしまう。その後の維持はリハ専門職ではなく介護士などが担い，軽度の人は地域のボランティアを含む「多様なサービス」が受け皿になるとされている。

　専門職による介入が受けにくくなることは，リハを必要とする人にとって不利益を生みかねない。しかし，需要に対しセラピストの数が不足しているのも確かであり，2025年に向けて介護職の協力が不可欠である。現在の制度において，介護職の協力が得られなければ，生活期のリハが途中で途切れることになってしまう。必要なリハを受けるためのセーフティネットとして，介護職にもリハの考え方や手法を伝え，生活期リハの担い手として活躍できる方法を考えていかなければならない。

　著者は，2010年から富山県介護福祉士会と協同し，介護予防から介護期・終末期のリハの手法について，介護職を対象に研修を行っている。介護施設での研修も行っており，一定の知識・技術を学んだ介護職が増えてきている。ケアのなかにリハの手法を取り入れることで，介護期・終末期の生活がより豊かになる。そのための教育を行うことも大切であると考えている。

● 地域作りとソーシャル・キャピタル

　地域包括ケアのなかで，地域住民やNPO，協同組合などの団体による活動が，その地域の「地域力」ともいえる，重要なカギになる（**図11**）。

　ソーシャル・キャピタルとは，人と人の結びつきや信頼をベースにした「地域力」を指し，国も注目している概念であるが，こういった社会資源を育てていくことも，住み慣れた地域でよりよく暮らしていくために重要なことである。

　筆者の所属する医療生活協同組合は，地域住民が集まって健康問題を中心とした地域のニーズに応えるために出資し，活動に参加し，院所を運営する協同組合である。地域の組合員が運営している有償ボランティア「たすけっとクラブ」は，介護保険ではカバーできない日常的なニーズに応える支え合いの組織であり，在宅生活に困難を抱える人々の助けになっている（**図12**）。

　また，自治体と地域見守り協定を結び，一人暮らしの高齢者などを見守る活動を行っている。医療生協の組合員は，なじみの仲間で健康チェックを行ったり，医療・介護に関する勉強会を行ったりと日常的に活動をしている。「地域支えあいマップ」をつくり，ご近所のニーズをとらえ，誰が何をできるかを自分たちで考え実践している。地域のなかに，こうした保健活動を行う住民が組織された状態で存在することで，ご近所のつながりが結びなおされ，お互いに助け合う関係性が生まれている。

われわれが目指す，「安心して暮らすことのできる地域」とは，子どもから高齢者まで，そして障害をもつ人も，病気をもつ人も，たとえ人生の終末期であっても，互いに支えあい，助け合いながらその人らしくいきいきと生活することのできる場所のことである．地域リハにおけるインクルージョンの考え方と同義であると思う．地域住民と協同の取り組みを通して行う地域作りは，究極の地域リハであると考えている．

図11　多様な主体による生活支援，介護予防サービスの重層的な提供

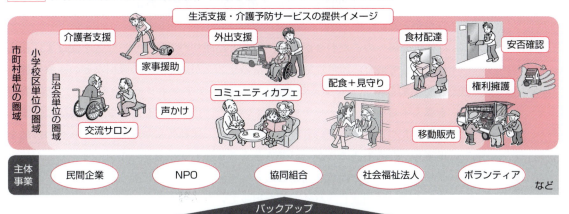

（文献9より一部改変引用）

図12　たすけっとクラブの仕組み

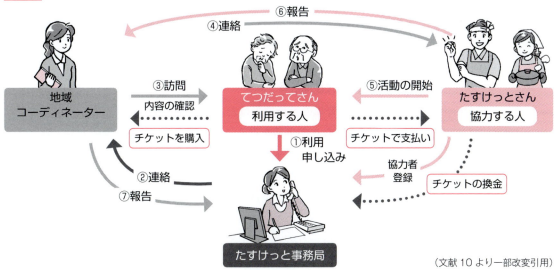

（文献10より一部改変引用）

事例紹介

地域で働くことで出会えたかけがえのない人たちの物語を紹介したい。

●Mさんと家族の物語

Mさんは，筆者が出会う2年ほど前から認知症の症状が進行していた。Mさんの娘は嫁ぎ先でMさんを，介護していた。筆者が出会った時，Mさんは自分で動くことができず会話もできなかったが，娘が心から彼女を大切にしていることや，家族が快く手助けをしている姿をみて，Mさんの元気だったころの人柄がうかがえた。

娘は介護へのこだわりが強く，往診と訪問リハ以外のサービスを受けずに在宅介護をしていた。誤嚥性肺炎や褥瘡のリスクが高く，痰の吸引などの医療処置を必要とするMさんを支えるために，家族・ケアマネジャーと相談し，訪問看護を導入するなど，支える手を広げていった。長い在宅介護のなかで腰痛に悩まされ，友人や近所付き合いも難しくなる娘に，運動教室や地域の集まりへの参加を提案し，介護生活のなかで起きるさまざまな不安や悩みの相談に乗っていた。セラピストとしての範疇を越えることも相談されるため，その都度，ケアマネジャーや看護師に相談し，パイプ役を担っていた。

5年以上の長い介護期間を経て，Mさんは亡くなった。娘は，大事なMさんを思う存分大切にして，見送り，悔いはなかったと話した。

Mさんの生前に大切な約束をしていた。Mさんの孫の成人の日，晴れ着の着付けをしてほしいというものだ。可愛がっていた孫の晴れ姿だから，Mさんを知る筆者にどうしても頼みたいと言われる。その日，Mさんが過ごした部屋で着付けをし，Mさんの写真を持って皆で家族写真を撮った。美しい晴れ姿と温かな家族の姿だった。

●Tさんとみんなの物語

Tさんは1年前に腎癌の手術を受けた。その後，腰椎転移，肺転移が見つかり，緩和治療を受けながら在宅生活を送ることを選んだ。往診・通所介護・訪問リハのサービスを利用しながら在宅生活を送っていたが，在宅2カ月程度で状態が悪化し，家族の不安が大きくなり入院となった。

本人は病名を知っていたが，家族が病状に関する詳細な告知を望まなかったため，病状や余命を本人が知らない状態だった。入院前から「元気になって釣りに行きたい」と話していたため，入院して症状が落ち着いた機会に，セラピストが付き添って釣りに行くこととなった（**図13**）。往診担当の看護師も付き添い，万全の状態で出かけた。

よく晴れた日に，馴染みの釣具屋で餌を買い，大好きな場所でTさんの妻も一緒に釣り糸を垂らした。この外出をきっかけに，本人の家に帰りたいという気持

ちを家族が受け止め,「本人が病状を知っても家を希望するなら,望みを叶えたい」と言い,病状説明を行うこととなった。本人は,「余命が1カ月あれば十分。いい人生だった,ありがとう」と在宅での看取りを希望した。

退院の際,サービス内容については,本人,家族,ケアマネジャー,往診スタッフとセラピストが何度も話し合って決定した。毎日たくさんのスタッフが入れ替わり立ち替わり訪問するなかで,それぞれが,その日その時に必要なことを,職種の垣根を越えて行い,栄養,水分摂取,口腔ケア,排泄ケア,ポジショニング,更衣や清拭,症状緩和,バイタル確認など密に連絡を取り合った。食べることが難しくなったときに担当作業療法士が考えた,栄養補助剤で作った氷は,本人が好み,最期まで口にしていた。

自宅に帰ったことで,夫婦がこれまでの思い出を語り合う温かな時間をもつこともできた（図14）。

在宅スタッフから,最期のケアについてしっかりと説明を受け,家族は落ち着いてTさんの最期を看取ることができた。1年経った今でも,妻は「お父さんを家で看取ることができてよかった」とスタッフに会うたびに話している。

往診・訪問リハの在宅スタッフと,入院中の病棟スタッフがお互いに乗り入れながら,Tさんの最期の願いであった家で妻と一緒に過ごすという目標を実現した「場」のスキルミックス。医療・介護の両面から,かかわる多くのスタッフが連携して必要なことを行った「技術」のスキルミックス。妻,娘,近所の人,大好きな場所,住み慣れたわが家と地域だからこそ,Tさんの最期を彩り豊かにした,「地域」の力。

温かな心の交流と,命の輝く時間が,Tさんの家の中に,かかわった人の心のなかに,いつまでも残されている。

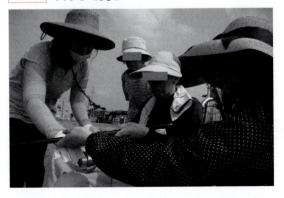

図13　みんなで釣りへ

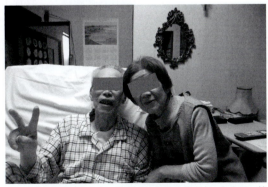

図14　Tさんと妻

妻　「全然動けないし,私ダメやねえお父さん,なんで一緒になったのかね？」
Tさん「好きだったから…,私が猛アタックしていた」
妻　「しつこいくらい誘われていたよ。あはははは。社交ダンス教室で出会ったんだよね。結婚してよかったけ？」
Tさん「うん」

満足のいく最期を迎えるために

満足のいく，よりよい最期を迎えるために，われわれがアプローチする対象は，今終末期を迎えている人たちだけではない．自分が最期を迎えるために，どのように準備し，どのように向き合っていくかを考える機会を作り，未知の医療・介護に対しての正しい知識を提供し，自分なりの方針や心構えを多くの人に作っておいてもらうことが求められる．

富山医療生活協同組合では「ライフデザインノート」を作り，それを普及する取り組みを行ってきた．地域住民が終末期に関する知識をもち，これまでの人生や今後の生き方について考え，語り合い，文書に残す機会を作るノートである．エンディングノートではなく，自分らしい生き方を考え，自己発見と新しい自分を創造するためのツールとして構成された．今まで・現在・これからについてそれぞれ記入することができ，どこから書いてもよく，書き直しも自由にできることが特徴で，作成した2005年当時には画期的な内容だった．

これまでに，ノートについての勉強会を数多く行い，広く組合員に普及してきた．また，終末期医療・介護についてのシンポジウムなどを行い，終末期について語る機会を作ってきた．この活動を行うなかで，「自分はがんで死ぬのもいいなあと思う」「認知症になったときには，こうしてほしい」など，疾病や介護について気軽に話題に出す雰囲気が育ってきており，地域のリテラシー向上に寄与してきたと感じている．

地域を知るために「プロボノ」をしよう

筆者は協同組合という，地域に近い恵まれた職場で働いているため，地域作りを身近に感じ，積極的に行動することができるが，病院または施設で仕事をしている人には，地域に出ていくということ自体，ハードルの高いことかもしれない．

地域住民を組織し，教育する際に必ず「自分自身が地域の資源となることで，どのような資源があるかを知ることができ，自分自身の今後に生かすことができる」と伝えている．つまり，地域を知りたいならまずは自分が地域資源になるのが近道だということである．専門職が，その知識や技術を生かして行うボランティア活動を「プロボノ」という．筆者は，志を同じくする仲間と「とやま地域元気化プロジェクト」というプロボノ集団を立ち上げ，地域リハ活動を行っており，多職種との活動をとおして貴重な学びを得ている（図15）．

医療・介護専門職が，1日ずつでも地域のためにボランティアをするようになれば，地域はもっと住みやすくなり，専門職は自分の働く地域について理解を深めることができるだろう．はじめの一歩を，1人でも多くの人に踏み出していただければと願っている．

図15 とやま地域元気化プロジェクトのメンバー

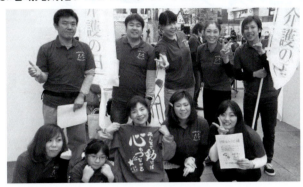

おわりに

　われわれは，何かに一生懸命に打ち込むと，周りが見えなくなることがある．専門職が専門性を追求すれば，なおのことである．

　しかし，われわれが仕事をする相手は，つかもうとしてもつかみきれない，知ろうとしても知りきれないほどの豊かな人生と心情を内包した人間である．小さな地域の，小さな病院・診療所で働いていながら，一人ひとりの患者を通してたくさんの人たちに触れるとき，何千，何万の人，その人たちにつながるとても大きな世界に触れているような気持ちになることがある．われわれの住む地域は，狭いようでとても広く，奥深い．

　人を支えたい，人の役に立ちたいと願う多くの人と一緒にする仕事は，医療・介護に逆風が吹くこの時代のなかにあっても，夢があり楽しい．たくさんの仲間と一緒に手をつないで，われわれの地域を，みんなの命が輝く場所にしていきたい．

【文　献】
1）財務省：財政制度等審議会 財政制度分科会 2015年10月9日資料，2015.
2）厚生労働省 地域包括ケア研究会：地域包括ケア研究会報告書．2014.
3）厚生労働省 地域包括ケア研究会：地域包括ケア研究会報告書．2013.
4）厚生労働省 地域包括ケア研究会：地域包括ケア研究会報告書．2010.
5）厚生労働省：高齢者の地域における 新たなリハビリテーションの在り方検討会 報告書．2015. (http://www.mhlw.go.jp/file/05-Shingikai-12301000-Roukenkyoku-Soumuka/0000081900.pdf, 2016年6月時点)
6）大田仁史：大田仁史の「ハビリス」を考える リハビリ備忘録，三輪書店，2011.
7）大田仁史：介護予防と介護期・終末期リハビリテーション，荘道社，2015.
8）厚生労働省：地域包括ケアシステムの構築について．(http://www.mhlw.go.jp/file/06-Seisakujouhou-12600000-Seisakutoukatsukan/0000038019_2.pdf, 2016年7月時点)
9）厚生労働省老健局振興課：介護予防・日常生活支援総合事業の基本的な考え方．(http://www.mhlw.go.jp/file/06-Seisakujouhou-12300000-Roukenkyoku/0000074692.pdf, 2016年7月時点)
10）富山医療生活協同組合：たすけっとクラブ．(http://www.toyama-hcoop.com/%E3%81%9F%E3%81%99%E3%81%91%E3%81%A3%E3%81%A8%E3%82%AF%E3%83%A9%E3%83%96/, 2016年7月時点)
11）二木　立：安倍政権の医療・社会保障改革，勁草書房，2014.

4. 在宅における終末期リハビリテーション

地域リハビリテーションの実像

平川友恵

はじめに

　在宅医療・介護が推進される2016年現在，地域リハビリテーション（以下，リハ）の果たす役割は大きい．しかし，終末期患者を対象とした在宅緩和ケアの分野では，リハの介入が十分であるとは言い難い．終末期を迎える時期にこそ必要なリハがあるが，在宅ではケア（看護，介護）が優先され，リハにまで目が向いていないことが多いのも実情である．

　介護保険でがん末期が特定疾病に入り，終末期がん患者が介護保険サービスを利用できるようになって，原則的に訪問リハは介護保険から介入する流れとなっている．しかし，介護保険の調整役であるケアマネジャーの終末期がん患者に対する訪問リハ導入経験がまだ少ないとの報告[1]もあり，関連職種の認識の低さや当のリハ職でさえ自信をもって在宅緩和ケアにたずさわれていない部分も大きいのではないかと考える．なお，患者・家族に関しては，終末期にリハをするという発想自体がない場合が多い．このように関連職種，患者や家族の認識が薄い現状で，本当はリハが必要な終末期患者がまだ潜在的に多くいるのではないかと思われる．

　在宅緩和ケア領域に関するリハ職による実践報告はまだ少なく，筆者自身にもいえることだが，リハ職としてのアピールが足りていないのではと感じる点もある．このことは問題であり，今後の課題とすべきである．

　なお，筆者自身の終末期リハの経験としては，病院勤務時には緩和ケアチームに属していたが，地域リハの分野に移ってからは，在宅緩和ケアにたずさわった経験はまだ少ない．しかし，未熟だからこそ生まれる葛藤を踏まえて，本稿を進めたい．病院緩和ケアから地域リハへ移行して学んだ知識と技術の応用という観点で，臨床でのポイントや事例などを含めて記述していく．

病院緩和ケアと在宅緩和ケアの違い：リハの視点から

　病院であれ在宅であれ，基本的な緩和ケアの方針は変わらない．それでは，リハの視点からみるとどうだろうか．

　表1を参考に，リハの視点からみた病院緩和ケアと在宅緩和ケアの違いを具体的に考える．場所の違いはあるが，病院か在宅かで患者の元を訪れるリハ職の立

場としては，それほど大きな違いはないように感じる。というのも，医師や看護師，薬剤師のように薬剤や医療機器を使用することはほとんどなく，福祉用具の導入や環境調整を行うことはあるが，基本的には人対人のかかわりのためである。それでも，在宅ならではの利点や工夫が必要な点があり，それを具体的に確認したい。

表1　リハの視点からみた病院緩和ケアと在宅緩和ケアの違い

病院緩和ケアにおけるリハ	在宅緩和ケアにおけるリハ
病院（緩和ケア病棟や一般病棟）で提供される	住み慣れた自宅や施設で提供される
病室やリハ室でリハを行う	自室や居間でリハを行う
バリアフリーの環境が整っており，物理療法機器や福祉用具が身近にある	・家庭によっては，敷居や段差などのバリアがある ・必要に応じて福祉用具などを調達しなければならないが，その人に合わせた環境を作りやすい
患者家族となかなか時間が合わず，コミュニケーションがとりにくい場合がある	患者家族とのコミュニケーションがとりやすい
医師，看護師などの関係職種が近くにいる環境でリハを実施できる。連携がとりやすい	往診医の診療所や訪問看護師のいる訪問看護ステーションと，リハの事業所が離れている場合が多く，連携に工夫が必要
リスク管理がしやすい	緊急時の対応などを含め，包括的な知識や対応力が求められる
外出や外泊などに制限がある場合もある	リハの自由度が高い

●環境面の違い

　環境的な面からみていくと，病院ではバリアフリーの環境やベッドや車椅子などの福祉機器が充実しているが，在宅では家庭によって段差や敷居などのバリアがある場合も多い。必要に応じて福祉用具の導入，住宅改修をするなどの環境調整を行う必要がある。しかし，住み慣れた自宅というのは何にも替えがたい安心感を得られ，家族やペットと過ごす穏やかな時間は病院では実現し難い。生活空間がほどよくコンパクトに収まっていることが多く，何よりその人に合わせた環境を作りやすいという利点も大きい。

●患者家族とのコミュニケーションに関する違い

　緩和ケアでは，患者だけではなく，その家族に対するケアも重要視されるが，その視点はリハでも同様である。在宅緩和ケアのリハでは家族とのコミュニケーションをとりやすい場合が多く，リハの場に立ち会ってもらうことで，介助方法や安楽に過ごせるポジショニングの工夫などを一緒に考え，実践することができる。家族はケアの対象者でもあり，患者を支えるチームの大事な一員でもある。その特色は，病院緩和ケアよりも在宅緩和ケアのほうが強くあるともいえる。

●関連職種との連携に関する違い

　医師や看護師など関連職種との連携に関しては，病院と在宅では異なる点が多い。病院では関連職種はほとんどが院内スタッフだが，在宅では在宅療養支援診療所（病院）や訪問看護ステーション，介護保険サービスを提供する事業所などが1カ所にあるわけではない。

　終末期患者にたずさわる際には，日々状態が変わりやすいため情報の共有が密に必要であり，連携の工夫が重要となる。訪問リハを提供する療法士として，基本的には1人で訪問するため，緊急時の対応はもちろん，患者の小さな変化にも気づける包括的知識，対応力が求められる。

●リハの内容に関する違い

　リハの内容に関しては，在宅ではより一層患者・家族のニーズを重視したオーダーメイドなリハを実施できる。病院内で実施するリハと比べて自由度が高いこともあり，例えば「車椅子に乗って庭の花を見に行きたい」「孫の運動会を見に行きたい」など患者の希望を支援するリハも，在宅という環境だからこそ取り組みやすい場合も多い。

在宅における終末期リハビリテーションの臨床ポイント

　緩和ケアにおけるリハの目的は「余命の長さにかかわらず，患者とその家族の要求（demands）を十分に把握した上で，その時期におけるできる限り最高のADLを実現すること」に集約される[2]。また，緩和ケアにおけるリハの役割は，日常生活動作（ADL）を維持，改善することで，できる限り可能な最高のQOLを実現するべくかかわることにある[3]。在宅においても，住み慣れた場所で限られた時間をできるだけその人らしく穏やかに過ごすことを支援するために，リハ職の強みを生かしてかかわれるポイントを次にまとめる。

●環境調整をうまく活用する

福祉用具の利用

　最期のときへと向かっていく終末期がん患者にとって，機能低下，ADL低下は避けられないことである。今後起こりうる病状の進行と状態の変化に合わせて，患者の状態や家族の介護力，生活スタイルなどに配慮して環境調整を行っていく必要がある[4]。迅速性が求められ，工事を伴う改修では対応できない場合もあり，福祉用具を使用した環境調整を行うことが多い。工事が不要な置き型手すり（図1）や，つっぱり棒タイプの手すりなどは，状態変化に合わせて調整しやすく，介護保険でレンタル可能な商品も多く，導入しやすい。

　ADL低下が進んでくると，ベッド上で過ごす時間が長くなっていき，痛みや

倦怠感のため体動困難となる場合も多い。ベッド周りの環境の工夫としては，褥瘡予防機能や動きやすさに配慮したリハビリモードが搭載されたマットレスなど，高機能な商品も増えてきている。

図1 置き型手すり

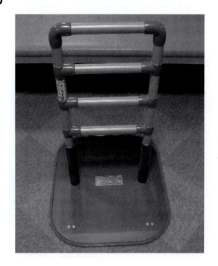

ポジショニング

　苦痛症状の緩和やADL支援を目的としたポジショニングは，リハの得意分野であり，貢献できる部分である。安楽なポジショニングや介助の工夫を家族や多職種に指導するなど，患者が楽で動きやすい姿勢や方法を一緒に考えていく。

　ポジショニング用のクッション（**図2**）は介護保険対応の物もあるが，福祉用具だと割高な場合もあるため，自宅で使う場合はホームセンターなどで類似品を購入できるといったアドバイスをする場合もある。

図2 ポジショニングクッション

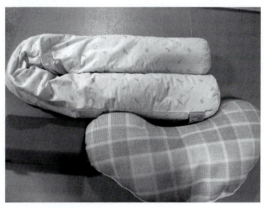

ポジショニングでは，褥瘡予防に配慮するだけではなく，いかに楽に安心して過ごせるかがポイントとなってくる。呼吸苦がある場合はギャッチアップ座位が安楽な場合も多いが，上半身を支えるためにブーメラン型のクッションを使用するなどの工夫も有効である（図3a）。側臥位で殿部の除圧を図る場合は，長めのクッションを抱き枕のように抱くと，安心感も得られて患者にも好評である（図3b）。

図3　ポジショニングの具体例

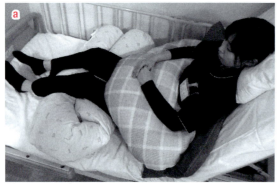
ギャッチアップ

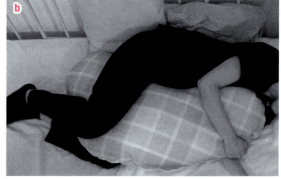
側臥位

● 小さい目標を積み重ねていく

　終末期患者の病状や精神状態は日々変化しており，一般的なリハとは違い，長期的なゴールを設定することは現実的ではない場合が多い。短期的なゴール設定を行い，問題があればその場で解決していくという積み重ねが重要となってくる[5]。

　在宅での訪問リハは，1週間あたりの訪問回数が決められており，毎日状態を見られるわけではないため，変化を見越した先回りの対応が必要となってくる。厳しい現実ではあるが，昨日まで歩けていたのに今日は歩けなくなっている，痛みが増強して体動困難となる，などの可能性も考えられる。前述のように，環境調整をうまく使う，できない場合の代替案も考えて本人や家族に事前に伝えておくなど，先回りのケアを意識して行っていく必要があると感じる。

　できないことが増えていく現実を受け止める過程に寄り添いながら，できたことは患者と一緒に喜ぶ。「その時期における最高のADL」の実現を手伝うために，小さい目標を積み重ねていくことは有効である。

● 多職種連携の工夫とスキルミックス

　緩和ケアは，特にチーム医療が重要とよくいわれるが，在宅では連携機関が複数ある場合が多く，入院とは違う環境で行うところにチーム連携の難しさがあり，工夫が必要なところでもある[6]。

　担当者会議やカンファレンスなどでは多職種で集まって直接顔を見て話す機会

もあるが，普段の連絡では電話や報告書などの書類，メールやクラウドサービスもうまく活用していくことも重要である。

多職種だけではなく患者家族への発信という意味を込めて，リハ記録ノートを作って患者宅に置いてもらい，リハの内容や介助の仕方のポイントを記載するなどの工夫をする場合もある。急ぎの連絡はもちろん電話で行うが，細かい点などはノートに記載し，医師や看護師が訪問した際に目を通してもらうことで，リハに関心をもってもらえるというメリットもある。家族となかなか直接会えない場合には，連絡帳の代わりにもなる。

状態が変わりやすい終末期患者にかかわる際には，細かい気づきを自分のなかだけに留めないことが重要だと日々感じる。そのためには，積極的に情報の発信・共有を心掛けていく必要がある。

在宅緩和ケアに訪問作業療法士としてたずさわった事例

● 基本情報

本事例の基本情報を**表2**に示す。

表2 本事例の基本情報

年齢・性別			80歳代女性
診断名			・肝細胞癌術後再発　・第12胸椎圧迫骨折　・第1，3腰椎圧迫骨折 ・2型糖尿病　・C型肝炎
既往歴			・左人工股関節置換術　・腰部脊柱管狭窄症　・骨粗鬆症
現病歴・治療経過	X－6年		肝細胞癌手術（肝S6部分切除）。その後，X－1年まで肝動脈化学塞栓療法を数回行う
	X－1年	5月	フォローアップMRIにて術後再発の診断，本人・家族へ告知済み
		9月	肝動注療法のため，右大腿部にリザーバー留置
		10月	腰痛出現，第12胸椎圧迫骨折にて入院
		11月	第1，3腰椎圧迫骨折も併発，腸閉塞となり絶食・輸液管理
		12月	介護保険申請（要介護5）
	X年	5月	独居での生活困難，長女宅へ退院。リザーバーの状態悪化，抜去のため一時入院
		6月	訪問リハ開始
服薬中の薬			・ボグリボース（ボクリボースOD錠0.3mg）：3回/1日（毎食直前） ・ウルソデオキシコール酸（ウルソ®錠100mg）：3回/1日（毎食後） ・ラベプラゾールナトリウム（ラベプラゾールナトリウム錠10mg「NP」）：1回/1日（就寝前） ・フロセミド（フロセミド錠20mg「NP」）：1回/1日（朝食後） ・スピロノラクトン（スピロノラクトン錠25mg「日医工」）：1回/1日（朝食後） ・芍薬甘草湯（ツムラ芍薬甘草湯エキス顆粒1回2.5g）：1回/1日（就寝前）
家族構成・社会的背景			数年前に夫を亡くし，独居で生活していた。近隣に長男がいるが，退院を機にキーパーソンである隣県の長女宅で生活することとなる。長女宅では，本人，長女夫婦，孫2人の5人暮らしとなる。長女夫婦は仕事があり，日中は1人で過ごすことが多い
本人の希望			リハビリをして体調を整え，長女宅で生活したい
家族（長女）の希望			いろいろなサービスを併用しながら，在宅で元気に暮らしてほしい

● サービス担当者会議開催

- 出席者：本人，長女，担当ケアマネジャー，訪問看護師，デイサービス職員，福祉用具専門相談員，作業療法士
- 話し合いの内容：
  ▶ ケアマネジャーより「長女さん宅で安心して暮らすことができるように，お手伝いしていきます」と，ケアプランの内容の説明あり。訪問リハ週2回（1回40分間），デイサービス週2回，訪問看護を週1回（状態観察・入浴支援）利用しながら，長女宅での生活を支援していく体制の確認を行った。
  ▶ 医学的管理については，通院可能な状態とのことから2週間に1回通院，必要に応じて往診で対応するという体制となった。
  ▶ 事情により住宅改修の許可が下りないとのことで，福祉用具を中心に環境調整を行う。介護保険で，ベッド，歩行器，玄関の上がり框部分に置き型手すりをレンタル。デイサービスや通院の際には車椅子で外出することを考え，玄関外の段差は移動式のスロープをレンタルして対応することになった。

● 訪問リハ：評価・計画

評価

- Performance Status（PS）3：食事，トイレ以外は，倦怠感のため臥床していることが多い状態。
- 基本動作：寝返り～起き上がりは自立しているが，軟性コルセット（支柱付き）着用中で腰痛もあるため時間がかかる。歩行はふらつきがあるが，歩行器にてトイレまでの移動は自立。食事・整容は一部介助，入浴はデイサービスで機械浴，または訪問看護で介助浴。

訪問リハ計画

　本人と話し合い，まず当面の目標を，「無理のない範囲で日中起きて過ごす時間を増やし，調子のよい日には少し外に出て日向ぼっこなどをしましょう」とした。そのための短期目標を「腰部に負担のかからない動作で動けるようになる」「玄関の段差をスムーズに昇降できる」として計画を立てた。

● 訪問リハ：経過

1週目

　本人からの訴えとしては，「腰は動くときに少し痛いぐらいです。肩から背中にかけてこわばるのと，指先や足先がときどきつるのが気になる」とあった。
　圧迫骨折の発症から半年以上経過しているが，痛みは残存している。また，再骨折のリスクも高いとのことで，軟性コルセットを着用しているが，それによって窮屈さや動きの制限もあるという訴えも聞かれた。そこで，リハ中はコルセッ

トを外し，腰背部リラクセーション，ストレッチを行い，腰部に負担のかからない動作（過度の回旋や側屈，前屈を避ける）の練習を実施した．特に起き上がり動作については，回旋，側屈が入りやすく，痛みの原因にもなりやすいため，動作確認を繰り返し行った（図4）．

ベッドに着座する際に，下肢筋力の低下のためにドスンと座る傾向がみられた．そこで，着座の際は歩行器を持ったままではなく，手すりに持ち替えてゆっくりと着座するような指導も行った（図5）．

同居の長女夫婦は，日中は仕事に出ていて直接話ができないこともあるため，「訪問リハビリ連絡帳」を作成し，リハの様子や伝達事項などを毎回記載した．

デイサービスは2回ほど利用したが，倦怠感があってデイサービスで1日を過ごすのはきついとのことで，本人から利用中止の申し出があった．それに伴い，訪問看護を週1回から3回に増やし，入浴支援，状態観察を行っていくこととなった．

図4　体幹の回旋，側屈の起こりにくい起き上がり方

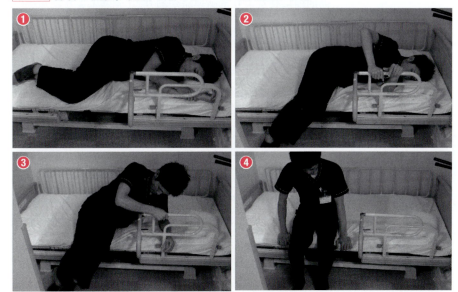

図5　ベッドへの着座方法の修正

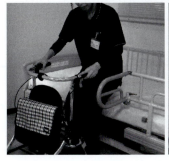
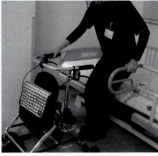

歩行器のハンドルをつかんだままベッドに座ろうとすると（写真左），ドスンと勢いよく座ることになりやすいため，ベッドの手すりをつかんでゆっくりと着座するよう指導した（写真右）

2週目

　本人より，軟性コルセットを外して動きたいとの相談があった．受診時に，長女から主治医へも相談したとのこと．これまでの経過（繰り返す圧迫骨折，骨粗鬆症の進行，骨転移は明らかではないがリスクは高いなど）も考慮して，コルセットを完全に外してしまうのはリスクが高いと考えた．

　代替案として，簡易コルセット（マックスベルトCH，日本シグマックス株式会社製）の着用を提案した．着用して起き上がりや段差昇降などの動作確認を行ったところ，痛みはなかった．そこで，当面は簡易コルセットを着用して動いてもらうこととし，本人，長女，各職種（ケアマネジャー，看護師）へ伝達した．

　この時期には，玄関の外の段差も杖歩行と介助で昇降可能となっており，外出時にもスロープは使用していなかった．

3・4週目

　訪問前に長女より電話連絡があり，「先週末より認知症のような症状（トイレの仕方がわからなくなる，会話が成り立たないなど）があり，体のだるさも強いようで，横になって休んでいることが多くなった」とのこと．

　患者宅を訪問すると，顔色がやや黄色みがかっており（黄疸が疑われた），手先の軽い振戦があった．会話は可能だが，終始ボーッとしている印象あり．肝性昏睡に移行する危険性も考えられ，訪問看護へ連絡し，すぐに主治医往診の流れとなった．

　主治医の往診で採血が実施され，アンモニア値，腫瘍マーカーが上がっており，排便コントロールも不良なため，一時入院となった（9日間）．

　入院時の腹部CT検査で便の多量貯留がみられ，アンモニア173μg/dLと高値であった．アミノレバン®（肝不全用アミノ酸製剤注射液）点滴静注，排便コントロールが実施され，アンモニア54μg/dLと状態が安定したところで退院となった．

5・6週目

　退院翌日より訪問リハを再開した．短期の入院だったが臥床時間が長かったようで，下肢筋力低下が進行，歩行器歩行の不安定性が増していた．本人，長女より，訪問リハの回数を週2回から3回に増やしたいとの相談があった．長女からは「リハビリをするとリラックスできるみたいです」「また以前のように動けるようになってほしい」との言葉が聞かれた．当面は週3回の訪問リハで対応することとなった．

　起き上がり時に，右肩甲骨～肋骨部にかけての痛みの訴えが聞かれるようになった．体幹・下肢筋力低下によって起き上がり動作の努力性が増し，同部位に負担がかかっていると考えられた．消炎・鎮痛外用薬（スチックゼノール®A）を塗布すると痛みが軽減するとのことで，しばらく様子をみていた．

訪問看護師より，入浴時の動作についての相談があった。衣服の着脱介助の際に，体幹支持性低下のためふらつきがあり危険とのこと。脱衣所に手すりなどのつかまる所がないため，つっぱり棒タイプの手すりを設置することとなった。

7・8週目

　起き上がり時の右肩甲骨〜肋骨部の痛みは続いており，起き上がりの瞬間は苦顔表情を呈するようになっていた。今後，痛みが増強する可能性も考えられ，長女へ早めに受診するように相談した。主治医から，トラマール®カプセル（トラマドール塩酸塩）50mgが処方され，朝夕定時薬として服用するようになった。

　しかし，動作時痛は続いており，訪問看護師と対応について相談した。安静時痛はなく体動時痛のみで，痛みの性質としては体性痛と考えられ，鎮痛薬の増量よりも動作の工夫，環境調整が有効と考えた。

　ベッドの向きの関係で，左側臥位になってから起き上がるようになっていた。体幹筋力が低下しているため右上肢に力を入れて起き上がる動作になっており，負担がかかって痛みが出ている様子であった。ベッドの位置を変える，枕を反対側にするなどを提案したが，本人が拒否的であった。棚がベッドの左側に置いてあり，物を取る時も左方向に寝返りするため，まずはよく使う物を右側に配置するようにして，右方向にも寝返りするように環境調整を行った。

9〜13週目

　環境調整を行ったことで，右肩甲骨部〜肋骨部にかかる負担が軽減したためか，起き上がり時の痛み，苦顔表情が軽減していた。起き上がりやすくなったことで，座って過ごす時間も少しずつ増えてきて，長女からプレゼントされた「大人の塗り絵」にも意欲的に取り組む様子もみられた。訪問時に仕上がった作品を見せてもらうことが慣例となった。

　この時期は比較的状態が安定しており，入浴も長女の介助で入れているとのことで，今まで入浴支援で訪問看護が週3回入っていたが，1回に減らしたいとの申し出があったとのこと。主治医からは，状態が変わりやすく，排便コントロールや痛みの状態の観察のために回数は減らさないほうがいいとの指示があるが，本人・家族の希望が優先され，訪問看護は週1回となった。

　訪問リハに関しては本人の希望も強く，週2〜3回の利用継続となった。訪問リハで，今まで以上に注意深く状態観察を行っていくこととなる。訪問時には，リハ前に排便状況と腹部の状態の観察も実施した。

14〜17週目

　右肩甲骨〜肋骨部の痛みはほとんどなくなっており，トラマール®カプセル50mg服用はいったん中止となった。しかし，体力は少しずつ低下してきており，

長女からは「トイレや食事以外は横になっていることが多くなりました。ときどき，ぼんやりしている様子もあります」との情報があった。

しばらく安定していた血糖値が高くなってきた。内服薬でのコントロールが困難となり，インスリン4単位から開始となる。訪問看護師から，長女へインスリン投与の手技が指導された。食後血糖値は300～400台と高値が続いていたが，主治医の方針として，食事制限は本人のストレスになるためあまり気にしすぎないようにし，インスリンの量を増やすことでコントロールしていくとのことであった。

採血のデータをみても，徐々に肝機能が低下してきており，状態悪化のリスクがあり，要観察との情報を得た。

本人としては，口渇・頻尿の症状がきつく，トイレも日中は1時間おきに行くため疲労感もあると話していた。

18～22週目

右母趾部に鶏眼（魚の目）ができており，起立・歩行の荷重時に痛みがあるため，テープで保護されていた。そのため，歩行も最低限しかしなくなり，不安定性も増していた。

血糖値も300～400台が多く，なかなか安定せずにインスリン増量となっていた。口渇，頻尿の症状は続いており，体のだるさもありぐったりしていることが多くなっていた。

22週目の訪問時に，寝返り・起き上がり時の左腰部痛の訴えがあった。以前の右肩甲骨～肋骨部の痛みの機序と似ている印象を受け，長女と相談し，週末に入る前に受診することになった。訪問翌日に受診し，X線撮影で左肋骨骨折と診断された。バストバンド装着にて様子をみることになった。

23～26週目

左肋骨骨折部の痛みが続いており，本人より「しばらく安静にゆっくりと過ごしたい」とのことで，2週間程度，訪問リハを休止した。

25週目に訪問リハ再開となったが，動作時の左肋骨部の痛みは残存，倦怠感も増加しており，活動性は低下していた。血糖コントロールに関しても，インスリン12単位まで増量となっているが，血糖値300～400台と高い状態が続いていた。

本人より，「前は気分のいいときに塗り絵をするのが楽しかったけど，今はあまりそういう気分になれない」との発言が聞かれた。長女からは，徐々に弱っている本人の姿を見て，自宅でみることに対する不安な気持ちが聞かれるようになった。

27週目

　訪問時に，本人から「今日，靴下をはこうと思って前にかがんだら，胸の所がコツってなった。動くとき痛いから，湿布を貼って様子をみてる」との報告あり。普段はベッド上で靴下をはいていたが，その日は座った状態で靴下をはいてしまい，痛みが出やすい前屈動作をとってしまっていた（図6）。

　目立った発赤や腫脹はなく，起居・歩行動作はいつもと変わらない様子で可能だったが，今までの経過からみて痛み増強のリスクが高かった。長女は仕事で不在だったため，仕事が終わるころに電話連絡することとした。

　しかし，夜間に痛みが増強し，胸痛・息苦しさが出現して救急搬送され入院となった。入院後，しばらくして病状が安定し，退院可能な状況になったが，ケアマネジャーから，長女が家でみることに対する不安感が強くなっているとの情報が入った。本人からは「家に帰りたい」との希望が聞かれたが，長女の気持ちがなかなか変わらないとのことで，在宅での受け入れが困難となった。

図6 痛みが出やすい前屈動作

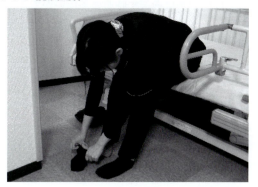

まとめ・考察

　今回，肝細胞癌術後再発で本人・家族が望む在宅生活へ移行して数カ月は穏やかな生活を送れていたが，結果的には最期まで在宅で過ごすことがかなわなかったケースを経験した。訪問作業療法士としてかかわり，「患者とその家族の要望（demands）を十分把握したうえで，その時期におけるできる限り可能な最高のADLを実現すること」[2]の支援ができていたのか，振り返りを行うと反省すべき点も多いと感じる。

　まず，患者とその家族の要望を十分に把握できていたかである。訪問リハ開始当初に聞いた本人・家族の要望は，「サービスを受けながら在宅で暮らしたい，暮らしてほしい」という内容であった。それが「最期まで自宅で過ごしたい，過ごしてほしい」と考えているのかまでは把握できておらず，家族や多職種含めて緊急時の対応についても統一ができていなかった。主治医からは，長女に今後起

こりうる状態変化の話をすると涙ぐむ様子がみられ，母親の現状を受け入れられていないようだったとの情報が後に聞かれた。できるだけ家で過ごしてほしいという気持ちはあったが，長女が母親の弱っていく姿を目の当たりにして，家でみることに不安が強くなったと考えられる。

　本人には，やはり家がいいという気持ちがあったが，結果的にその要望をかなえることが難しい状況になってしまった。変わらない本人の気持ち，変わっていく長女の気持ちを十分に汲み取れなかったことも反省すべき点である。

　次に「その時期におけるできる限り最高のADLを実現すること」に関してである。肝細胞癌術後再発で，骨転移の診断はついてはいないが圧迫骨折を繰り返しており，骨折リスクが高い状態でADL改善のリハを行わなければならないという難しい状況であった。リスクを把握して痛みの出にくい，負担のかかりにくい動作の指導は実施していたが，結果的に骨折してADL低下を招いてしまった。本人・家族への骨折リスクに対する指導が十分でなかったことも反省している。一時期（訪問リハ経過9～13週目）は，楽しみである塗り絵に取り組むなど，少しは穏やかに過ごす時間の手伝いができたとは考えている。

　このように，訪問作業療法士として在宅緩和ケアにたずさわったが，反省すべき点の多いケースであった。入院中に面会に行った際に，本人から「家にいてリハビリを受けていたときが一番よかったよ。ありがとう」との言葉が聞かれた時は，少しでもQOL向上に貢献できたのかもしれないと思うことができ，筆者自身の救いになった。

　在宅における終末期リハビリテーションの実績はまだ少ない現状があるが，リハ職がかかわることでADL改善ならびにQOL向上に貢献できる部分は多いように感じる。在宅で穏やかに過ごすことができる患者が増えるように，地域リハにたずさわる療法士として研鑽を積んでいく必要がある。

【文　献】
1）坂口聡子，岡村　仁：終末期がん患者に対する訪問リハビリテーション導入に関する研究 〜ケアマネージャーへの質問紙調査を通じて〜．公益財団法人 在宅医療助成 勇美記念財団 2012年度（後期）一般公募「在宅医療研究への助成」，2014.
2）辻　哲也，安藤　勇：悪性腫瘍（がん）のリハビリテーション．緩和ケア病棟においてのリハビリテーションに期待すること，総合リハビリテーション，31(12): 1133-1140，医学書院，2003.
3）辻　哲也：緩和ケアにおけるリハビリテーションの目的と役割．癌のリハビリテーション（辻　哲也 編），532，金原出版，2006.
4）島﨑寛将ほか：在宅復帰支援プロセス．緩和ケアが主体となる時期のがんのリハビリテーション（島﨑寛将 ほか 編），179-189，中山書店，2013.
5）辻　哲也：静岡がんセンターにおける取り組み．癌のリハビリテーション（辻　哲也 編），537-539，金原出版，2006.
6）吉澤明孝：在宅緩和ケアチーム．すぐに役立つ がん患者緩和ケアにおけるコメディカルの技とコツ（並木昭義 監，川股知之 編），18-22，真興交易（株）医書出版部，2009.

4. 在宅における終末期リハビリテーション

地域におけるチーム医療

古賀友之，川村幸子，西尾玲子

はじめに

　地域における在宅がん緩和ケアでは，医師・看護師・リハビリテーション（以下，リハ）専門職などの医療職と，ケアマネジャーを中心とする介護職を加えたチームケアが重要である。

　のぞみの花クリニック（以下，当院）は，地域に在宅緩和ケアを提供する在宅療養支援診療所である。スタッフとして理学療法士（以下，PT）が在籍し，がん終末期患者に訪問リハを積極的に提供していることが特徴である。在宅緩和ケアは症状緩和および生活支援が大きな二本柱であるが，PT はそのどちらへもアプローチできる重要な職種であると考えている。

　ここでは，在宅におけるチームケア，在宅がんリハ，終末期リハ，地域のチームケアにおける各専門職の役割，在宅がんリハの実際，症例提示，今後の地域における在宅がんリハについて紹介する。

在宅におけるチームケア

　川越[1]は在宅医療の哲学として，「在宅で行われる医療は，患者と家族との普通の生活，日常生活を支える医療である」と述べている。患者家族の日常生活を支えるためには，①身体的症状だけにとどまらない全人的医療であること，②患者・家族の不安を支えるため24時間365日対応できること，そして，③多職種連携，が必須であることは疑いもない。これを実現するには，医療者だけではなく，介護職との連携チームを作ることが必要であるが，実際には，在宅でのチーム形成にはさまざまな困難を伴う。

　困難な理由の一つは，在宅での多職種連携は病院のように1カ所にすべての職種が集まっているのではなく，職種によって事業所が異なるという点である。

　そしてもう一つは，ケアマネジャーをはじめとする介護関係者は，医療関係者（特に医師）の敷居が高いと依然として感じている点である。残念なことにケアマネジャーが介護職出身の場合は，患者の身体的な問題について医師と十分な連携ができないため，自身で必要以上の医療知識をつけるための努力をしなければならなかったり，さらには医師をはじめとする医療者と対立関係になることもあるようだ。

そこで，在宅での医療介護連携チームが効率的に協働していくためには，チームケアのあり方について，もう一度考える必要があると考えている。

鷹野[2]によれば，伝統的な「チームケア」（図1）は，統括者（医師や施設長あるいはケアマネジャーなど）の指図に基づいて，関係する複数の関係従事者が，必要とされる業務を，各々の専門性により縦方向に分断して分担し，遂行するという形式であったという。この「チームケア」では，専門職種間が互いに干渉しない傾向となりやすい。さらに，連携が不足することで情報は共有できず，必要な情報伝達も不足する。これらは，利用者から「同じことを違う人から何度も聞かれる。同じ症状を何度も説明しなければいけない」などケアに対する不満となり，ひいてはケア事故の要因の一つとして認識されている。

そこで，「伝統的な非干渉かつ不連続を特徴とする形式的チームケア（multidisciplinary team care）」から，「情報の共有化をはじめ，よりよいケアサービスを提供することを共通の使命とするチームマインドまでを共有するような，機能的チームケア（interdisciplinary team care）（図2）」への転換が必要なのである。

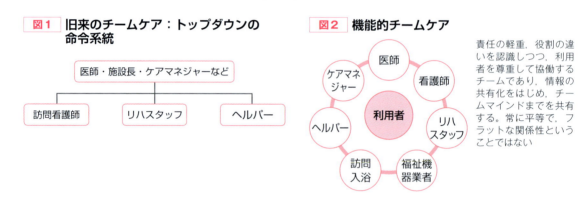

図1 旧来のチームケア：トップダウンの命令系統

図2 機能的チームケア

責任の軽重，役割の違いを認識しつつ，利用者を尊重して協働するチームであり，情報の共有化をはじめ，チームマインドまでを共有する。常に平等で，フラットな関係性ということではない

チームアプローチ

終末期を迎える患者は身体的苦痛だけではなく，精神的苦痛，社会的苦痛，スピリチュアルな苦痛など，全人的苦痛（トータルペイン）を抱えている。この苦痛には，医師や看護師だけではなく，専門性をもった多くの医療者が協働し，チームとして患者や家族にかかわることが必要となる。

地域におけるチーム医療のリーダーは主に医師がなることが多いが，患者と家族が抱える問題の解決や目標を達成するために，看護師，薬剤師，PT，介護支援専門員といった医師以外の職種がリーダーとなることもある。

一般にチームアプローチ（チーム医療）というと，多職種チーム（multidisciplinary team）を指すことが多いが，緩和ケアではその一歩進んだ形の学際的チーム（interdisciplinary team）のほうが望ましいとされる[3]（表1）。

筆者らが行っている在宅緩和ケアは，患者の診療期間が短いため，各専門職と

の細やかな連携が欠かせない．緩和ケアの特性により，筆者らは患者のニーズを尊重して問題の解決を図る「患者志向性」を重視している．また，チームメンバーそれぞれが単に専門的業務を分担し合うだけではなく，常に話し合いながら協力して業務を遂行しようとする「協働志向性」を心がけている．そのチームは，情報を共有し，よりよいケアサービスを提供するというチームマインドも共有する機能的なチームであることが求められる．この「患者志向性」「協働志向性」をもつチームが，在宅緩和ケアの多職種連携に必要である．

筆者らが地域で在宅緩和ケアを始めて5年になる．当初は地域の訪問看護ステーションと有効な連携がとれないと感じることが多かった．しかし最近では，がん終末期患者を適切にアセスメントし，患者への全人的アプローチおよび家族への援助までできる訪問看護ステーションが増え，互いに連携がとりやすくなった．このことは，患者を中心として家族を含めた環境も支えようというチームマインドを共有し，互いに理解し合えるチームが育成されてきたことによると感じている．

表1 多職種チームと学際的チーム

	多職種チーム	学際的チーム
専門性とチームに関する考え方	専門性が重要	チームのメンバーであることが重要
かかわり方	専門性により部分的，独立してかかわる	共通の目標に沿って，相互依存的にかかわる
情報の共有方法	主に記録（カルテ）によって情報共有する	主に話し合いによって情報と目標を共有する
リーダー	最高責任者（通常は医師）	患者の問題や状況によって異なる
チーム内での話し合い	それほど重要視しない	非常に重要視する
その他	−	合同チームともいわれる

（文献4より引用）

コラム　多職種連携の問題点と解決策（表2）

本文中でも述べたように，多職種で構成された在宅チームは，職種によって介入する事業所が異なることが多い．そのため，タイムリーな情報共有やゴール設定，方針の統一化を図ることが難しい．また，医療と介護で基本的な用語や知識，資源が異なるため，コミュニケーションをとるのが難しいといった問題も生じる．さらに，互いの存在が見えにくいためチーム全体のバランスをとり難く，患者や家族の状況に合わせてサービスの量や内容を臨機応変に変更することが困難な場合もある．そのため，患者や家族は訪問してくる専門職から毎回同じ質問を受けたり，同じサービスを何度も勧められたり，職種によって異なるアドバイスを受けることもあり，混乱を招くことも少なくない．

多職種が連携し，地域で緩和ケアを提供するためには，共通のアセスメントツールを用いることも一つの方法である．当院では，身体的，精神的，社会的，スピリチュアルなニーズを含めたケアの質の評価に「STAS-J（STAS日本語版）スコアリングマニュアル」を使用している（http://plaza.umin.ac.jp/stas/，2016年6月時点）．

主軸となる9項目を評価することで，症状緩和だけではなく，本人・家族の不安や病状認識，意思決定支援について話し合うことができ，自らのケアを振り返ってアドバイスを得る機会となる．また，多職種でケアを考えることで，チームメンバーそれぞれの思いが共有でき，互いを認め合うことができる．単なる医療情報の共有だけではなく，メンバー間でのアサーティブな関係（相手を尊重しつつ自己主張できる関係）が構築されることで，よりよい多職種連携が可能になると考える．

（川村幸子）

表2 多職種連携における問題点と対策

問題点	対策
専門職間の連携不足	・多職種間,同職種間で情報提供・共有を行う ・アサーティブな交流を心がける
医療と介護の連携不足	・介護職からの意見や質問することの困難さを理解する ・互いの職種の知識や理解を深め,相手の立場を考慮した連携を行う
方針の不一致	・多職種間で治療・ケアについて話し合う ・終末期における倫理的問題に気づく ・他職種の専門性やケア限界を理解する　・緩和ケアに対する知識を深める
精神的サポートの不足	・職場での精神的サポート体制を整える　・スーパーバイザーに相談する ・十分なコミュニケーションを図る　・相手を思いやる

在宅がんリハビリテーション

　抗がん治療の進歩によって,5年生存率は改善している。しかし,がん罹患率は増加しているため,「がんと共存」する時代になってきているといえる。そのなかで,がんリハの重要性が認識され,病院を中心に徐々に広まりをみせている。
　がんリハはその時期によって,「予防的」「回復的」「維持的」「緩和的」の4つに分けられる[5]。そのなかで在宅がんリハの対象になるのは,ほとんどが「緩和的」の患者である。積極的な治療が不能となって退院する患者や,高齢や合併症のため積極的な治療は行わず自宅で生活する患者,これらの終末期を自宅で迎えるがん患者に対してもリハは有用である。

終末期リハビリテーション

　在宅がんリハは患者が亡くなるまでの比較的短い期間にかかわる「緩和的」リハである。筆者らはこのような患者にリハを実施する場合に,「終末期リハ」の思想をその根底にもっておくべきであると考えている。リハという言葉には,どうしても患者自身の主体性や自立が重んじられてきた経緯があるため,右肩上がりのニュアンスが強い。したがって,がん終末期の患者には敬遠されがちであり,医師でさえも,がん終末期の患者へのリハ導入にためらいを感じていることが多い。しかし,大田[6]による終末期リハの定義は,「加齢や障害のため自立が期待できず,自分の力で身の保全をなしえない人々に対して,最期まで人間らしくあるように医療・看護・介護とともに行うリハビリテーション活動」であるとされており,具体的には**表3**に示すとおりである。その一つひとつを確認すれば,終末期リハは在宅がんリハのなかで提供されるべきものであるということは明らかである。

> **表3** 終末期リハビリテーションで行う具体的活動

1. 清潔の保持
2. 不動による苦痛の解除
3. 不作為による廃用症候群の予防
4. 関節の変形・拘縮の予防
5. 呼吸の安楽
6. 経口摂取の確保
7. 尊厳ある排泄手法の確保
8. 家族へのケア

地域のチーム医療における各専門職の役割

● 医師の役割

　在宅緩和ケアを実施するにあたって，医師は大きく分けて3つの役割を担う。1つめは疼痛緩和を代表とする症状管理である。症状管理が適切になされていないとリハの導入は難しい。また，リハ開始後は，患者の状態に応じたリスク管理が必要である。常にリハ職との情報共有を含めた密な連携が必要である。

　2つめはチームから情報を収集し，患者と直接話し合いを行い，その希望を叶える意思決定支援をすることである。ここで希望を叶える手段としてリハの有用性を判断し，有用と考えれば，患者に対して提示し導入する。一般医療者同様，患者家族にとって，リハは「自立に向けた支援」「トレーニング」といったイメージでとらえられているため，現状では医師が説明導入することが望ましい。

　最後は，家族支援である。在宅緩和ケアの現場では，刻々と全身状態が悪化する患者を24時間そばで支えるのは家族である。家族が患者自身の「家で過ごしたい」という希望を理解する手助けをするために，キーパーソンだけではなく，かかわる家族全員と話し合いの機会をもつことが望ましい。

　表4に，医師ががん患者の終末期リハを導入する際の指示書の例を示す。これは，柏市在宅リハ連絡会の作成したものである。参考にしてほしい。

> **表4** がん患者の時期別リハビリテーション指示

がん（終末期）

リハビリテーション目標および指示：
- ■ 拘縮予防などの運動，環境調整や家族指導
- ■ 廃用症候群を予防し離床を促す
- □ 日常生活動作や家事動作を維持または自立を促すための運動や動作練習・指導
- □ 外出をするための練習
- □ 認知症予防のためのレクリエーションや家族指導
- □ コミュニケーションのための言語練習や機器・道具の練習
- □ 食事を安全に行うための運動や環境調整，指導

　関節可動域運動　筋力増強運動　基本動作練習　日常生活動作練習

長期目標
　QOLの向上　無動による痛みや苦痛の緩和

＜備考＞　予後が2週間〜1カ月以内の方になります。
　　　　　動けなくなってくることで出てくる痛みや苦痛を和らげ，穏やかに過ごしていただくように，リラクセーションや安楽な姿勢の検討を行い，家族に介助方法の指導を行います。

●訪問看護師の役割

在宅での終末期ケアでは，症状コントロール，日常生活援助，意思決定支援，家族ケア，看取り教育，グリーフケアを主に提供していく。そのために訪問看護師は，日々の訪問やチームメンバーからの情報収集を基に，患者が今どのような時期を迎えているのか，今後どのような変化をたどっていくかをアセスメントし，これから起こりうる変化への対処方法を事前にマネジメントしておくといった，現在と未来の双方を見据える視点が必要となる。患者と家族が望む最期を迎えるためにも，訪問看護師が終末期の経過を十分に理解しておくことは非常に重要である。

未来の予測マネジメントとして「在宅ターミナルケアのプロセス」を示す（**表5**）。多職種で構成される在宅チームでは，すべての職種が看取りまでのプロセスを理解しているわけではない。チームメンバーがターミナルケアのプロセスを理解することで，チーム内での方向性や目標が明確となり，今後必要となるケアや対策を事前に準備することができる。それにより，チームメンバーが自己の専門性を十分発揮することが可能となる。

訪問看護師は，訪問の開始から看取りまで切れ目なく患者と家族へケアを提供する職種である。患者の全体像と流れを把握し，それを多職種へ情報提供するという重要な役割がある。さらに多職種からの相談に応じ，サービスの調整や具体的なケアプランに助言する役割も求められている。

表5 在宅ターミナルケアのプロセス

時期	特徴	目標	ケアのポイント
①準備期	訪問看護の依頼から訪問開始までの時期	安心して在宅療養を始められるための体制を準備する	・情報を収集し，アセスメントする ・アセスメントから得られた課題の対応策を確保する ・病状や在宅療養について，療養者と家族それぞれの受け止めと希望を把握する
②開始期	訪問開始から在宅療養の支援体制がほぼ安定するまでの期間	安心して在宅で過ごせる体制を確立する	・症状をコントロールする ・看護，介護体制を構築する ・療養者と家族が困っていること，不安に思うことに対応する
③維持期	病状や症状および在宅療養の支援体制が比較的安定している時期	在宅ならではの，その人らしい生活や希望を実現する	・その人の「その人らしさ」を探る ・介護者の疲労に対応する ・症状の予測と対応を相談し，準備する
④悪化期	病状や症状が変化し，必要に応じて支援体制を再構築する時期	症状や病状の変化をとらえて迅速に対応し，看取りの方針を決める	・症状を緩和し，ケア体制を調整する ・選択肢を説明し，選択を支援する ・亡くなる徴候について説明しておく
⑤臨死期	死が数日以内と予測される時期	家族が安心して看取れる	・亡くなる徴候と対応を確認する ・看取りに向けた家族への支援を行う ・多職種に伝達し，調整する
⑥死別期	死亡直後からおおむね1年	よい看取りであったことを保証する	・お別れの時間を作る ・介護者をねぎらう ・悲嘆を共有し，病的悲嘆に注意する

（文献7を参考に作成）

● **理学療法士の役割**

　リハというと機能訓練に特化しているイメージをもっている患者や家族が未だに多い。患者自身や近親者が経験している場合はなおさらである。特に、終末期がん患者は、機能向上は見込めないものの終末期まで比較的ADLを保つことができている。このため、医療者側は必要性があると感じていても、訪問リハ導入に至らないケースが多い。そこで、訪問リハを希望される患者や家族に対しては、まずリハに対してどのようなイメージをもち、PTに対してどのようなことを期待して依頼してきたか、ということを十分理解したうえで、リハの目的や内容について患者や家族と話し合いながら、介入していくことが重要である。

　病院と在宅ではリハ専門職として、その導入からアプローチ方法まで違いがある。病院では、身体機能や体力を高めて動作能力を改善させるといった患者個人への働きかけを主に行っているが、在宅では著しい機能向上が見込めない対象者が多いため、患者個人へのアプローチも実施するが、介護方法のアドバイスや住環境の調整、日々の生活リズムを整え生活の安定を図るなどといった、患者を取り巻くさまざまな人・環境などに対してもアプローチをしていく[8]（**図3**）。

　在宅がん終末期リハのなかでPTとして最も大切にしていることは、「生活を支える」という視点である（**図4**）。まず、できることを奪わないことが重要である。わずかでもできることを探求し、セルフケアの向上・廃用症候群の予防に努めていく。たとえ、ADLが保てていたとしても、大田の唱える終末期リハのアプローチ（**表3**参照）は介入時から行っていく。

　急激な症状の変化に対応し、状況に応じて細かなゴール設定をしていかなければならない。最期が近づくにつれて、その日その時でできることを見つけ、最期まで自律して生きることを応援し、患者と家族、大切な人たちが寄り添っていられるよう支援していく。

　がん性悪液質が進んだ状態では、筋力や体力向上が見込めないため、効率的な動き方やいかに休息をとるかを考え、その患者が重きを置くところにエネルギーを注げるように、患者と家族、チームで一緒に、生活全体をコーディネートする。

　急激に症状が変化していくなかで、PTの介入時に症状が変化することも多い。チーム内でよくコミュニケーションをとり、変化するなかでも生活していくために、その日その時にできることを探し、小さな目標を一緒に見つけられるような働きかけをする。しっかりと生活を支えることをベースとして、その先にある「希望」をもって生活できるよう支援していくことが重要である。

図3 訪問セラピストとして必要なスキル

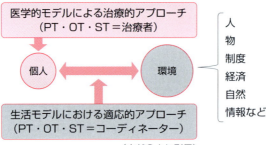

（文献8より引用）

図4 終末期の生活を支える視点

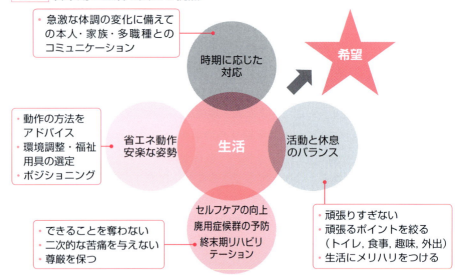

コラム　訪問看護師と理学療法士との連携について

　看護における援助の基本は，安全・安楽・自律であるが，病院ではベッドサイドでのケアが中心となりがちである．しかし，人は本来，活動能力に合わせて社会参加を行ってきた存在であるため，最後まで社会の一員であるという視点をもつことが重要である．そのため訪問看護師は，生活を重視した視点でアセスメントを行い，個別的な看護ケアを提供している．

　PTの強みは，適切な福祉用具の選定ができ，安楽なポジショニングやリラクセーションの実践と家族指導ができること，また廃用症候群予防の専門家，などという点である．それにより状態変化が著しい終末期においても，「できる限り通院したい」「もう一度，家族と旅行に行きたい」「最後までトイレに行きたい」といった患者の自律を尊重したケアの提供が可能となる．

　PTとの連携において大切なことは，症状アセスメントとケアの方向性を互いに共有することである．病態のプロセスや症状への対応，今後起こりうる変化の予測と対処方法を共有することで，安全安楽な環境を提供でき，自律性の向上など，患者の自己効力感を高めるケアが提供できる．これは，ADLが低下する終末期においてもQOLの向上につながる非常に重要なかかわりである．

（川村幸子）

在宅がんリハビリテーションの実際

　当院では開設以来203名のがん患者を看取ってきた。そのうち自宅では153名が亡くなった。在宅療養期間は中央値が30日（平均67.9日）である。したがって，在宅がん診療の現場におけるリハは，緩和的がんリハであると同時に，終末期リハであることを意識しなければならない。実際，がん患者にリハを導入したのは100件（49.3％，当院で84件，他事業所16件）である。リハの実際を知るために，当院でリハを導入したカルテの記載から，その詳細がわかる65例を調べると，評価（環境調整のみ）が23件，その期間は中央値1日（平均期間は2日），定期的なリハにつながったものは42件，その期間は中央値42日（平均74日）である。すなわち，PTがかかわっても評価のみに終わるものが1/3であり，短い期間にどのように効果的にかかわるかが重要となっている。

　導入理由は図5に示すとおり，廃用症候群によるものが25件（38％），転移による運動障害が16件（25％，骨転移10件，脳転移5件，脳転移及び骨転移1件），がんとは関係のない既往疾患（脊柱管狭窄・頸椎症・坐骨神経痛・大腿骨頸部骨折後・脳血管障害・パーキンソン病など）によるもの9件（14％），低アルブミンによる浮腫9件（14％），原疾患による呼吸困難6件（9％）であった。

　実際のPTのかかわりは図6に示すとおり，環境調整（福祉用具導入を含む）が59件（90.8％），関節可動域訓練・ADL訓練・動作指導・トイレ歩行指導や外出支援など生活動作にかかわるものが40件（61.5％），リラクセーションやマッサージを行ったのは35件（53.8％），家族への介護指導は18件（27.7％），ほかにも寝たきりの患者に対するポジショニングや呼吸困難を訴える患者に呼吸リハを実施している。在宅ならではのかかわりとして，独居見守りのために導入することもある。

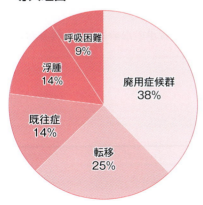

図5 当院におけるリハビリテーション導入理由

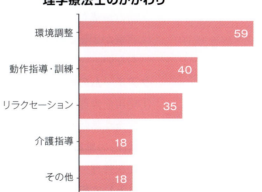

図6 当院における在宅がんリハでの理学療法士のかかわり

症例紹介

●病院でのがん維持期リハの経験が在宅がん終末期リハの導入につながった症例

症例情報
- 70歳代後半男性
- 右肺腺癌，転移性肺腫瘍，転移性骨腫瘍，胸膜炎，肺膿瘍
- 要介護5

生活歴
　70歳代の妻，90歳代（要介護2）の義母との3人暮らし．40歳代の長男・長女は独立．外来受診のたびに長女が帰宅．受診同行し，帰りにともに買い物に行くことを何よりの楽しみにしていた．

　自分の時間を大切にしており，ほとんど2階の自室で過ごしていた．食事・入浴時は1階へ移動．妻は実母の介護を行いながら，献身的に夫を支えていた．

　本人は，元陸上競技選手でスポーツに長けており，自分で体を動かすことに喜びを感じていた．

現病歴
　腰痛・両大腿痛を主訴に近医受診．転移性骨腫瘍の疑いで精査．右上葉肺癌，多発肺転移・多発骨転移と診断された．がん性疼痛に対し，緩和的放射線治療実施後，ゲフィチニブによる治療を開始．入院が長期になり廃用を認めたため，リハ目的で転院．転院先で維持的リハを行った．その後，胸膜炎のため再入院．退院後，外来受診に並行して当院からの訪問診療を希望したため，導入．導入当初よりリハを希望したため，週1回の訪問リハ導入となった．

導入当初の本人のニーズ
①筋力が落ちてしまった．自宅でリハがしたい．
②自室が2階であり，階段を使用して入浴と食事のために1階へ降りなければならない．

ケアチームの目的
①廃用症候群の予防
②安全な移動手段の検討・介助方法のアドバイス
③ADLの維持
④症状管理

リハとして行ったこと
- 自宅に家庭用のエルゴメータがあるので使用したいという希望があった．もともと「まじめな」性格であったため，まずベッド上でできる運動から実施．段階を追い，徐々に自宅内でのエルゴメータ使用へと進めた．自主トレーニング

のアドバイスでは，疲労を残さないことを重視した。
- 1階と2階の移動については，手すりは設置してあったため，動作方法と介助指導を実施。段階的な2階フロア内移動手段の提案，昼間自室で1人で過ごす時間も多く時折ふらつくことがあったため，伝い＋杖歩行の実施，症状が出現しADLが低下するごとに，歩行器→車椅子と移行していった。
- トイレは手すりを設置し，立ち座りがスムーズに行えるように調整した。風呂は浴槽内に滑り止めを設置し，シャワーチェアーを導入した。
- 疼痛管理は良好，全身の痒みあり。外来までの間の症状観察が主体。

その後の経過

導入後3カ月，骨転移の増悪を認め，緩和的放射線治療目的で再入院。治療後は速やかに退院し，再び在宅医療導入となった。入院期間は短く，ADL低下や廃用症候群の進行はなかった。この入院で，以後の積極的治療はしないという方針となった。

退院後3カ月，全身倦怠感・がん性疼痛が出現。週1回，訪問看護導入。当初麻薬に対する抵抗感が強く，十分な疼痛緩和が図れない状況であった。しかし，「痛み始めると気持ちが沈む」「ベッドの上でじっとしている」「食欲がなくなる」「新聞も読めない」と語っていることから，疼痛がQOLやADLを低下させていることは明らかであった。そのため，患者本人の気持ちを十分に傾聴しながら，麻薬の効果，副作用の対処方法を話し合った。これにより，オピオイドを導入することができた。

退院後4カ月，ふらつくことが増え，洗面所で転倒のエピソードあり，亡くなる1カ月前にはADLが急激に低下。自宅での入浴が難しくなったり，転倒が多くなったりしたため，福祉用具の導入を行った。すぐにPTに伝え，歩行器の導入や手すりの設置，バスグリップの提案，浴槽内台の導入などの対策をとった。経口摂取が難しくなったため，PCA（patient controlled analgesia：自己調節鎮痛法）による疼痛管理を開始。徐々に全身状態が悪化した。臨死期には，看護師が症状緩和とともに家族に対する予期悲嘆ケアと看取り教育を行った。最期は家族に囲まれ，自宅で看取りとなった。

● 透析クリニックへの通院が困難になったため，訪問リハ導入になった症例

症例情報
- 60歳代後半男性
- 膵臓癌末期，肝転移，肺転移，腰椎圧迫骨折による右下肢麻痺，慢性腎不全（透析中）
- 要介護4

- 身体障害者等級：1級（疾病による自己の身辺の日常生活が極度に制限される腎臓機能障害）

生活歴
　妻と実姉の3人暮らし。長男・長女は独立している。長女は漢方薬の登録販売者として，漢方薬店を経営しており，父親に自分で調合した漢方薬を飲ませている。5年前から慢性腎不全で週3回透析を施行しているが，たびたび海外旅行に行くなど，夫婦で前向きな生活を送っていた。

現病歴
　透析実施中に体重減少を指摘され，精査したところ末期の膵臓癌と診断された。本人・家族の希望で積極的な治療はしない方針となった。在宅療養中に屋外で転倒し，腰椎圧迫骨折を受傷。神経障害を合併し，右下肢麻痺となった。同部位に神経障害性疼痛を認めた。疼痛が強く歩行困難で，ADLはベッド上であった。週3回の透析に通っていたが，ケアマネジャーが車椅子のまま乗車する介護タクシーを手配したところ，痛みが強く，継続困難であった。病院から，膵臓癌および骨転移による神経障害性疼痛管理目的で当院へ紹介。通院動作の検討と痛みを伴わない動作指導のため，訪問リハ導入となった。

導入当初の本人のニーズ
①週3回の透析を続けるため，移動手段を考えること
②自宅内でトイレ・風呂へ移動したい。松葉杖歩行をしたい。
③夫婦でいつも散歩していた遊歩道へ行きたい。
④最後の家族旅行へ行きたい。

ケアチームの目的
①症状緩和
②屋外移動・透析への移送手段の検討
③余暇活動の支援（散歩・旅行）
④屋内移動（福祉用具導入）
⑤ADLの維持

リハとして行ったこと
- 玄関から敷地の門までの間に，8段の階段があった。自宅から透析クリニックへの移動は車で15分程度。介入当初は普通型車椅子に乗車し，ヘルパー2人に担がれて介護タクシーに乗って座位のままで移動していたが，座位での疼痛が強く，移動に大きな苦痛を伴っていた。座位時間を減らして移動することを検討した。送迎ヘルパー2人体制での介助で，階段昇降・自家用車を使用して車内臥位になっての移動とし，座位時間を減らして苦痛の軽減を図った（医師はNSAIDs，トラムセット®の定期内服と透析の移動に合わせた内服を指導。看

護師は訪問を透析終了直後に設定し，車での移乗と降車，室内移動の状態把握と移動介助を行った。浮腫に対してリンパマッサージを実施した）。
- 散歩支援については，車椅子をリクライニング車椅子に変更し，リクライニングを倒して外出を実施した。数回実施し，50分程度外出するも，疼痛を伴うことはなかった。
- 旅行は息子・娘家族も参加。ワゴン車で臥位のまま行けるよう検討し，旅行先ではリクライニング車椅子を使用（医師は旅行先での急変に備え，紹介状を作成）。
- 自室内移動については，介入時は車椅子で妻が介助して実施。自宅内は歩きたいという希望があり，使用してはいなかったが，松葉杖をレンタルしていた。松葉杖にした理由は，杖や歩行器の見栄えに抵抗があったためだが，易疲労も強く，松葉杖歩行動作を習得することが困難であった。本人とも相談してまずは歩行器を導入し，松葉杖歩行と同様の歩行パターンで練習することから始めた。自宅内移動は疼痛なく歩行器で実施していった。
- 入浴は自宅風呂に昇降リフトを導入し，移動困難になるまで，週3回自宅での入浴実施。その後，訪問入浴の導入となった。トイレも移動困難になる前日まで実施，立ち上がり困難になるエピソードもあり，補高便座を導入した。

その後の経過

　経過中，医師は透析クリニック担当医と連絡をとり，患者は最期まで自宅で過ごすことを希望していると伝え，今後の対応について協議した。透析クリニック担当医は，急変時の対応として入院を考えていたが，自宅での看取りの方針に同意した。

　自力での立位や歩行も困難となった時期に，ケア担当者会議を開催した。透析時の移動手段の確保とエアマットの選定，サービス調整を行った。

　看護師は「透析に通えなくなったら終わり。だから，あきらめたくない」との思いに寄り添いつつ，看取りについて本人・家族と十分話し合い，看取り教育，予期悲嘆ケア，支持的援助を行った。

　その後，透析中にたびたび血圧低下がみられ，除水量も徐々に減少していった。浮腫の増悪に伴い移乗動作も困難となったが，トイレと透析に行くことを強く望み，亡くなる前日までトイレと透析に通うことができた。

　亡くなる前日，医師は家族と病状について話し合い，最後の状態が近いこと，透析は難しいこと，家族それぞれの想いを確認し，最期まで自宅で過ごすことを改めて確認した。

　最後の透析を行った翌日，家族に囲まれて自宅で永眠した。

今後の地域における在宅がんリハビリテーション

● 病院リハビリテーションとの連携

　病院でのがんリハの診療報酬算定が認められ，徐々に入院中にリハを経験した患者が増えてきている。しかし，地域ではがんリハの必要性の認識が低く，退院後に中止されてしまうことが多い。今後は地域での在宅がんリハが認知され，患者のQOLを上げるための手段として導入されることを期待している。

● ICT（information and communication technology）

　前述のように，在宅ではまったく知らない他事業所の支援者とチームとなり連携する場合があるため，PTには患者・家族だけではなく，多職種とも連携するための高いコミュニケーションスキルが求められる。フィジカルアセスメントを行い，多職種がほしい情報を聴取しそれを提供することも，PTの重要な役割の一つである。まずは多職種と顔の見える関係を作ることが前提であるが，ICTは情報提供に重要な役割を果たす。

　また，ICTは情報収集にも重要な役割を果たしている。終末期患者の最期は急速に変化する。週に1回ないし2回しか患者宅に訪問しないPTにとって，前週までしっかり話していた患者が翌週にはまったく話せなくなっていることもまれではない。現在のシステムでは，日々の変化を把握する訪問看護師が，患者がリハを受けられるかどうかを判断し，中止を決定することが多い。

　しかし，情報共有ができていれば，亡くなる当日でさえも，セラピストは自信をもってリハを実施することができる。実際，当院での66例をまとめたところ，リハ最終訪問から亡くなるまでの期間は中央値で5日，1週間以内に訪問している症例は62%（41件），亡くなる当日にリハに訪問した例も9件存在した。亡くなる直前までリラクセーションを提供したり，家族への介護指導はできるものである。

　柏市では，医療介護連携に（株）カナミックネットワークのTRITRUSシステムが利用できる。当院では，ICTを積極的に利用している。これを利用することで，他事業所のリハスタッフとも情報共有でき，自院のスタッフ同様，積極的に終末期までリハを提供することができている。

● 身体障害者手帳

　骨転移により，対麻痺を呈する症例は多く，身体障害者手帳の適応となる患者がいる。特に若年がん患者の場合，医療費が高く，経済的負担が大きいといった側面から，必要であっても在宅での支援体制を導入しづらい傾向にある。

　当院では，PTが測定を担当し，積極的に身体障害者手帳取得のための診断書を作成している。適応患者を早期に同定して認定を勧めることは，患者が十分なサービスを受けるために有用である。

まとめ

　地域における在宅がんリハは，可能ならばICTを用いて情報の共有化を行い，がん患者に寄り添うことを共通の使命とするチームマインドまでを共有するような，機能的チームケアのなかで提供されることが必要である．そのためには，それぞれの専門職がチームのなかでアサーティブな関係であることが望ましい．チームにPTの視点が加わることにより，患者家族の生活を手厚く支えることができ，患者のQOLの向上につながる．

　在宅がんリハは緩和的リハであることが多く，終末期リハの思想を忘れてはならない．筆者らの診療所では医師・看護師・PTが協働して，患者および患者を取り巻く環境を支えることを心がけている．これにより，患者家族が「希望」を見いだせるような支援ができればと願ってやまない．

【文　献】
1）川越　厚：がん患者の在宅ホスピスケア．医学書院，2013．
2）鷹野和美：チームケア論．ぱる出版，2008．
3）日本緩和医療学会 編：専門家を目指す人のための緩和医療学，p.14．南江堂，2014．
4）宮下光令：ナーシング・グラフィカ 成人看護学⑥ 緩和ケア，p.22．メヂカル出版，2016．
5）辻　哲也 編：実践！がんのリハビリテーション．メヂカルフレンド社，2007．
6）大田仁史：終末期リハビリテーション．荘道社，2002．
7）宮田乃有：がんの在宅ターミナルケアのプロセス．コミュニティケア 15(13): 32-51, 2013．
8）吉良健二 編：はじめての訪問リハビリテーション，15-18．医学書院，2007．

4. 在宅における終末期リハビリテーション

難病患者へのリハビリテーションの取り組みについて

伊藤佳世子，大山良子，並木新一，輪竹一義

はじめに

筆者（伊藤）は「りべるたす株式会社（2008年千葉市に設立，障害福祉サービスのホームヘルプ事業を中心に展開）」の代表取締役を務めている。筆者の事業所では難病患者の支援が多いため，筆者の視点から難病における課題と求められるリハビリテーション（以下，リハ）について述べていく。

難病とは

難病は現代の医学では治すことができず，かつ進行する場合が多い疾患である。障害が重度になってくると，身の回りのこともままならなくなる。2013年から障害福祉サービスに難病患者が追加されたが，希少疾患であるため事例が少なく，関係者の理解不足，社会資源の不足は深刻である。このため難病患者は，例えば人工呼吸器などの治療の選択が困難になり，場合によっては生存しにくい状況になること，そして身体機能の回復や維持もままならず，さらには生活の幅が狭まり，社会との接点を失っていく状況に陥りやすいのである。

● 難病のリハビリテーション

難病のリハ（広義のリハ）には，
①人工呼吸器など治療の選択など，生存の肯定をしやすい環境作り
②身体機能の回復・維持や自己実現を図るための代償手段獲得の支援
③社会との接点を取り戻し，生活の幅が広げられる支援体制作り
と，大きく分けて3つのリハがある。

筆者は①と③について述べ，後半で当社の理学療法士（以下，PT）が②についての実際の取り組みを紹介する。

事業所立ち上げの理由

● 大山良子さんとの出会い

筆者が事業所を立ち上げたのは，病院で介護職として働いていた時代にある女性と出逢ったことがきっかけだった。彼女はSMA（spinal muscular atrophy：

進行性脊髄性筋萎縮症）という徐々に全身が動かなくなる疾患のため，指先が少し動く程度であり，極めて重度の障害があった。

　彼女は8歳から30年ほど病院で暮らしていたが，患者として生きていた30年間は少ない病院スタッフの介護の足手まといにならないよう，自分を押し殺して生きるしかなく，「無色透明で男でも女でもない患者という存在」だったと振り返っている。2006年当時は，難病の病棟に長期入院している患者の退院理由は，ほとんどが死亡退院という状況であった。しかし，もう何年も前から彼女は「自分自身を取り戻すために病院を出たい」「患者という役割だけではなく大山良子として生きたい」と考えていたそうである。

　彼女の話は次ページのコラムに記載しているが，患者という存在から人としての人生を生き直すのは大変なことだそうである。そして，彼女の病は治ることはなく，かつ進行していく。そういう人が患者という役割から脱し，人として社会のなかで生き直していくことを支援することは，筆者には未知の世界であった。筆者は「人間としての権利の回復」をテーマに，彼女の暮らしを作っていくことを決めた。

●ホームヘルプ事業所の立ち上げから退院まで

　取り急ぎ，彼女に必要な介護の部分を十分補てんできるように，筆者は彼女の退院の事前準備として24時間365日対応できるホームヘルプ事業所を立ち上げた。その地域では当時，24時間の介護サービスがなかったためである。また，病院では医療依存度が高い人たちはベッド中心に過ごしているが，実際どの程度車椅子に乗って生活できるのか，入浴は週に2回だったがもっと入れるのか，着替えはもっとしても大丈夫なのかなど，病院での生活から変わることの一つひとつを慎重に検討した。

　在宅で暮らすことになると，病院とは違って彼女の周囲に医療スタッフがほとんどいなくなる。看護師やリハスタッフは限定的にしか，かかわれない。病院のようにナースコールで呼ぶこともできないし，設備のあるリハ施設で定期的なリハを受けることもできない。その補てんがどのくらい必要なことなのかは，ずいぶんと悩んだ。

　病院を出ることを伝えた時に病院スタッフから真っ先に問われたのは，「命の責任」は誰がとるのかということだった。病院では，彼女のような重度の難病患者が退院して一人暮らしをするという前例がなく，医療スタッフがすぐに駆けつけられない状況で，福祉職の支援者のなかだけで彼女が生きることをとても不安に思っていたようである。筆者らも不安があったからこそ，彼女の気持ちを大切に考え，どうやったら安心して地域で生活できるか，みんなで力を合わせて支援するようになることを期待していたが，本人の自己決定とはいえ，病院を出るなら命の保証はないと言われてしまった。

　今思えば，病院側でも前例がなく，不安で快諾できなかったのであろうと思う。

「自己決定」だけに頼って本当に本人の生活を考えていいのか…，それはとても悩んだ。しかし，人である以上「患者」で生まれてきた人はいないし，人として生きていきたいという思いが芽生え，もう一度やり直したいという彼女の希望を叶えるため，一緒に考えて人生を作り直していくこと，それを大事に支援していこうと考えた。

● 退院後の生活

彼女は病院を出てから1年くらいは，自由を謳歌し楽しく暮らしていたが，急に落ち込んでしまうことがあった。その原因は，「私は周りの人と違う」という気づきだった。同じ年ごろの人たちは結婚して子どもがいたり仕事をしたりしているのに，彼女にはそもそもそういう機会もなかったという現実に気づき，辛くなったようだった。

とにかく落ち込んだ時期があったが，彼女はそこから自分を取り戻していくために，さまざまな経験をたくさんすると決めたようだった。NPO法人を立ち上げ，ヘルパーを養成する事業を始めた。人の役に立てることをいつも探している。

あれから8年が経った（2016年時点）。彼女は今，筆者の良き隣人として暮らしている。さらに2016年からは，事務員として会社に週2回勤めている。もう自分らしさをもった1人の女性として，落ち込まずに胸を張って生きている。

コラム　難病とリハビリテーション　大山良子

「リハに求めるのはなあに？」と聞かれたら，迷わず"私の応援団になって！"と答える。30年間入院していたS病院では，週2回のリハを受けていた。リハを受けに行くというよりは，先生たちとおしゃべりをすることを楽しみに私は行く。

12時の昼休みになると，ほかの病棟の人もリハ室に来て話をしていた。テレビドラマのこと，あそこのケーキが美味しいよと，なんてことのない話をして笑う。昼休みの時間でとても迷惑だったかもしれないけれど，先生たちは嫌な顔をせず話を聞いてくれていた。

リハの先生は，病棟の介護職のスタッフとは違っていた。自分を介護しないということもあるけれど，私だけをみて話を聞いてくれるところが大きく違った。その時間だけは，リハ室には病院ではない空気があった。病院という狭い空間の中で，話を聞いてくれる存在というものを，私たち患者は求めていたのかもしれない。他愛もない話だけれど，コミュニケーションを取りながら求めているものを，先生たちは察知してくれていたのだ。

在宅のリハでも，気持ちを察知することは重要なこと。体のリハも大事だけれど，心のリハも大事だ。私がどのような生活をしていて，どのような思いをもっているのか知ってほしい。心づくことから，リハは始まっていくのだ。

私は進行性の難病で，この先，病状が軽くなったりはしない。治ってぴょんぴょんと飛び跳ねることもできない。自分でできたことが，半年後にはできなくなる。

進行性の病気は，一生そんなことの連続。最近，だいぶ右手の筋力が落ちてきた。自分で洗えていた顔が洗えなくなった。ご飯を口元まで運ぶのもつらくなってきた。そして，好きな絵を描くためのパソコン操作も大変になってきた。

これは，かなりつらい。絵が描けなくなる日がくるのかなーと思うときは，とても悲しく切ない。

リハの先生は，そういう私の気持ちを察知してほしい。できなくなることの悲しみを理解して，それを乗り越える工夫を一緒に考えてほしい。そして，私がこの地域で，キラッキラッと生きるための応援団に率先してなってほしい。

まずは，一緒に茶でもすすりながら，心ゆくまでおしゃべりしましょ。

神経・筋疾患患者からの相談

　大山さんのために事業所を作ったせいか，筆者の事業所にはなぜか神経・筋疾患者からの相談が多かった。この人たちは生きることに必死で，主な関心のほとんどが誰がどのように介護をするかというものであった。環境を整えることができなければ，介護体制がとれないため病院で暮らすしか選択がなく，生活の幅は狭まる。例えば，ALS（amyotrophic lateral sclerosis：筋萎縮性側索硬化症）は，徐々に身体が動かなくなり呼吸や食事ができなくなる疾患であり，嚥下や呼吸機能が低下して気管切開を行った後は，痰の吸引が必要になる。しかし，その医療的ケアを行える人は限られているため，環境が整わないと人工呼吸器装着の選択自体が難しいという状況がある。また，進行がとても速いため，自分の身体が動かなくなることの恐怖から，重度の障害をもったまま生きることが，難しくなる人も多いと言われている。

　筆者はよく，「急に家族が障害をもつことになりました。医師には寝たきりのままだといわれました。どうしたらいいかまったくわからなくて困っています」という相談を受ける。そのようなときは，「障害をもつことになったこと自体はとても残念だけれども，寝たきりになるというのは身体が動かせないから寝かせきりにするということだと思います。『身体が動かせないこと』それ自体が不幸とは限りません。障害をもってからどのように生きていくか，それを考え直していくことが大事なことだと思います。できないことを探すより，一緒にやれることを探していきましょう」と話す。

　障害をもつことは，とてもつらいことだと思う。しかし，そうなったことを嘆くより，その先を一緒に生きていく方法を，一緒に考えることが大事だと思う。なかには環境が整わない場合もあるかもしれない。そのときには人として生きるための環境整備を目標に，支援体制を作る必要がある。そして，環境が整っている人には生き方を一緒に考えていくこと，それがかかわる人たちにとって必要なことだと思う。

　難病患者のリハについて，PTの寄本恵輔氏の言葉を引用する。「今からの自分の人生をどう生きていきたいか，病気や障害をもつことで改めて今，問われていると思ってください。それを一緒に考え，支えていくことがリハビリの目的になります。あなたがこれからの人生を楽しく生きていくために私達は存在している…。あなたの生き方そのものがリハビリのアウトカムなのです」

　筆者は普段，相談支援専門員として障害をもつ人のケアマネジメントをしている。介護福祉士，社会福祉士，精神保健福祉士の資格をもっており，ソーシャルワーカーとして働いているため，ない資源を作るのも仕事だと思っている。筆者はセラピストではないが，寄本氏の言葉を聞いて，目的はまったく違う専門職でも考え方や方向性は一緒だと思った。

　難病や重度の障害があると，生活の幅が狭くなるという思い込みがある。それ

を越える環境作り，あきらめない気持ちを大切に，一緒に生活を作っていくことが大事だと思う。

> **コラム　並木新一さん（ALS患者）**
>
> 　筆者がかかわっている人で，ALSと診断されて8年（2016年時点）になる並木新一さんという方がいる。彼は「ALSの既成概念を壊したい」というロックな思想をもつ人である。「身体が動かなくなること」は，決して「楽しみがなくなること」ではないということを発信しており，同じ患者の希望の星となっている。
> 　次に，並木新一さんの言葉を紹介する。
>
> 　ALSと告知され，「さて，これからどのようになるのだろう？」ということが，一番の心配事だった。大半の医師は，教科書どおりの回答で，現実をみて，患者の話に耳を傾け，ブログなどを読みながらも，迷いに迷った。しかし，妻の「私が守る」の一言で，生き抜いていく決心を固めた。
> 　私の進行は速いほうなのか，筋肉の衰えとともに体のあちこちの痛みに悩まされた。そこで，生き抜くために，PTに拘縮を防ぐことはできないかと相談した。完全には無理でも，多少なりともストレッチが役立つのではとの回答をもらった。そのストレッチを図解してもらい，ヘルパーにも協力をお願いした。何が起ころうともちろん自己責任であることを，固く約束した。ヘルパーの温かい気持ちには，今も感謝の念でいっぱいである。
> 　また，専門職のPT，マッサージ師，言語聴覚士（以下，ST）の指導は当然欠かせない。自分なりのリハにもこだわりをもっている。例えば，ベッドはいつも最大付近まで上げている。体幹の保持と，寝たきりに慣れないためのリハとして考えている。車椅子に座る生活時間も，大切なリハだと思っている。普通の生活感を出すために，足が床に着くように作られている。リクライニングも，前に倒れない程度の立位で過ごすようにしている。気道・食道の分離術と咽頭全摘後の顔のほぐしなど，リハの種類は数知れない。いわば，生活自体がリハのような暮らしである。
> 　咽頭全摘後のコミュニケーションでは，文字盤・パソコンも使っているが，どうしても会話は一方通行になりがちである。そこで，ヘルパーに私の唇を読み取る努力してもらい，今ではほとんどの会話が成立している。それでも，口の開け方だけでは意味が通じにくい言葉がたくさんある。そこで，妻が医師と相談して人工喉頭を取り入れた。
> 　咽喉に当てて使う物で，普通は教室にかよって慣れるのだが，かよわずにSTを中心に，ヘルパーと一緒に一生懸命練習した。その器具がスイートスポットに当たるまで，およそ半年かかった。自分の耳で言葉が聞き取れたときは，一同感激だった。もちろん，ヘルパーの手を借りるため，かかわる人との練習は常に欠かせない。この人工喉頭「ニューボイス™II」を使って，瞬時の会話も楽しめるようになり，生活が一変した。
> 　会話らしいやり取りができたことで，ヘルパーとも会話を楽しんでいる。まだ練習中ではあるが，今はこれによって，その場面での会話のキャッチボールを楽しんでいる。
> 　今，私は，難病と戦うという姿勢より，どうしたら今を楽に，楽しく暮せるか工夫する日々を送っている。そして，ヘルパーと二人三脚で，変わらぬ生活を送ることを目指している。これからも妻をはじめ，周りの人と考え，工夫をしながら，一歩一歩自分の生活を進めていきたいと思う。

当事業所の支援の取り組み

　難病患者のリハで最も大事なことは，難病や重い障害をもってからの時間を自分らしく生き直すことだと思う。障害や病気をもつと，以前とまったく同じ生活を同じやり方で過ごすことはできない。いかにやり方を変えて楽しむか，それには本人をはじめ，かかわる多くの職種が知恵を出し合っていくことが大切なことだと思う。

　ここからは，「身体の機能の回復・維持や自己実現を図るための代償手段の獲得への支援」の取り組みについて，当社のリハスタッフ（PT）が解説する。

●難病患者への訪問リハの事例

事例①：Ｏさん，一人暮らしの50歳代男性，脊髄性筋萎縮症（spinal muscular atrophy：SMA）

　Ｏさんは，重度訪問介護，訪問看護，訪問入浴，訪問マッサージのサービスを利用しており，1日24時間の支援を受けながらアパートで独居生活をしている。障害状況は，四肢麻痺に加え脊柱と胸郭の変形が強く，セルフケアを含めて全介助の状態である。しかし，環境調整によりパソコンや電動車椅子の操作が可能であり，日中は会社職員向けの定期便の編集作業などを請け負っている。パソコンでの作業が多く，また散歩や買い物での外出など，活発に活動することが好きである。

　訪問開始時には，「最近，お尻が痛くて長時間座っていられない」との主訴があり，それに伴い食欲不振もあり，寝たきりの状態であるため体力も落ちている状況であった。Ｏさんには新規に電動車椅子（操作が楽にでき，姿勢変換も自分でできるもの）を製作したいとの希望があり，早速評価を行った。

旧電動車椅子の状況
- 簡易型電動車椅子
- ヘッドサポート装着（頭部が前倒しないようにベルトも装着）
- バックサポート角度：90°（姿勢変換機能なし）
- 座面に座布団や薄い市販のウレタンクッションを敷いている。
- 下腿部は降ろさず，車椅子上に横座りした状態。
- 年齢とともに，徐々に身体機能の低下，関節可動域の制限，脊柱および胸郭の変形が進行してきた。側弯の影響で，右股関節大転子部に体重負荷がかかるようになったため，痛みが出て座っていられなくなってきた。
- 自分でヘルパーに指示して，クッションなどを使ってポジショニングを行っていた。

新電動車椅子の製作方針
　本人の希望と今後の身体機能の変化も考慮し，車椅子上で負担がかかりにくい座位で過ごせ，電動車椅子操作・姿勢調整が可能となるものにするという方針で，申請することとなった。

新電動車椅子の製作経緯
- 身体機能，座位バランスを評価し，身体寸法を計測した。
- 業者から，電動リクライニング・ティルト式電動車椅子のデモ車を借用した。
- 業者とともに何度か車椅子上でのポジショニングを検討し，デモ車で楽な座位をとれる状態へ調整した。
- 身体障害者更生相談所での判定に同行して必要性などを説明し，補装具費の支給が決定した。
- 後頭部を保持する調整可能式ヘッドサポート，モールド型のバックサポートと座クッションの仕様で申請した。

新電動車椅子の納車後の調整

今回の支援で最も時間がかかったのは，電動車椅子の納車後に，Oさん本人が実用的に車椅子を操作できるように調整することだった。車椅子の操作は，右上肢でミニジョイスティック[*1]を使用して行うが，ミニジョイスティックを操作する際に，背－座角，肘関節の固定位置，肘関節の屈曲角度や手関節周囲の支持部の大きさなどに応じて手関節や手指の動かせる範囲が限られているため，本人や業者と何度も細かいポジショニングの試行を繰り返した。ポジショニングについては，本人が操作できることはもちろんであるが，Oさんはヘルパーの介助を受けて生活しているため，どのヘルパーが支援に入っても本人の指示でポジショニングができるよう，なるべく簡便な方法となるように配慮した。

屋外を実用的に移動でき，自分である程度のリクライニング・ティルト機能を操作できるようになるまで，訪問を開始してから約1年を要した。また，ヘルパーに一定の水準で，車椅子移乗介助，ポジショニングやセッティングを行えるようになってもらうために，実際に介助動作を行う際，Oさんと筆者が説明しながら練習を行い，電動車椅子の各種スイッチと操作時の注意点を動画に撮り，支援の際に確認してもらうなどの対応を行った。

また，新電動車椅子は以前の物より重くなったため，屋内外を出入りする際のスロープの固定方法を変更したり，スロープ面に滑り止めを追加するなどの対応も行った。

現在では新電動車椅子にも慣れ，長時間の座位姿勢がとれるようになり，食欲も体力も戻って，再びパソコン作業や散歩などを楽しんでいるようである（**図1**）。

今回，Oさんが新しい電動車椅子を製作し操作できるようになるまで，本人だけではなく，車椅子業者，ヘルパーなど，さまざまな人の協力が必要だった。訪問リハでは，本人の生活のごく一部にしか，かかわれないため，生活全体を把握しているヘルパーからの情報の重要性を痛感するとともに，細かな環境調整などを関係者全員が考えていくことの重要性がわかった。多職種と情報を共有して支援へ反映させることの重要性を，改めて認識させられた。また，進行性の難病患者であっても，リハがかかわることによって，生活の活性化を図れるということが実感できる事例でもあった。

＊1：非常に軽い力で操作可能な特殊なジョイスティック。

図1 Оさんの新旧電動車椅子の違い

旧電動車椅子（**a**）と現在の電動車椅子（**b**）。

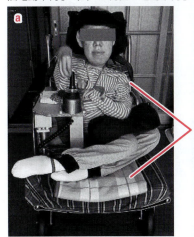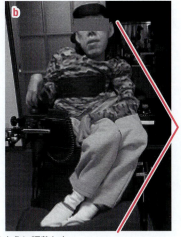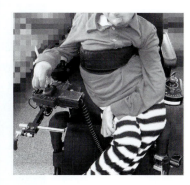

できるだけ身体のねじれや傾きが少なくなるように調整した

事例②：Nさん，60歳代男性，筋萎縮性側索硬化症（ALS）

Nさんは重度訪問介護，2社での訪問看護，訪問入浴，訪問マッサージのサービスを利用しながらグループホームで生活している。在宅人工呼吸療法（home mechanical ventilation：HMV）で，気管切開下陽圧換気（tracheostomy positive pressure ventilation：TPPV）を利用している。

訪問開始時の障害状況は，スピーチカニューレの使用で口頭でのコミュニケーションが可能で，表情筋を活用したスイッチでのパソコン操作などは可能であったが，四肢麻痺のために日常生活はセルフケアを含め全介助の状態だった。

● 訪問リハでのかかわり

訪問リハ開始時は心身機能の維持を目的に，関節可動域の維持，呼吸理学療法，排痰補助装置による排痰や胸郭の柔軟性の維持を行っていた。

Nさんには，障害があってもいろいろなことに挑戦したいという意欲があった。これは，リハにおいても同様で，スタンディング車椅子を使い立位をとることで下肢の骨に荷重をかけられないか，消化器系の機能向上ができないかなどを試す機会もあった（**図2**）。途中，病気の進行により口からの摂食嚥下が困難となったため，咽頭全摘出術を行いスピーチカニューレが使用できなくなったが，他事業所のSTの支援で電気式人工喉頭を利用した発声練習を行い，口頭でのコミュニケーションが再び可能となった。また，身体状況が変化したため，車椅子を申請することになった。

図2　スタンディング車椅子で立位をとっている様子

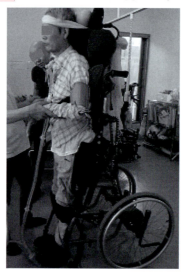
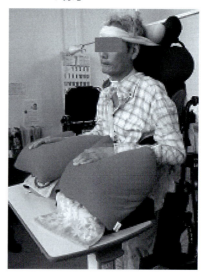

旧介助型車椅子の状況
- 介護保険レンタルによる介助型のリクライニング・ティルト式車椅子（リクライニング・ティルトの角度が不十分）。
- バックサポート高が低い，座幅が狭いなど，Nさんの身体状況に適合していない。
- 人工呼吸器や吸引器など，外出時に必要な荷物を運びづらい。

新介助型車椅子の製作方針
- Nさんの身体状況に合ったものにする。
- 移動と食事時のポジショニングがしやすい設定にする。
- リクライニング・ティルトの調整角度を拡大し，除圧や外出時の支援がしやすい状態まで姿勢変換ができるようにする。
- 人工呼吸器や吸引器を搭載できる台を付ける。
- 自家用車に乗せられる大きさに収める。

新車椅子の製作経緯
- 身体機能，座位バランスを評価し，身体寸法を計測した。
- 業者から，介助型リクライニング・ティルト式車椅子のデモ車を借用。
- 身体障害者更生相談所での判定に同行し，必要性などを説明した。補装具費の支給が決定。
- 製作方針どおりの仕様で申請した。

車椅子納車後の支援
　進行性の疾患の場合，進行に応じて日常生活の介助方法を変更していかなければならない場合がある。Nさんの場合は，身体状況の変化に応じて，車椅子への移乗方法，車椅子上での食事の際のポジショニングの変更があった。Nさんの支

援を行っているヘルパーの支援方法を統一するため，他事業所のPT，STと連絡をとり，介護用リフトを使用した移乗方法や，車椅子上で食事を摂るためのポジショニング方法（図3）に関する手順書を作成した。またSTからは，食事場面の評価を基に，食事介助時の注意点などをヘルパーへ伝達してもらうことになった。

　手順書を作成するにあたり，ヘルパーの介助量や時間が多くならないように，また支援に入るヘルパーによってポジショニングに大きな差が出ないように，目で見てわかりやすいポイントとして注意すべき事項をなるべく絞り，説明を単純にするなどの点に配慮した。手順書中の言葉や表現に関しては，支援に入っているヘルパーに確認してもらい，読んだ人が理解しやすい言葉や表現に修正した。

　現在も，内容を微調整しながら支援を継続している。多職種，多人数が支援にかかわるときは，ケア会議での情報交換・共有も重要であるが，日々の支援で気づいたことについて適宜連絡を取り合い，情報を共有してそれぞれの支援に反映させていくことが，Nさんが望む生活を支援者全員で支えることにつながるのではないかと感じている。

図3　Nさんの食事の際のポジショニング

食事姿勢の正面図（a）と側面図（b）

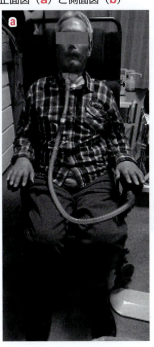
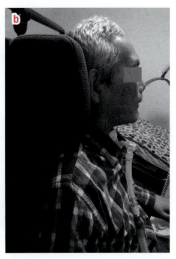

身体が右へ傾きやすいため，バックサポートの右側に側方支持のためのクッションを入れている。頸部の屈曲・伸展が大きいと嚥下に影響を及ぼすため，枕の高さ・位置を調整した

事例③：Kさん，40歳代男性，デュシェンヌ型筋ジストロフィー

訪問開始時には，自宅で母親の介助を受けながら，訪問看護，訪問入浴のサービスを利用していた。HMVでTPPVを利用している。ベッド上で環境設定をすることでパソコン操作が可能であり（**図4**），カニューレのカフ圧を低くすることで発声によるコミュニケーションが可能だが，四肢麻痺に加え四肢の関節可動域制限が強く，セルフケアを含む日常生活は全介助の状態であった。

10年ほど，通院以外は外出せずに自宅内で生活していた。しかし，今後は家族の介助だけではなく，重度訪問介護を受けながら一人暮らしをしたいとの希望があったので，ヘルパーによる介助に慣れるために，少しずつ重度訪問介護を利用し始める段階であった。頭脳明晰で，生活が整えば当社の印刷部門を一手に引き受けたいとのことで，これまで社会に接する機会がなかった10年間を取り戻したいという思いにあふれている。

これまでは電動リクライニング・ティルト式車椅子をミニジョイスティックで操作していたが，訪問開始時には身体機能の変化とともに徐々に操作が困難になったのと，乗車していると殿部に痛みが現れ両下肢が痺れて乗れなくなってきたため，介助型リクライニング・ティルト式車椅子を製作したいとの希望があり，評価を行うことになった。

図4 ベッド上でのパソコン操作

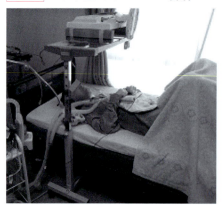
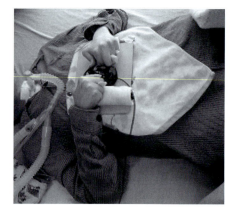

旧電動車椅子の状況

- 電動リクライニング・ティルト式車椅子だが，自力での操作が困難。
- 胸部の軽い変形，肘関節，股関節，膝関節，足関節の可動域制限があるため，電動車椅子のバックサポート，座クッション，レッグサポート，フットサポートの状態ではKさんの身体状況の適合は困難であった。
- Kさん自身で電動車椅子の操作が困難なため，介助者による操作となっていたが，介助者専用の操作部ではないため危険性あり。

新介助型車椅子の製作方針
- 殿部の痛みや下肢の痺れを軽減できるような，座クッション，レッグサポート，フットサポートの設定を行う（**図5**）。
- 除圧や姿勢変換ができるリクライニング・ティルトの角度を確保する。
- 外出時に人工呼吸器や吸引器を載せる台を付け，荷物を運びやすくする。

図5 Kさんの電動車椅子と介助型車椅子
電動車椅子の乗車姿勢（**a**）と新しい介助型車椅子での乗車姿勢（**b**）。

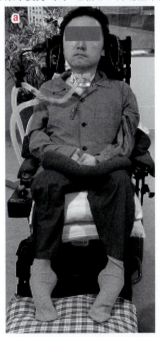
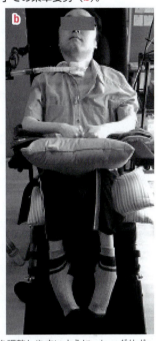

介助型車椅子では，下腿と足部の位置を調整しやすいように，レッグサポートとフットサポートの位置を調節した

新車椅子の製作経緯
- 身体機能，座位バランスを評価し，身体寸法を計測した。
- 業者から，介助型リクライニング・ティルト式車椅子のデモ車を借用。
- 身体障害者更生相談所の相談員がKさん宅へ出張判定に来たので判定に同行し，必要性などを説明し，補装具費の支給が決定した。
- 製作方針通りの仕様で申請した。

車椅子納車後の支援

　車椅子納車後に判明したのだが，座クッションの形状が外出先での排泄時に介助しづらい形状であった。また，下肢の痺れに関して座クッション，レッグサポートとフットサポートの設定だけでは不十分で，バックサポートへのクッション材の追加などの対応が必要であった。バックサポートにクッション材を追加することで体が側方へ倒れづらくなり，両下肢の痺れが軽減した。座クッションの形

状を加工するときなどは，実際の場面をKさん，ヘルパー，車椅子業者，リハスタッフで確認しながら行った。また，車椅子上でのポジショニングについても，Kさん，ヘルパーと，手順や介助方法を確認しながら練習し，ヘルパーによるポジショニングの差が少なくなるように支援を行った。

車椅子完成後，グループホームで重度訪問介護，訪問看護，訪問入浴，訪問マッサージのサービスを利用しながらの生活となった。また，ヘルパーとの散歩や公共交通機関を利用した外出も積極的にできるようになったため，訪問リハ終了となった。

訪問リハ終了後も，ヘルパーから段差，スロープなどでの車椅子の操作方法や介助時の注意点について質問があったので，支援に入っているヘルパーに集まってもらい，実技を交えた勉強会を開くなどの対応を行った。訪問リハが終了しても，必要があれば相談・対応ができる体制の必要性を感じた事例であった。

● 事例のまとめ

いくつかの事例を紹介したが，全身の筋肉が衰えるような神経難病の場合，身体を動かす支援，車椅子の調整，姿勢の作り方など，挙げれば切りがないほど，身体機能面でのリハが必要となる。しかし，リハスタッフが常時かかわることはできないため，介護職や家族などに一定の技術移転を行う必要がある。在宅においては，セラピストには直接支援だけではなく，利用者を支える支援チームの一員として，リハマネジメントを行う役割が求められている。

障害のある人のケアプランを組んでいて感じることは，専門職同士のコミュニケーションの足りなさである。重度の難病患者の支援は，医療者と家族で生活を組み立ててきた歴史が長く，喀痰吸引等のケアなどをはじめ，そこに福祉職がかかわっていく違和感は，当事者にも医療者にもまだ残っているように感じる。医療中心から，医療と福祉のチーム支援へ移行する必要がある。そのためには，医療職も福祉職も当事者も，皆がわかりやすい言葉を用い，専門職・当事者・家族などがフラットな関係で協力し合い，当事者の人生を豊かなものにするために，関係者が同じ思いをもってそれぞれの支援を行っていく必要がある。これが実現すれば，本当に素晴らしい支援チームになり，難病患者の真のリハビリテーション（人としての権利の回復）が実現されていくのではないだろうか。

【文　献】
1）NHKポータルハートネット「根治困難な患者さんにリハビリが必要な理由」

4. 在宅における終末期リハビリテーション

リハ専門職がかかわる意思決定支援：療養場所の選択

大松重宏

はじめに

　近年の医療制度改革により，がん医療をめぐる医療機関の専門分化・機能分化が進んでいる．また，がん医療の向上・均てん化を望む世論の動向を受けて，2007年に「がん対策基本法」が施行され，がんの治療を目指す段階から併行して緩和ケアの導入が図られるようにもなってきた．最近では，地域包括ケアシステムの構築，つまりがん患者とその家族の暮らしが，ターミナル期であっても住みなれた地域で成り立つようにすることが政策目標となった[1]．終末期でもがん患者とその家族に不安のない地域生活を支える緩和ケアを実現するためには，地域の医療・介護・福祉領域の多機関・多職種による連携や協働体制の構築が重要になっている[2]．

　緩和ケアの体制は整備されてきたが，実際にがん治療病院で主治医から「がんに対する積極的な治療が難しい状態である」と告知された際に，がん患者とその家族は「病院や医師から見捨てられた」という怒りや絶望感，また「積極的な治療ができないということはただ死を待つほか術がないのか」といった動揺や悲嘆，焦燥感に駆られることも少なくない．それにより，標準的ではない治療に期待を寄せ，民間療法に莫大な費用をかけてしまうということも散見される（図1）．

　このようなとき，患者・家族が最も必要としている支援はなんであろうか．また，リハビリテーション（以下，リハ）専門職として，実際にどのような支援が提供できるのか．ここでは，リハ専門職が終末期のがん患者と家族に対する意思決定の支援において，習得しなければならない知識と方法について述べる．特に，終末期のがん患者・家族の抱える心理社会的課題を明らかにして，患者・家族が限られた時間を有意義に過ごすための療養場所の選択という「意思決定」への支援を中心に考える．ただし，最終の療養場所選択の「意思決定」は，主治医や医療専門職から緩和ケアを含めたさまざまな療養方針と，そのメリットとデメリットを十分に説明されたうえで，あくまでも「患者と家族が自ら決めること」であることを忘れてはならない[3]．

図1 医師から治療が難しくなったと言われたときの患者の心理状態

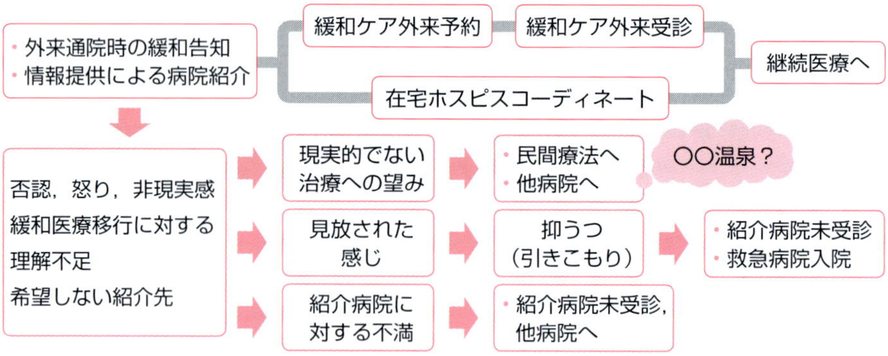

- 外来通院時の緩和告知
- 情報提供による病院紹介

緩和ケア外来予約 → 緩和ケア外来受診 → 継続医療へ

在宅ホスピスコーディネート

否認，怒り，非現実感
緩和医療移行に対する理解不足
希望しない紹介先

→ 現実的でない治療への望み → ・民間療法へ ・他病院へ → ○○温泉？

→ 見放された感じ → 抑うつ（引きこもり） → ・紹介病院未受診 ・救急病院入院

→ 紹介病院に対する不満 → ・紹介病院未受診，他病院へ

「意思決定」の支援者としてのリハビリテーション専門職

　もしリハ専門職が担当する患者が，主治医から「これ以上の治療ができない。大切な時間をどう過ごすのか考える時期に来ている」と告知されたら，どう支援したらいいと考えるだろうか。実際には，このような告知が急に主治医からされることが本来大きな問題である。できれば，がん治療の早い時期からそのような状況を想定し，治療の一環として事前に主治医，患者・家族と一緒に話し合うことが望ましいと考える[4]。

　それはさておき，前述のようなときには，チーム医療だから各々の医療専門職に任せておけばいいという考えもあるだろう。より高度に専門分化された医療機関のなかで，チーム医療がその力を発揮しなくてはならない状況ではあるが，チームの一員に各々の専門分野を任せていくことだけが本来あるべき姿なのかは考える必要がある。ここではチーム医療のあるべき姿を議論することが目標ではないが，患者の視点で考えるなら，チーム医療といいながら医療を縦割りにして各医療専門職が自分の専門領域にのみ責任を担っているのでは，終末期の「意思決定」の支援においては不十分だろう。

　チーム医療にたずさわる専門職のなかでもリハ専門職は，一定の決まった時間，患者の身体に直接的に治療をし，それと併行してなんらかの言語的なコミュニケーションの時間をもつという，ほかの医療専門職とは異なる特長がある。患者からみるとリハ専門職は頼りになる伴走者であり，相談できる医療専門職と認知されているのではないだろうか。言い換えるなら，患者のカウンセラーであり，医療専門職と患者との間の通訳者であり，コーディネーターでもある。もし患者に，リハ専門職との関係のなかでそのような役割を担ってほしいというニーズがある場合（患者から選ばれた存在としてのリハ専門職である），またそのような役割を担うことをほかの医療専門職から期待された場合は，積極的にがんの終末期を迎えた，また迎える日が近い患者・家族のために，チーム内のキーパーソンになる必要があるだろう。実はこのチーム医療の考え方は，ほかの医療専門職でも同

様であるが、チーム医療を遂行しながらもそのチーム内のキーパーソンとなる医療専門職は、各々の場面で異なるのである。医療のなかで、より多くの専門分化した医療専門職がかかわるほど、患者・家族の「意思決定」への支援が重要になると考える。

意思決定の支援とは

●事例

- 患者：大腸癌，50歳代女性
- 家族：高校生の娘と二人暮らし（10年前に離婚）
- 主治医からの依頼内容：抗がん薬治療が難しい段階になってきたので、今後の地域連携について情報提供依頼。

　主治医からの依頼を受けて患者と面談すると、患者は自分が治療の難しい段階であることは十分に理解していたが、インターネットで日本未承認の分子標的薬があることを知り、海外から輸入して最後の治療としたいと考えていた。患者は自費での治療を最後の賭けと考えており、日本で輸入した分子標的薬を用いて治療を引き受けてくれる病院も探していた（この段階で、輸入した未承認薬で治療を受けられるという情報が本当に正しいのかを判断できる材料はなかった。例えば、その分子標的薬が本物かどうかを確認する術はない）。また、今後は娘が1人であることから在宅での療養は困難で、終末期はホスピス・緩和ケア病床に入院したいとの希望を述べていた。

　担当のソーシャルワーカーは、自宅の近くで、住みなれた地域のホスピス・緩和ケア病床を複数選択して、入院に至るまでの諸手続きや待機期間、入院に伴う医療費について説明した。患者はホスピス・緩和ケア病床の医療費については蓄えを使うことを考えていた。しかし、その蓄えを一人娘の今後の生活費などにも残さなくてはならないということから、前述の高額な未承認薬の輸入を躊躇していた。最終的には、やはり少しでも一人娘に財産を残したいとの考えに至り、未承認薬による治療を断念した。また、自分が亡くなった後に、生命保険の死亡給付金を娘の生活・就学などの資金としたいと考えていたが、どうしてもホスピス・緩和ケア病床への入院、また当座の生活費などを考えると、蓄えだけでは不十分という経済的課題が存在した。その解決のために、死亡給付金を生前に受けられるリビングニーズ特約を利用することにした。リビングニーズ特約とは、予後半年と判断できる場合は死亡と同額の保険金が生前に給付されるものである。患者が自分の余命を考え、継続医療や生活のための資金について慎重に吟味してリビングニーズ特約を利用するに至ったのだが、患者自身が自分の命の算段をしたともいえる。一人娘への思いからではあるが、それだけの「意思決定」ができる強

い精神力をもつ患者だったとも考えられる。

　主治医から筆者への依頼は，地域連携についての情報提供というものであったが，終末期の療養場所の選択以前に，患者が「意思決定」しなければならない心理社会的課題があることが明確になった。一般にがん患者とその家族は，経済的な課題，就労の課題，家族の課題など，種々の心理社会的課題を抱えている。これらの課題を解決したうえで，また併行して療養場所の選択という「意思決定」を可能にしたのは，このプロセスに伴走した医療専門職の存在が大きかったと考えられる。この医療専門職は，必ずしも医師や看護職，また生活などの相談に対応するソーシャルワーカーでなくても構わない。リハ専門職が患者から相談されて，情報を整理し，選択可能な方向性のメリット・デメリットを考え，患者が最もよい選択ができるように「意思決定」を支援することも有りうる。患者とリハ専門職とのリレーションシップが成立しているのであれば，また患者に「意思決定」を支援してほしいというニーズがあるなら，積極的にチーム医療におけるコーディネーターとなる必要があるのではないか。リハ専門職は，それができる強みをもっているともいえる。

がん治療病院からホスピス・緩和ケア病床への移行時の課題

　住み慣れた地域での暮らしを考えた場合，在宅緩和ケアだけではなく，ホスピス・緩和ケア病床がその地域に存在する場合は，その両方について情報提供し，患者の療養場所選択の意思決定にかかわる必要がある。ここではホスピス・緩和ケア病床への転院について考え，そのプロセスに存在する課題について例示する。

　がん治療病院からホスピス・緩和ケア病床へ患者が転院する際に，ホスピス・緩和ケア病床側から考えて，がん治療病院が解決していない4つの課題を次に示す[5]。これは，在宅緩和ケアを選択する場合でも共通の課題である。
①ホスピス・緩和ケア病床の機能が十分に説明されていない。
②患者，家族が見捨てられ感をもったままで，十分な精神的ケアがなされていない。
③患者，家族が未だ積極的な治療への望みをもち続けている。
④患者，家族が終末期に予想される症状について十分に説明されていない。

　これらからは，がん治療病院が終末期の患者と家族のケアが十分にできていない実情が見受けられる。次項で，これらの課題の詳細を考える。

●①ホスピス・緩和ケア病床の機能が十分に説明されていない

　ホスピス・緩和ケア病床は終末期医療の砦として機能しなければならない。このことを，患者・家族が十分に理解できるような支援がなされない状況で転院することは避けなければならない。患者・家族のニーズがどういうもので，それに

対してホスピス・緩和ケア病床がどのようなケアができるのかという具体的な話し合いがなされていない。つまり，がん治療病院でホスピス・緩和ケア病床の機能が説明されていないために，患者と家族の現状理解が療養場所の選択という段階に達していないことになる。残された大切な時間には限りがあり，終末期の療養場所のミスマッチがあっては有意義に過ごせない。

すべてのホスピス・緩和ケア病床が同じような機能を備えるわけではない。ホスピス・緩和ケア病床といっても，難治性の疼痛を治療したうえで在宅へ戻ることを目的としている施設から，終末期の看取りを専門にしている施設まである。また，稼働状況によって，受け入れ患者数に制限がある場合もある。例えば，終末期の看取りを希望しても，短期的な入院，疼痛治療などの症状緩和や家族のレスパイト目的でしか入院受け入れができないという状況もある。住み慣れた地域で終末期を迎えることが「地域包括ケアシステム」の目標だとしても，それは地域の社会資源の充実度に依存しているといっても過言ではない[6]。

がん治療病院とホスピス・緩和ケア病床，在宅緩和ケアを担当する医療機関や訪問看護ステーションなどが協力し，患者・家族のニーズと地域特性を吟味して，終末期の療養場所の選択という大きな課題を解決できるように支援しなくてはならない。

●②患者，家族が見捨てられ感をもったままで，十分な精神的ケアがなされていない

確かに「積極的な治療ができない」ということは，患者と家族にとって精神的な打撃が大きい。抑うつ，否認，怒りといった精神状態のままで，消去法としてホスピス・緩和ケア病床を選択するのではなく，がん治療病院が精神的なサポートを十分にしたうえで，ホスピス・緩和ケア病床の機能を積極的に利用して大切な時間を過ごそうという前向きな「意思決定」がなされなくてはならない。各々のがん患者・家族の個別性があるだけに，慎重なかかわりが必要である。

精神的なサポートには時間が必要である。しかし，このサポートが十分になされなくては，患者も家族も療養場所の選択，またそのための行動を起こすこともできないだけに，早期から「積極的な治療ができない」ことの意味を，患者と家族が考える機会を作らなければならない。

●③患者，家族が未だ積極的な治療への望みをもち続けている

ホスピス・緩和ケア病床は症状緩和を目的とした治療をする施設であり，分子標的薬を含む抗がん薬による治療は行えない（施設としても診療報酬が包括的であることを考えると，患者や家族が希望しても高額な薬剤は使用できない）場合が多い。未だ積極的な治療の望みをもっているなら，また標準的ではない治療に望みをもつことも少なくないため，必要に応じてセカンドオピニオンの活用も促

し，現実を理解できるように支援する必要がある。

また，患者・家族が，医療専門職にはみえないところで民間療法という選択肢を模索することは多い。医療専門職が民間療法を否定するだけでは，患者・家族が医療専門職に話す機会を逃してしまう。医療専門職として，患者・家族とのリレーションシップが問われるところである。

●④患者，家族が終末期に予想される症状について十分に説明されていない

積極的な治療はできないが，今後は疼痛を中心とした症状緩和に重点を置くということの具体的な意味について，がん治療病院側から患者・家族へ十分な説明がなされていないという指摘である。

例えば，疼痛以外にも呼吸苦が現れる場合にはどう症状緩和するのか，腹水がたまった場合には処置をどうするのかなどである。それらの症状緩和を専門に治療するところがホスピス・緩和ケア病床であるということを，主治医やその他の医療専門職が事前に患者や家族に十分説明することが重要である。

また，患者・家族と早い段階から治療が難しくなった場合を想定して話し合うことが必要である。しかし，特に現在は全身状態に問題がない患者・家族の場合，今後予想される症状について，自らの問題とは想像できないことが多いだけに難度の高い課題である。

積極的な治療ができないという告知を受けた患者・家族の立場から，残された大切な時間をどう過ごすのか，継続医療をどのように確保するのか，特に療養場所の選択を含めて，患者・家族がそれらの「意思決定」ができるような個別性の高い支援が必要であることは間違いない。この「意思決定」の時点は，従来は入院中に患者・家族に告知される場合が多かったが，治療の外来化という医療の供給システムの変革によって，外来時に告知されることが増えている。これは，「外来化学療法」が新たな医療供給のシステムとなるべき診療報酬の改定などが大きく影響している。入院患者に比べて，外来患者は病院側のサポートが手薄になりがちなため，患者・家族は深刻な危機的状況に陥る。このような場合は，単に医療機関の情報を提供するだけではなく，継続医療を確保するまでの間に，患者・家族に積極的にかかわり，きめ細かな相談支援を行う必要がある。

終末期に向かうがん患者と家族の心理社会的課題

積極的な治療ができない旨を告知されたときに，療養場所選択の「意思決定」に影響する患者と家族の心理社会的課題に関して，特に生活に視点を置いて具体的に示す[5]。

● 患者の精神状態と生活状況に関する側面

- たとえわずかでも効果が見込めるのなら，副作用が強くてもできるだけ抗がん薬治療を継続したい．治療をあきらめたくない．
- 全身状態が悪いわけではないのに治療ができないというのは，自分のことを言われているとは思えない．もし，本当ならこの事実を否定したい．
- 告知によるショック状態で先のことを考えられない．
- 死を意識することが怖くてたまらない．死について考えたくない．
- 抑うつ状態である．
- 仕事が忙しくて，結果として働くことに逃避してしまう．仕事で重要なポストに就いており，今すぐ辞めることはできない．
- 認知症などの理由で，理解やコミュニケーションが難しい．
- 独居で，家族も離れたところに住んでおり，サポートを得ることが難しい．

● 家族の精神状態と生活状況に関する側面

- 家族が働かなければならない状況で，具体的に患者のために行動することができない．例えば，在宅緩和ケア，ホスピス・緩和ケア病床などへの転院の手続きができない．
- キーパーソンとなる家族が不在である．
- 家族関係が悪く，家族で統一した方針を立てられない．
- 家族が積極的な治療を強く望んでいる．
- 家族が本人への告知は精神的なダメージが強いと考えて，医師からの告知を拒否する．
- 家族構成員がすべて若年者で，意思決定できない．
- 同居している家族以外の親族が，患者の状態に対する理解が不十分にもかかわらず，治療や今後の方針に口を挟む．

● 主治医との関係に関する側面

- 担当医に対して，患者・家族が不信感や不満をもっており，疑問をぶつけたり，方針をすり合わせたりする関係が成り立たない．
- 治療選択などに関して相談できる関係を築き，そのうえ，主治医を十分に信頼してきたため，終末期も継続して主治医に診てほしいという強い希望がある（そういう関係であるからこそ，最後まで診てくれないということで，見捨てられ感，見放され感につながる）．

● 治療経過に関する側面

- がんと診断されてから日が浅く，積極的な治療をほとんど行っていない．
- これまで，苦痛があっても耐えて治療を続けてきた．長期にわたり，さまざま

な治療を続けてきて奏功した。それだけに今後も期待したいという意向がある。
- 現在，倦怠感や疼痛などの症状がない。患者自身は緩和ケアが必要という実感がない，自分の病状が悪化しているとは思えないという心理につながる。

●ほかの治療への期待に関する側面
- 標準的ではない治療に期待している。
- とにかく民間療法を試したい。
- 主治医の病状説明では納得できないので，セカンドオピニオンを受けたい。
- 身近に民間療法で軽快した人，またそういう情報がある。患者以外でも家族，親族がそのような情報をもっている。

●ホスピス・緩和ケア病床，在宅緩和ケアに対するイメージに関する側面
- 身近にホスピスに入院して亡くなった人がおり，ホスピス・緩和ケア病床は死を待つ場所と考えている。緩和ケアは治療ではないとの偏見をもっている。
- 家族は輸血などの医療行為を希望しているが，ホスピス・緩和ケア病床ではできないと言われ，死を待つところとイメージしている。
- ホスピス・緩和ケア病床や在宅における緩和ケアという未知なものに対する恐怖があり，具体的なイメージができない。
- 自宅での「看取り」という不安，恐怖感が拭い切れない。
- 身近な人を含め，自宅での「看取り」を経験した者がいないため，イメージがつかない。

●経済的な側面
- 患者が家族内の唯一の働き手である。
- 家族が仕事をしなければ経済的に問題がある。在宅緩和ケアの場合，主な介護者になれない。
- 個室料や諸経費など，経済的に負担がかかるホスピス・緩和ケア病床へ転院できない。
- すでに年金生活をしているので，医療費にかかる諸経費を捻出できない。

●地域性の側面
- 自宅の近くにホスピス・緩和ケア病床がない。
- 自宅に往診してくれる在宅支援診療所がない。
- 地域の近隣に病気であることを知られたくない，またそういうことは隠すものだと考えている。
- 在宅での「看取り」という習慣が地域にはない。

終末期の療養場所についての意思決定への支援

　終末期の療養場所の選択という「意思決定」における，8つの心理社会的課題の解決に必要な具体的支援は，次のように考えられる。

● 患者・家族のQOLの実現を目標とした告知にかかわる支援

　医療機関側の役割・機能や病床マネジメントを優先させ，「これで当院でできることは終わったので，在宅緩和ケアを受けて生活するか，ホスピス・緩和ケア病床を有する他院に転院してください」といった説明をするのではなく，残された大切な時間を患者・家族が有意義に過ごせるよう考慮した告知が必要である。

　それを主治医1人が担うのではなく，看護師はもちろん他のメディカルスタッフも同席して，チームで患者・家族と一緒に考える姿勢が必要であろう。患者のQOLは主観的評価であるため，患者の価値観が多様化しているなかで，患者の生き方・生活状況なども踏まえて支援する必要がある[7]。

　患者・家族と主治医との関係を把握し，コミュニケーションを促進させる機会を保障することが基本である。患者・家族がこれまでの治療で主治医とどのような関係を築いてきたかを把握し，その関係を側面から支援する。

　支援方法の一つとして，リハ専門職としてすでにかかわってきた患者・家族の生活状況・治療への取り組み方から，考えられる告知後の反応などを予想し，主治医に告知方法を提案する。告知をされたときに，患者・家族が病状や治療方法について主治医に質問したり，話し合ったりすることが十分にできなかったという気持ちがあるなら，再度インフォームドコンセント（informed consent：IC）の機会を設けるよう主治医に働きかけることも重要である。その場合は，必要に応じてリハ専門職も同席する。リハ専門職と患者・家族とのリレーションシップを，IC場面で生かすように配慮することである。

● 病歴と患者・家族のこれまでの治療への取り組み方を把握する

　患者と家族がこれまでたどってきた病歴や，現在の身体状況について把握する。がんは罹患臓器やがん細胞の種類によりさまざまな経過をたどるため，がんの種類にも十分配慮して，絶えず患者の個別性を考慮する。例えば，乳癌患者は闘病生活が長期にわたることも少なくないため，これまでの治療への取り組み方を理解したうえで，今後の療養生活の支援を行うことが求められる。

　それぞれの患者・家族がこれまでの治療にどう取り組んできたのかを話してもらうなかでアセスメントし，患者・家族のもつコーピングスタイルを理解し，その対処力の強化を図る。また，何を基準に治療法を選択してきたのかを確認し，患者・家族の「意思決定」を支援する。

● 告知を受けた患者・家族と心理的な接触を図る

　積極的な治療が困難になった患者と家族が告知を受けた後，わき上がってきた気持ちを吐露することができる安全な場所が必要である。吐露する相手となるリハ専門職は，非現実感，否認，絶望感や強い怒りなど，患者・家族が抱えている気持ちを十分に傾聴し，受容する。化学療法を中心としたがん治療の外来化に伴い，治療の中止や結果が芳しくないという告知が，外来の診察室という密室の中で主治医と患者・家族だけで行われることになりかねない。その結果，療養場所の選択や生活全般に関しての「意思決定」は，患者と家族だけで，自宅で考えなくてはならない。外来患者は入院患者よりも種々のサポートが手薄になりがちであることから，患者・家族は危機的な状態に陥りやすい状況にある。

　患者・家族の精神的な状態を十分にアセスメントしたうえで，患者が通院したとき，また在宅時でも積極的にリーチアウトして，適宜電話をするなどのフォローを行いながら，最後までその人らしく生きることができるように支援することが重要である。地域のなかで患者，また患者を含む家族が孤立しないようにすることが重要である。

● 患者と家族の関係をアセスメントして家族内の課題解決を支援する

　告知は家族にも大きな精神的打撃を与える。キーパーソンとなる家族は患者の精神的支えとなり，医療・福祉・介護機関との調整役になる必要がある。そのときに，家族が何を考え，どのような精神状態であるのかを把握しておく必要がある。

　療養場所を選択する「意思決定」には，患者以上に家族の意思が重要な影響をもたらすことも少なくない。あらかじめ患者の意向とともに家族の意向も十分に知っておく必要がある。経済的状況，仕事なども含め，患者・家族の「現在」の生活という現実を吟味する。さらに，患者のがん治療の経過のなかで家族がどのように力を発揮したか，肯定的な影響については医療専門職として十分に認識する必要がある。その力が今後の療養場所の選択に大きな影響をもたらす[8]。

● 家族のQOLにも配慮をする

　終末期の療養場所の選択は，この時期の種々の「意思決定」のなかでも最も大きな課題である。「意思決定」して療養場所が確保されたとしても，家族の現在の生活，さらに今後の生活を一緒に考えていくというように，専門職として積極的に支援するという意思表示が必要である。例えば，子どもにどう伝えるのか，仕事をどうするのか，残された家族はどのように生活を立て直していくのかなど，生活の課題を整理し，解決できるように支援を提供する。

　リハ専門職がすべての役割を担わなくてもいいが，各支援が家族の意向を尊重

しているかどうかは絶えず吟味する必要がある。視点を患者または家族というように変えるのではなく，患者を含めた家族というシステムについて焦点を絞る。また，院内，院外（地域）の多職種がかかわることになるため，患者を含む家族全体に支援の手が差し伸べられる必要がある（図2）。

図2 リハビリテーション専門職の立ち位置

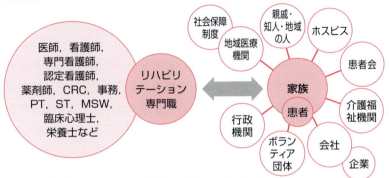

CRC：clinical research coordinator（治験コーディネーター）
MSW：medical social worker（医療ソーシャルワーカー）

● さまざまな治療法に関する情報を整理して提供する

現在，がんに関するさまざまな情報が氾濫しているため，患者と家族は何を基準に治療を選択していけばいいのか困惑している。それは，終末期においても同様である。このような状況に対し，積極的に情報提供することによって支援する。例えば，国立がん研究センター「がん情報サービス（http://ganjoho.jp/public/index.html，2016年6月時点）」を情報源として活用したり，各がんの学会などが提供する情報，特に標準的治療については十分に理解したうえで患者・家族に情報提供することが望まれる[9]。

また，セカンドオピニオンの活用も検討する必要がある。その場合は，セカンドオピニオンの目的を明確にして，それを患者・家族が十分に理解していることが原則である。患者の病状が芳しくない場合は，家族が独自に治療に関する情報を収集している。特に未確立な治療方法を調べたり，なんらかの民間療法に期待をもったりすることも少なくない。それらが医療専門職とのかかわりのなかでは表面化しないで，本来するべき療養場所の選択や生活全般に関する方向性の「意思決定」に大きな影響をもたらす。本来なら在宅緩和ケアやホスピス・緩和ケア病床などの情報を収集して，具体的な手続きで動かなくてはならない大切な時間を，未確立な治療方法や民間療法について模索することに使ってしまう危険性がある。患者・家族が，主治医や他のメディカルスタッフと率直に話し合える関係を築くことが重要である。

●在宅緩和ケアやホスピス・緩和ケア病床について具体的に説明し受診につなげる

患者・家族のもつ在宅緩和ケアやホスピス・緩和ケア病床に対する漠然としたイメージが，療養場所の選択に大きな影響を及ぼす[10]。そのため，患者・家族がもつイメージを話してもらい，その印象を受け止めたうえで，緩和ケアの概念や実際について説明する。その際には，具体的に医療機関のリストを提示して，患者・家族の自宅に近い施設を挙げ，病院パンフレットなどの資料を示しながら療養場所の選択を支援する。

ホスピス・緩和ケア病床の形態も十分に説明する。例えば，①入院によるターミナルケアを専門とする医療機関，②外来フォローも入院対応（緊急も含め）も可能な医療機関，③入院が必要な際には対応するが基本は在宅支援として在宅ケアユニットをもつ医療機関，④ホスピス・緩和ケア病床を標榜してはいないが，がん患者の療養を目的とした医療機関などがある。地域に選択可能な施設が存在するかどうかを調べたうえで，患者の病状や家族のニーズなどにどの形態が対応可能かを吟味し，情報提供をする。

それと併行して，在宅での「看取り」を目的とした在宅緩和ケアについても具体的に情報提供する。場合によっては，今後の方向性を決定する以前に，実際に在宅支援診療所や訪問看護ステーション，地域包括支援センターなどに相談できるようにすることも重要である[11]。住み慣れた地域での生活支援を提供するという意味では，在宅緩和ケアが基本で，在宅が困難になったときにホスピス・緩和ケア病床へ移行すると考える[12]。患者の病状過程によって，患者を含む家族のニーズは変化するため，ホスピス・緩和ケア病床か在宅緩和ケアかの二者択一ではなく，両者をいつでも選択できるように準備することが必要である。ただし，情報を提供するだけではなく，在宅緩和ケアの診療所，ホスピス・緩和ケア病床に確実につながるまで手を離してはならない。「意思決定」はそのときどきで揺れ動くものであるため，ほかの医療機関に患者が移行しても，支援の扉は開いておかなくてはならない。

●社会保障制度の活用を支援する

療養場所として在宅緩和ケア，あるいはホスピス・緩和ケア病床への入院を選択しても，患者・家族の生活における種々の心理社会的課題は少なくない。例えば，入院費などの自己負担分の軽減には，高額療養費制度，限度額適用証の利用などの支援は不可欠である。また，医療費の自己負担分だけではなく，生活全般における経済的課題を抱えている場合は，生活保護制度の利用を支援する必要がある。

生活の課題を抱える患者・家族へ，継続的な支援が行き届くように調整をすることが原則である。患者・家族の生活上の課題は何かを早い段階から特定し，地域の社会資源につなげることが必要である。

● 地域での在宅緩和ケアに関連する社会資源の調整

患者・家族が自宅で過ごすことを希望する場合は，在宅緩和ケアを提供している在宅支援診療所，訪問看護ステーションの情報を提供するが，患者・家族が地域で安心して療養することができるように，フォーマル・インフォーマルな社会資源を調整することも必要である．また，介護保険サービスを利用するためには，要介護認定，介護支援専門員の選定，利用サービスの調整なども欠かせない．ただし，介護サービスを利用するまでには，諸手続きに1カ月程度の時間を要するため，サービスが必要な時期に間に合わないということもある．介護保険の第2号被保険者（40～64歳）には，特定疾病として末期がんが挙げられているが，「末期がん」という言葉自体が家族に受け容れられず，要介護認定の申請に躊躇することが少なくない．そのため，確実に地域包括支援センターなどの関係機関につなげる配慮が必要である．また，インフォーマルの社会資源として，がん患者会，遺族会なども，体験者としての知恵や工夫の情報が得られる場である．

前述の支援は，患者・家族の来院，受診時の限られた時間に機を逃さず，患者・家族の気持ちに寄り添い，治療への取り組み方，価値観，人間関係，生活環境などのアセスメントしながら実施されるもので[13]，患者・家族がこれからの大切な時間を有意義に過ごせることが目標である（図3）．

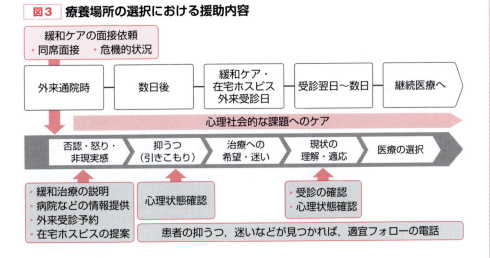

図3　療養場所の選択における援助内容

まとめ

本稿では，終末期を迎える段階になった患者と家族が，療養場所の選択を「意思決定」する際の支援方法を中心に述べた．

医療制度の改革に伴う治療の外来化から，新たながん患者と家族の支援方法，システムの開発が求められている．その目標は，がん患者と家族が住み慣れた地

域で生活することを保障するものでなくてはならない。病院の中だけでは完結しない課題が山積みであることを考えると，医療専門職も地域へつながることが必要である。リハ専門職は，日常の臨床で患者と家族の生活，その拠点である地域を視野に入れていると期待されている。だからこそ，日々の実践で得た知見から地域社会をアセスメントし，不足している社会資源は何かを考え，新たな社会資源を開発し，本来あるべき「地域包括ケアシステム」を構築するように，視野を広げなくてはならない。

　終末期のがん患者とその家族の直接的な支援者としても，地域の改革者としても，リハ専門職に求められる役割は大きいことを忘れてはならない。

【文　献】
1) 高橋都子：地域包括ケアシステムの基本的な考え方．看護 67(8), 24-29, 2015.
2) 佐藤一樹，宮下光令：退院支援と在宅ケアの現状．ナーシング・トゥデイ 29(3): 8-15, 2014.
3) 鈴木　央：在宅医療における意思決定支援のポイント．Geriatric Medicine 53(2): 169-172, 2015.
4) 木澤義之，濱野　淳：これからのことを話し合う：アドバンス・ケア・プランニング．治療 97(10): 1406-1410, 2015.
5) 大松重宏，御牧由子：末期がん患者・家族の意思決定への支援．医療と福祉 40(2): 30-35, 2007.
6) 松谷由美子：在宅での看取り支援：「最後を家で迎えたい」希望にそった退院支援．ホスピスケアと在宅ケア 22(1): 16-20, 2014.
7) 濱口恵子：がん看護における倫理的問題－緩和ケアにおける倫理的ジレンマ．死の臨床 38(1), 2015.
8) 古瀬みどり，宮林香奈子：遺族の語りにみる訪問看護師の意思決定支援　終末期がん療養者の介護プロセスにおけるケア内容との相互分析から．ホスピスケアと在宅ケア 22(3): 312-316, 2014.
9) 小池　舜 ほか：がん治療における看護師の意思決定の内容．群馬保健学紀要 35, 61-70, 2014.
10) 坂井桂子 ほか：進行がん患者の療養の場の選択の意思決定に影響を及ぼす患者・家族要因．石川看護雑誌 8: 41-49, 2011.
11) 田中博子：在宅療養継続に関する患者・家族の意思決定に関する在宅医の支援．日本医療マネジメント学会 15(4): 223-228, 2015.
12) 蘆野吉和：緩和ケアと終末期医療．診断と治療 102(12): 1885-1889, 2014.
13) 長江弘子：これからの在宅ケアの方向性を示すエンド・オブ・ライフケア．日本在宅ケア学会誌 18(1): 5-9, 2014.

5

家族・遺族とのかかわり

5．家族・遺族とのかかわり

リハビリテーション専門職への期待

大石春美

はじめに

　緩和ケアとは本来，なんなのであろうか？　近代ホスピスの創始者であるCicely Saunders（シシリー・ソンダース）は「全人的苦痛（トータルペイン）の緩和である」と，緩和ケア概念の再構成を行った[1]。彼女は，当事者の死への不安や悲嘆と喪失の心を受け止め，トータルペインを緩和するケアが続けられれば，再び生を肯定して生きられるのではないかと考えた。また，2002年のWHOの定義[2]では，「トータルペインの改善とQOL（生活の質・人生の質）を豊かにするケアが緩和ケアである」としている。

　このような緩和ケアの概念を念頭に置いて，また筆者らが在宅緩和ケアのなかで体験し学んだことから，緩和ケアのリハビリテーション（以下，リハ）をどのように考え実践したらよいのか，2組の家族とのかかわりも含めて展開していきたい。

症例①：Aさん，80歳代男性，一人暮らしで入院中

　肺癌末期であり，脳転移のために全脳照射を受けたが寝たきり状態となる。経口摂取ができず，点滴治療とフェントス®テープ貼付によって痛みのコントロールを受けていた。

　Aさんの長男がI病院からの紹介状を持って，在宅相談のために穂波の郷クリニック（以下，当クリニック）を訪れた。「母の最期は病院だった。だから，できれば父の最期の日々は家で過ごせればと思って…」という長男。「でも，父は基本的には一人暮らしで，私は他県で自分の家族と生活している。自宅から通ったり，あとは兄弟で泊まったりしようとは思っているが…。父は今，寝たきりの状態で…」とのことだった。

● 初回面談：5月の大型連休中

　20XX年5月，入院中のAさんに会いにいった。ベッドはフラットな状態で，ベッド脇には「ギャッチアップ禁止」の紙が貼られていた。マットレスはエアーマットで，すでに褥瘡ができていた。

「今度，お家に帰ったらお邪魔するクリニックの仲間たちです。よろしくお願いします」と声をかけると，ゆっくり目を開け，まばたきをした。「家に帰ったら，

やりたいことはなんですか？」と聞くと，しばらく沈黙があった。「今，田んぼでは，田植えの真っ最中ですよ」と声をかけると，Ａさんの口元が緩んだ。「畑はやっているんですか？」と声をかけると，ゆっくりと頷いた。「もしかして，やりたいことって畑ですか？」と問いかけると，「うん」としっかり頷いた。『畑に行きたい』という本人の意向を確認することができた。

● 退院当日：カンファレンス

退院が決まり，当日に退院カンファレンスが開催された。Ａさんの長男，退院後の主治医，トータルヘルスプランナー（total health planner：THP，緩和ケアコーディネーター）[3]，ヘルパー事業所のサービス提供責任者，福祉用具専門相談員，訪問入浴事業所の責任者，訪問リハスタッフ，ケアマネジャー，入院病棟の看護師長が集まった。

看護師長から病状・入院中の様子が伝えられ，「予後は大変厳しい」とのことであった。長男は「可能な限り父のところで一緒の時間を過ごそうと思っていること」「介護経験がないのでサポートに入ってほしいこと」「病院ではしばらくお風呂に入れてないが，できればお風呂に入れてあげたいこと」などの意向を話した。褥瘡悪化予防のため，エアーマットも継続して利用することとなった。カンファレンスでは，Ａさんが「畑に行きたい」という願いをもっていることも参加者に伝えられた。終了後，皆でＡさんの病室にお邪魔した。

Ａさんの様子を見て，訪問入浴のスタッフは「お風呂大丈夫ですかね？　入れますかね？」と不安そうな様子であった。「まずは毎回，お風呂に入るときにはホットラインに電話してくださいね」と伝え，ヘルパー事業所のサービス提供責任者と連携した。畑に行けるようになるには，ほど遠いという印象をもったようだ。しかし，ケアプランの本人の意向は，「家に帰って，畑に行きたい」の一言である。その夢を叶えるため，本人と家族を中心に医療・介護の連携が図られることとなった。リハもケアにおいて重要な役割の一つであるとの思いでＡさんにかかわることとなった。退院は，介護タクシーに依頼してストレッチャーで帰宅した。

● 在宅療養

長男は「どのようなケアプランを立てるのですか？」と，初めての介護で自分がどのようにかかわったらよいかがつかめていないようであった。

寝たきりによる身体拘縮・廃用症候群に対するリハを開始し，訪問時のポイントとして座位の保持についても試みていくこととなった。

退院18日目

リクライニング式車椅子に移乗可能となり，念願の「畑に行く」という目標が

達成された（**図1**）。奥さんと開墾した思い入れのある畑だということなど，つぶやきがたくさん出てきた。これをきっかけに，次々とAさんの想い・願いを叶えていくことになった。

退院28〜56日目

翌月からも，Aさんの妻のお墓参り，数年前まで野菜を卸していた地元の「道の駅」への外出，いつも行っていた少し遠方のA園までの外出といった緩和ケアプロジェクトが展開された（**図2**）。

これらはすべてAさんの意思であり，希望の意思表示も，そのつどしっかり確認できた。また，当初は自分のかかわり方に不安を抱いていた長男も，Aさんが夢を叶えていく姿に「在宅ではこんなこともできるのだな」と，「願いの達成」を目の当たりにしたことで，チームとともに行う介護の楽しみを体感し始めていた。Aさんの外出時には決まってAさん愛用の農協の帽子を用意し，長男もお揃いの帽子で同行した。畑へ行く草だらけの道を「荒れ放題，草だらけだよ！」と言いつつも，後日草を刈って準備してくれた。父の想いを汲みとり，次々展開されるプロジェクトに長男が自分から参加してくれるようになり始めた。

図1 畑まで屋外外出

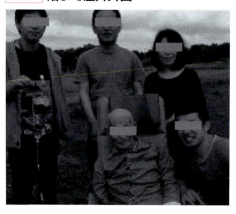

- 長期臥床による四肢の拘縮があり，他動的運動で疼痛がみられた。また，廃用症候群によって自律神経失調があり，起立性低血圧の可能性もあった
- ストレッチからマッサージ，関節可動域訓練とリハを進め，ギャッチアップ，座位保持訓練から車椅子乗車が可能となり，念願の畑への外出が可能となった

図2 緩和ケアプロジェクトの様子

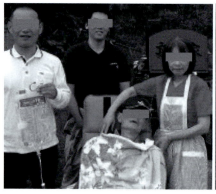 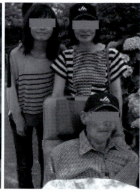

妻のお墓参り（左）とA園への外出時（右）の写真。A園への外出では，移動中の車でも終始開眼しており，景色を楽しんでいる様子であった

退院65〜73日目

　Aさんが亡くなる6日前に長男が「近くの実家にも行けるんじゃないか？」と言った。これが最後のプロジェクトとなったが、Aさんのルーツを辿る大切な時間であった。

　「畑にも寄っていこう」。実家からの帰り道、長男から予定にはなかった提案があった。意外なこと、思いもよらぬ出来事は、ケアにおいて大切にしたい事柄の一つであると思う。自身が長年手をかけた畑を見つめたAさんは、その6日後、家族に温かく見守られ、安らかに旅立った。

> **コラム　理学療法士より**
>
> 　がんや難病など緩和ケアのリハでは、身体機能については必ずしも改善が認められないことが多い。しかし、リハ専門スタッフがホスピスマインドをもって、患者のつぶやきや願いを大切に受けとめて展開する緩和ケアプロジェクトに参加することは、とても重要である。
>
> 　今回、Aさんのケアチームとしてリハにかかわり、「『できる』ことを体験してもらうこと。車椅子に『乗れる』、車にも『乗れる』そして『出かけられる』というように、一つずつ確実にモチベーションを上げられるようにアプローチした、決してケアスタッフの"自己満足"にならないように気をつけることが大切だと思う。

症例②：Bさん，30歳代女性

　胃癌末期で骨髄転移を起こし、血管内凝固症候群によって著明な貧血、白血球・血小板減少症、および出血傾向を伴っていた。T県大学病院でホスピス療養を受けていたが、実家のあるM県のO市民病院に転院。最期まで在宅で、と希望していた。

●20XX年5月

　Bさんの夫と母親が、紹介状を持って当クリニックの緩和ケア相談外来に訪れた。現在行っている治療は輸血のみだが、それもほとんど効果はなく、さらに輸血後には高熱が出て辛い思いをしている。夫によると、患者本人は「輸血を止めると数日で旅立ってしまうのではないか」と不安を募らせ、退院に踏み切れないでいることなどを涙ながらに話していた。また母親は、「自分たちもどのようにこれからのことを考えていけばいいのか、自宅に帰ってからどのように過ごせばいいのか戸惑っている」という胸の内も話してくれた。

　そこで、在宅でできることを伝え、退院したからといってすべてをあきらめて死を待つのではなく、これからは「自分のしたいこと、今までやりたかったけどできていないことを叶えるためのリハをしましょう」と本人に伝えてほしいと話した。そのうえで、本人から「家に帰りたい」という言葉があれば、すぐに会いにいくということも伝えた。

> **コラム　医師より**
>
> Bさんの病状は大変厳しく，突然大出血を起こして急死する危険性があった。入院中は貧血に対する濃厚赤血球輸血と血小板輸血を行っていたが，血小板輸血は効果なく，むしろ発熱する状態であった。退院後は体のだるさを訴え，自宅で寝込んでいることが多かった。在宅では，疼痛コントロールのための塩酸モルヒネの持続的静注と，出血傾向をもたらす血管内凝固症候群を改善するためのフラグミン®の点滴静注を行った。濃厚赤血球輸血も1度行った。発熱時には抗生物質で速やかに対応した。
> このように，医療者は常に緩和ケアチームとして患者を支えている。

●「家に帰りたい，故郷で過ごしたい」

病院に戻った夫から，在宅ケアのホットラインに「妻が家に帰りたいと言っています。すぐに会いにきてほしいのですが…」と電話があり，すぐに病院に行った。

病衣を着たBさんは，痩せた白く透きとおった顔で，ベッドをギャッチアップしてやっと起きている状態であった。在宅でできることなどを話し，「Bさんの今やりたいことは何ですか？　在宅では夢を叶えるためのリハが待っているし，そのためのチームもいますよ」と伝えると，それまでの緊張した表情が和らぎ，「夢をもってもいいんですか？」と言った。夫は「こんなに安心したような顔は久しぶりに見た」とのことで，「最後は自分の家に戻りたい」との希望を共有し，在宅療養が始まった。

●在宅療養開始：手作りのロールケーキによる生活リハ

退院1日目

余命1週間との診断を受けての在宅スタートだった。主治医とリハチームが自宅を訪問した。

「ずっと座っているのがつらい」と，臥床時間が長くなり，急速に廃用症候群の状態に陥っていた。Bさんからは，「体の動きをスムーズにしたい」との希望があった。その希望に対して，離床の機会と時間を多くし，さらに心理面でのアプローチが必要と考え，生活リハをスタートした。

Bさんとの会話のなかで，夫は他県から仕事の合間をぬってBさんに会いに来ていること，またその夫に何も恩返しができていないことを気にしていることがわかった。そこで，リハチームに加わっているドリームパティシエ[*1]が「少し早めの父の日として，遠方から来る旦那様のためにロールケーキを作りませんか？」と提案し，すぐにロールケーキの材料を持って訪問した。本人も「やってみたい」とのことで，母親が車椅子を押して台所へ移動した。退院時に「どのように娘と接していいかわからない」と不安を抱えていた母親だったが，「ロールケーキを作る」という共通の目標で，徐々に気持ちもつながり，手際よく作るなか，笑顔で楽しんでいる様子がうかがえた（**図3**）。他県から帰ってきた夫はBさんからのサプライズのプレゼントにびっくりしながらも，大変喜んでいた。

[*1]：当クリニックでリハにかかわる1人の職員の前職がパティシエであった。その経験を活かし"お菓子作り"を生活リハのなかに取り入れ，「家族に日ごろの感謝を伝えたい」「もう一度，料理をしたい」などの患者のつぶやきから，夢を叶えることを実現する存在として，「ドリームパティシエ」という名称でケアチームに加わっている。

図3 手作りのロールケーキ

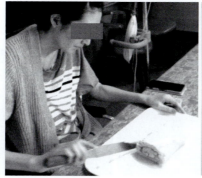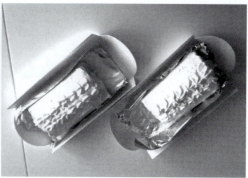

退院8日目

　帰省した夫とロールケーキを作成した。夫が「ロールケーキに入っていたパイナップルがおいしかった。パイナップルが入ったケーキが食べたい」とつぶやいたので，すぐにオリジナルケーキを作成した。Bさんは「ケーキ作ることもリハになるんだね」と感動していた。

　ケーキ作りの最中に夫が「外に行くのもいいな。自宅裏の河川敷にある東屋に行こう！」と言った。それまで不安ばかりが募っていた夫がチームとつながり，一歩を歩みだした瞬間だった。

● 初めての外出：夫婦の大切な時間

退院9日目

　Bさんと家族で散歩コースを考え，屋外散歩が実現した。夫は東屋を往復する間，Bさんが車椅子座位を保持していられるかを心配していた。しかし，リハチームが持参したリクライニング式車椅子を見たことと，Bさんの「大丈夫」の言葉で安心した様子だった。

　Bさん，夫，母親，ケアスタッフで，河川敷の東屋と自宅を往復した。Bさんは，東屋でもくつろぎの時間を過ごしており，約40～50分間を痛みなく過ごすことができた（**図4**）。

　病院ではベッドで寝てばかりいる生活だったBさんが，夫とともに自分の思い出のつまった河川敷をリクライニング車椅子で散歩した。「気持ちがいい…。小学校のころは，ここを歩いて学校に通って，道草して怒られた」などと，夫に話しかけていた。そう語るBさんの表情を見ていた夫からは「病院とはまるで違うなあ。どこか行こうとしても，なかなか行けないものでね。ありがとうございました」と感謝の言葉が聞かれた。

図4 河川敷への外出

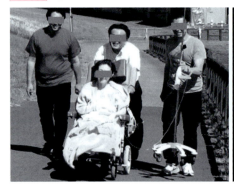
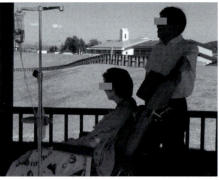

● 病気であっても誰かのために

退院11日目

　大崎版THP養成講座*1の一環で講演会があり，講師へのサプライズプレゼント用として，Bさんにロールケーキ作りをお願いしたところ，笑顔で引き受けてくれた。

　リハで訪問した際に，ベッドから介助で車椅子に移乗し，台所まで移動した。あらかじめクリニックで作ってきたケーキの生地に，トッピングとデコレーションをしてもらった。「病気であっても誰かのために」を実践してくれた。

　Bさんは講演会場まで来られなかったが，本人の了解を得てケーキを作っている様子を撮影した映像を会場で流した。映像を見た講師はケーキに込められた思いを知って深く感動していた。

● 残された時間：覚悟の日々

　在宅療養を送るなか，家庭の事情で疎遠になっていたBさんの長男が，Bさんのいる自宅に頻回に通ってくるようになった。しかし，一人で茶の間でゲームをして過ごすことが多く，親子の時間をもつことができずにいた。

　そこで「親子の時間を作ること」も，ケアチームの目標に挙げられた。車椅子座位より負荷が少ない座椅子を提案することで，いつも家族で過ごしていた茶の間で親子の時間をもつことができた。一緒にいること，何気ない会話のやりとり，そのすべてが温かな時間として刻まれていった。

退院15日目

　在宅療養3週目に入ると，夫がなかなか来られない日が続いた。スタッフは夫から「Bさんはバラの花が好き」だと聞いていた。訪問時にバラの花を持参したこともきっかけとなり，離床の機会が減っていることや，外出もしていないことから，「セミナーハウス『夢の扉』*2に行ってみませんか？　きれいなバラが咲

＊1：地域から支える力を引き出し，多職種連携・協働・協調・介入のチームリーダーとなる人材を大崎版THPとよんでいる。ワークショップやケアの場での実習，講演会への参加などによって，人と人とをつなぐコーディネーターを養成している。

＊2：がんをはじめ，病を抱える人々に開かれた場所。悩みの相談や語り合いに使用されている。畑や四季折々の花々があり，それらに囲まれ触れ合うことで自分らしく生きるきっかけ，手掛かりを得る一助となるように，ケアスタッフが患者や家族を受け入れている。

いているんですよ」と誘ってみた。すると「行ってみたい」とのこと。母親の付き添いの下，早速外出することとなった。

車椅子で庭に咲くバラを楽しんだ後，コミュニティケアハウス『はるか未来館』[*3]にも誘ったところ，喜んで来てくれることになった。そこでは，先日の講演会で学んだワークショップを一緒に行った。さまざまな種類のスタンプやペンなどを使い「世界に一つだけの絵はがきを作ろう」というワークショップで，テーマは「感謝を伝えよう」であった。早速，Bさんと母親とで絵はがき作りが始まった（図5）。なかなか素直に想いを言葉で伝えられないBさんだったが，可愛らしいスタンプを使って日ごろの感謝を絵はがきに込め，母に手渡すことができた。

図5 絵はがき作りのワークショップ

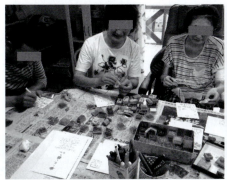
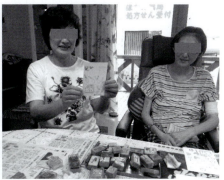

● **サプライズ結婚披露パーティー：親孝行プロジェクト**

訪問を重ねていくなかで，Bさん夫婦は「フォトウェディングしか行っていない」というつぶやきを拾った。さらに，Bさんの御両親はその当日は台風の為に会場のあるT県に行くことができず，娘の花嫁姿を実際には見ることができなかったことが判明した。そこで，ケアチームはBさんの「今まで親不孝ばかりしてきたけど，両親に親孝行したい」という思いを汲み，プロジェクトを立ち上げた。

退院21日目

つぶやきを拾ってから6日後，サプライズ結婚披露パーティーが開催された。パーティーの計画はBさんの夫だけに知らせ，打ち合わせもBさんとその両親には秘密にしていた。

当日は「父の日ケアカフェ」というテーマで，Bさんと両親をケアカフェに誘った。ケアカフェとは，毎週当クリニックで開催している「ケアについて語り合い，食事を楽しむ場」である。

親戚や，プロジェクトに賛同した地域のボランティアなど，約40名が会場の「コミュニティケアハウス『はるか未来館』」に集まった。Bさんは前日に発熱があり参加が危ぶまれたが，医師が緊急対応した。クリニックに到着し，サプライズで準

[*3]：通所リハ・生活リハを行う場所であるだけではなく，地域住民やボランティア，かつて在宅で家族を看取った経験のある人などが集う場であり，ケア活動の中心となっている。筆者所属法人以外の多職種も連携しており，日々，つながり・支え合うケアを実践しながら気軽に語り合える研修会なども開催している。

備された純白のウェディングドレスを見た途端，彼女に満面の笑顔がよみがえった。

すぐにドレスに着替え，車椅子が目立たないようにドレスの裾でグリップやハンドリムを覆った。リクライニング車椅子に座り，点滴をしながらの参加だった。

Bさんは終始笑顔で，最後まで痛みを訴えることはなかった。会場は，Bさんの好きな紫色の花で飾られ，夫の好きな歌が流れていた。夫と父親はこの様子に男泣きしていた。

久しぶりに会ったという，いとこが「Bちゃんのこんな幸せそうな姿を見ることができて嬉しい」とお祝いの言葉を話してくれた。病状を聞いていた親戚は，「痩せ細った病人のBさん」を想像していたのだろう。しかし，その日の彼女は，純白のウェディングドレスで大好きな紫の花のブーケを持ち，透き通った肌に好きな色の口紅を自分でさし，「病人」には見えない1人の「美しい花嫁」として会場で過ごされていた（図6）。

パーティーの最後に父親は，「まさか娘の花嫁姿を見られるとは夢にも思っていませんでした。本当にありがとうございました」とあいさつし，父親もまた満面の笑顔で会場を後にした。

図6 サプライズ結婚披露パーティーの様子

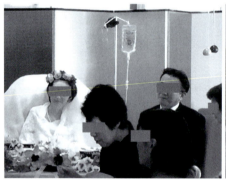 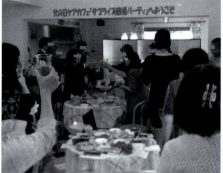

退院25日目

サプライズ結婚パーティーから4日後，Bさんは自宅で眠るように旅立った。在宅日数24日間。余命1週間と告げられての在宅療養生活であった。彼女は，妻として母として，そして娘として，最期まで自分の想いを伝え，最期の日々を自分の大好きな場所で生ききったのである。

コラム　ドリームパティシエより

Bさんの子どものころの夢は，お花屋さんかお菓子屋さんだったと聞いた。自分でお菓子を作るとも話していた。ケーキ作りをとおして昔の夢などを思い出し，一歩ずつ希望を実現していくなか，Bさんに高揚感がみられ，心も動き，「体を動かすこと」につながっていく様子がみられた。

夫は最初のロールケーキを食べた後，「次はパイナップル入りのパウンドケーキが食べたい」とBさんに望んだ。「病気だから何もできず，ベッドの上」ではなく，夫婦で共同してお菓子を作ることができるとわかり，不安が解消していき，Bさんとの河川敷への外出にもつながったのだと思う。

まとめ

● ICFからみた緩和ケアのリハ

緩和ケアのリハとは，いかなるものであるべきであろうか？ トータルペインの緩和のために，リハは何ができるのだろうか？ 上田[4]によると，生活機能とは人が生きることの全体を示し「心身機能・構造」「活動」「参加」の三者が生活機能の3つのレベルを示している（p.4，図1参照）。「心身機能・構造」＝生命レベル，「活動」＝生活レベル，「参加」＝人生レベルのそれぞれは相互作用を起こして影響し合う。また，環境因子と個人因子も生活機能に大きな影響を与える。ICFのすべての要素が，他のすべての要素と影響し合うという相互作用モデルである。そこから目的としている最高のQOLの実現が可能となると，上田は述べている。

● つぶやきから生まれる緩和ケアプロジェクト[5]の展開

コミュニティ緩和ケア[5]はTHPを中心に行われるが，リハスタッフもTHPとホスピスマインドを共有し，緩和ケアチームと連携・協働・協調することが大切である。患者や家族の心の声であるつぶやきによく耳を傾け，緩和ケアチームで共有する。つぶやきから生まれる緩和ケアプロジェクトにかかわり，生きる意味や喜びを本人・家族とともに感じていくことで，生活機能の全体に良好な結果がもたらされる。

● リハスタッフの存在意義

リハの専門家は身体機能をよく知っていることから，より合理的で安全で無理のない生活動作をリードすることができる。そして，ベッド上のみの空間から，生活領域や療養空間が拡大し，患者の可能性が膨らんでいく。

一つの小さい歯車を回すことから，より大きな歯車の回転につながり，例えば車椅子に乗れるなどを体感していくことで，生きるためのモチベーションが高まっていく。身体機能が改善しなくても，生きる喜びにつながっていく。

● コミュニティ緩和ケアから生まれるもの[6]

病気の治療は医師と看護師が中心となって行われるが，コミュニティ緩和ケアの開始とともに，生命に対する尊厳をもってかかわる日々が始まる。緩和ケアチームは，THPを中心に限りある命を意識しながら，心豊かな関係づくりを展開していく。緩和ケアの最前線で働く理学療法士は，家族や医療・介護・地域の人々を包摂しながら，心のやり取りを重ね，コミュニティ緩和ケアを進め，あきらめずに小さな喜び作りに懸命に取り組む。1つの緩和ケアプロジェクトの展開が本人・家族・緩和ケアチームの喜びにつながり，また新たな力が生まれてくる。その力が後押しとなり，患者自らの生きようとする力も蘇ってくる（図7）。

図7 緩和ケアプロジェクトのポイント

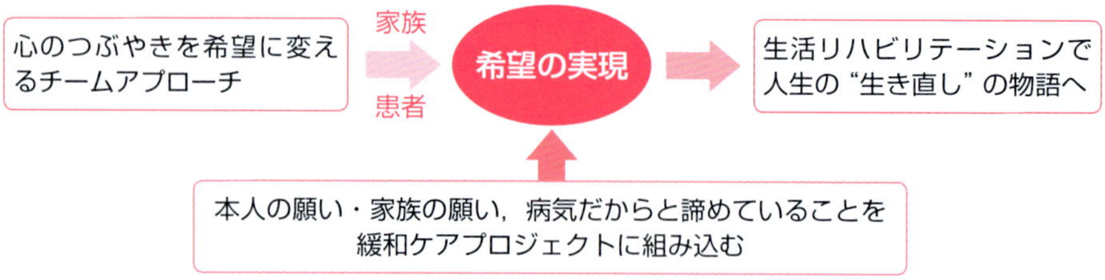

心のつぶやきを希望に変えるチームアプローチ —家族/患者→ **希望の実現** → 生活リハビリテーションで人生の"生き直し"の物語へ

↑ 本人の願い・家族の願い，病気だからと諦めていることを緩和ケアプロジェクトに組み込む

　この現象は，出会う人に次々と感動を引き起こし，思いもよらない出来事を起こしたりする。今まさに輝きを増した命が織り成す"物語"が生まれる。

　緩和ケアプロジェクトの意味は深い。生命を愛おしむ心が以心伝心し，心置きなく喜怒哀楽を精一杯表現しながら，魂は安らぎの境地に向かう。そこには家族も感謝の心で満たされた，人生の新たな物語が創られるのである。リハ専門職には，1人の患者の人生を支える仲間として，ホスピスマインドをもってプロセスを共有し，ともに歩む一員であってほしいと願う。

　患者一人ひとりが示してくれた人生の生き様を語り継ぐことで，同じようにがんや難病を抱えている患者・家族にとっての希望の人生のあり方，「生き直し」の物語へとつながっていくのである。

【文　献】

1）中島　孝：難病におけるQOL研究の展開 QOL研究班の活動史とその意義．保健の科学 51(2): 83-92, 2009.
2）WHO: WHO Definition of Palliative Care (http://www.who.int/cancer/palliative/definition/en/, 2016年6月時点)
3）上野千鶴子，小笠原文雄：上野千鶴子が聞く 小笠原先生，ひとりで家で死ねますか？ 60-62, 朝日新聞出版, 2013.
4）上田　敏：ICFの理解と活用, 15-26, 萌文社, 2005.
5）大石春美，三浦正悦：コミュニティー緩和ケア 市民とともに支え合う．内科 112(6): 1316-1320, 2013.
6）大石春美，三浦正悦：地域で支える コミュニティ緩和ケア．緩和ケア 22(Suppl. 6): 169-13, 2012.

5. 家族・遺族とのかかわり

② 遺族会への取り組み

窪　優子

はじめに

　広島大学病院（以下，当院）リハビリテーション（以下，リハ）科の対象患者の4割はがん患者である。がんはわが国の死因別死亡者数の第1位であり，診断から手術，治療を経て，機能維持，緩和ケアに移行する。これに伴い周術期の早期回復や運動療法指導，疼痛緩和などのリハを行っている。今回，小児がん患者のリハとして小児緩和ケア，特に遺族会について述べる。

　国立がん研究センターの小児がん情報サービスや「がんの子どもを守る会」が小児がんに関するさまざまな活動を展開しているが[1]，小児がんのリハを行っている病院は少ない。当院リハ科には年間50～60名の小児がん患者が紹介され，日々15人程度診療している。小児ホスピスをもつ病院はわが国で数件あるが，小児がんの患者は通常，急性期病院で終末期を迎え，当科の作業療法士（以下，OT）が小児緩和ケアを実践して年間数名の小児がん患者と死別する。

　小児緩和ケアは子どもと家族を対象にしたトータルケアであり（**表1**），世界保健機関（WHO）も「患者が病気に苦しんでいる間も患者と死別した後も家族の苦難への対処を支援する」[2]としている。しかし，残念ながらわが国では十分に認知されていない[3]。家族ケアは診断時から始まり，死後の家族ケアは遺族ケアとして継続されるべきである。定期的に遺族ケアを行っている緩和ケア病棟はあるが，小児遺族ケアはほとんどなく，リハ主導で遺族ケアを運営している病院は渉猟した限りない。当院は小児がん患者と死別後にも継続した遺族支援の重要性を感じており，2008年に小児がん患者遺族会を立ち上げたので報告する。

表1　小児緩和ケアの定義（英国小児緩和ケア協会・英国小児科学会）

子どもを対象とした緩和ケアとは，身体的な，そして情緒的，社会的，スピリチュアルな要素を含む積極的かつ全人的な取り組みである。それは子どもたちのQOLの向上と家族のサポートに焦点を当て，苦痛症状のマネジメント，レスパイトケア#，看取りの時と死別後のケアの提供を含むものである。

#休憩を提供するためのケア　　　　　　　　　　　　　　　　　　　　　　　（文献4より引用）

グリーフケアとは

　グリーフ（grief）とは悲嘆の意味で，喪失体験による悲しみや怒り，罪悪感，自責，不安，孤独，無力感などの複雑な感情をいう。グリーフワークは悲嘆のプロセスを経て喪失から回復していく過程を表し，グリーフワークをサポートすることがグリーフケアである。グリーフケアは，死別による病的な影響の予防や治療的な介入を要する家族の発見，専門家への委譲に役立つ。またグリーフケアは，遺族と医療者の両方のケアが含まれるため，ここでは遺族のみのケアを指す場合は遺族ケアと称する。

　小児がん患者との死別による喪失の影響は家族に対してあまりに甚大であり，通常の喪失感とはまったく異なる喪失感の大きさを思い知らされる[5]とされ，病的悲嘆になりやすい。両親にとってわが子を失うことは「自分自身の一部，自分の身体を失うこと」「自分自身への未来へのつながりを失うこと」[6]であり，回復のためには多くの時間と支援が必要である。Worden[7]は遺族が取り組むべき課題として，「喪失の事実を受容する」「悲嘆の苦痛を乗り越える」「死者のいない環境に適応する」「死者を情緒的に再配置し生活を続ける」の4つを挙げている。遺族は葛藤を繰り返しながらこれら4つの課題に取り組むことになるので，遺族ケアを通じて遺族が悲しみを抱えながら生きていく力を取り戻していけるよう支援することは重要である。

小児がん患者の遺族会「いちご会」立ち上げの経緯

　小児がん患者のリハ中，家族から「同じ境遇のご家族に話が聞きたい」という希望が多く，「このご家族とあのご家族は母親のタイプが似ていて話が円滑かな」「数カ月先の自分を思い描けるために思いを共有し合い助言をもらいたい」などを考慮して，2003年からOTが数家族と連絡をとり，リハ室で不定期に小児遺族ケアを行ってきた。繁本[8]の報告にあるように，2008年から一期一会の出逢いへの感謝の思いを込めて「いちご会」と命名し，小児がん遺族会を正式に発足した。OTを中心に小児病棟看護師，小児外来看護師，臨床心理士，チャイルドライフスペシャリスト（child life specialist：CLS）を運営スタッフとし，時に理学療法士（以下，PT）と医師も参加して年2回定期的に開催している。

対象

●遺族会「いちご会」の状況

　いちご会には，2000年以降から2015年末までに当院でリハを実施し死別した73家族と，当院でリハ歴のない4家族の合計77家族が登録している。いちご会案内文書中の「今後のご連絡は必要ないです」欄にチェックをした時点や，今後

参加しない旨を直接連絡された時点をいちご会からの卒業としており，2016年春の時点で49家族が参加中で，卒業19家族，住所不明9家族であった（**図1**）。49家族中，当院に来院できないが，手紙の送付だけを希望する家族は23家族（47%）を占めた。

遺族への連絡は，死別直近のいちご会開催時を避け，約3～6カ月経過後に担当OTから近況うかがいの手紙とともに遺族会の開催案内を送付している。

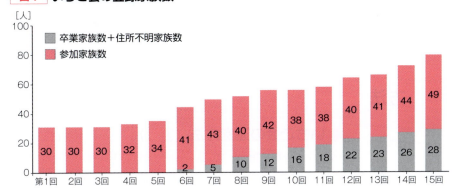

図1 いちご会の登録家族数

●いちご会参加家族の動向

- いちご会参加家族はのべ119家族で，両親や同胞（きょうだい）を含めのべ263名であり，毎回平均8家族が参加し，死別後からの期間は半年～11年と幅広かった。
- リハ介入から死別までは12～2,047日（平均498.8日）で，死別から初回参加までは3～36カ月（平均12.6カ月）であった。
- リハ歴のない4家族は手紙送付を平均10回希望し，すでに卒業した。
- 卒業した19家族は，死別から8～105カ月（平均4年3カ月）で参加・手紙送付の終了を希望した。
- 参加回数は，1回：16家族，2回：3家族，3回：3家族，4回：3家族，5～9回：6家族，10回以上：3家族だった。

●いちご会登録の小児がん患者の内訳

いちご会の小児がん患者の疾病を**図2**に示す。脳幹腫瘍，髄芽腫，神経芽細胞腫などの脳腫瘍が40%，横紋筋肉腫や骨肉腫，ユーイング肉腫などの肉腫が26%，急性リンパ性白血病や急性骨髄性白血病，悪性リンパ腫などの血液疾患が22%を占め，残り12%は軟部腫瘍，肺腫瘍などであった。

性別は男性44名，女性33名で，死別時年齢を**図3**に示す。学童期が最も多く，次いで幼児期での死別が多い結果となった。成人年齢も含まれるのは，小児期からかかわり，死別時がその年齢であったことを示す。

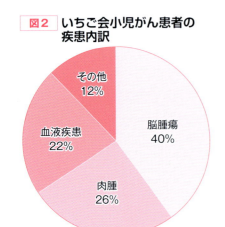

図2 いちご会小児がん患者の疾患内訳

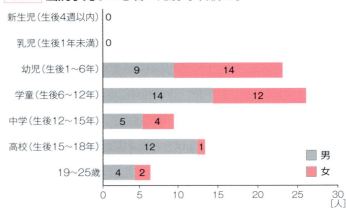

図3 当院小児がん患者の死別時年齢区分

方法

●いちご会の運営方法（表2）

スケジュール（頻度・時間・場所・当日の流れ）

　いちご会は6月と12月の休日の年2回，14：00〜16：00の2時間，当院リハ室で開催している。開場から遺族が徐々に参加するので，遺族同士あるいは遺族とスタッフ間のあいさつや想い出話を促す。

　いちご会は定刻に開始する。スタッフの紹介後に参加者の自己紹介を行う。参加人数が多い場合はグループに分け，各グループで自己紹介を行う。遺族のなかの同胞は，スタッフと隣接する別室で過ごす。約1時間の話し合いの後，20分程度ブレイクタイムをはさみ，アンケートやカードの記入（会の感想や子どもへの語りかけ），カードを掲示した壁の前での記念撮影，終了のあいさつで閉場とする（図4）。

グループ

　経過年数や性別（父親と母親），単身または家族参加，家族の特徴などを参考にグループ分けをする。参加数によって1〜3グループとし，円卓形式で話し合う。父親と母親を同グループ内で隣席する場合と，同グループ内で対角線上の座席にする場合など，「話しやすい距離感」「相手の顔が見えやすい距離感」に配慮した配置をしている。

表2 いちご会の当日の流れ

12:00	スタッフ集合・確認・準備
13:30	開場・受付
14:00	開始のあいさつ，自己紹介
14:20	グループでの話し合い
15:20	ブレイクタイム（お茶・お菓子） 一言カードの記入・アンケート
16:00	集合写真撮影・終了のあいさつ・閉場
16:30	スタッフ振り返りの会

図4 いちご会の様子

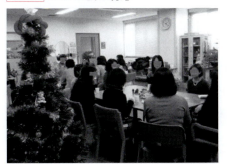
グループディスカッションの様子

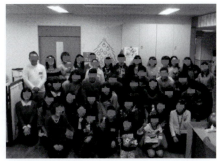
全員での記念撮影

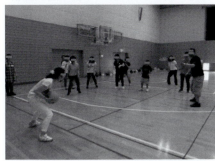
体育館でのレクリエーション（ドッジボール）

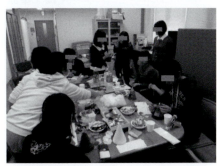
フェルトツリー作り（同胞）

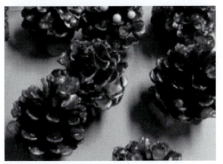
松ぼっくりツリー作成（同胞）

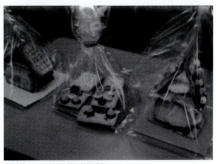
お菓子の家作成（同胞）

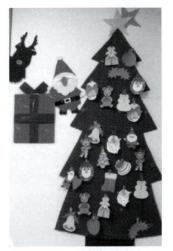
全員のメッセージを飾ったクリスマスカードツリー

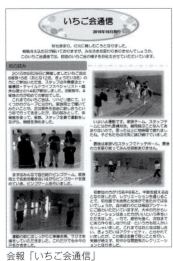
会報「いちご会通信」

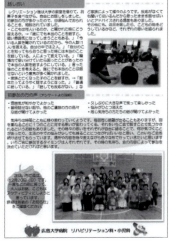

5 家族・遺族とのかかわり

スタッフ

スタッフ側は，OT，小児病棟看護師，小児外来看護師，臨床心理士，CLS，PT，医師など，計8名以上が毎回参加する．各グループ内にはファシリテーターを1名配置し，OT，看護師，臨床心理士，CLSが担当する．参加予定から担当療法士をグループ内に配置し，記録役を各グループで1名決めておく．同胞も参加するので，子ども担当者を柔軟に調整配置する．

話し合いテーマ・進行形式

テーマは「参加者が自由に語る」「父親・母親の遺族感情の相違について語る」「写真を持参してもらい亡くなった児について語る」「同胞について語る」などを準備して，各グループのファシリテーターに任せる．

開始にあたって，参加するまでの気持ちをたずねたり，ほかの遺族に聞いてみたいことがあるかと問い掛けし，オープンクエスチョンから始める．自由に語るなかで出た話題について，同グループ員が順に思いを話すことも多い．

子ども（同胞）の遊び（表3）

季節感のある作業活動や，子ども同士の交流が図れるように，ゲームやレクリエーション室の遊具などを活用する．同胞の年齢もさまざまなので，返信はがきで参加同胞の年齢がわかった時点で作業を決定する．

第14回のいちご会では，初の試みとして体育館での集団レクリエーションを導入した．遺族間交流や医療者と遺族間の交流を促す目的として，自己紹介ビンゴ（5分），準備体操，大縄跳び3チーム対抗，ドッジボール3チーム対抗とし，スタッフと遺族の合同チームを編成した．万が一に備え，遺族とスタッフはスポーツレクリエーション保険に加入して開催した．体育館で1時間運動，隣接した大学施設で30分間自由トーク＆ブレイクタイムとして，全行程2時間設定で行った．

事前準備

開催前に全体的な進行について話し，グループごとに参加者の特徴や自分の役割について確認する．開催後はすぐに振り返りの会を開き，遺族の様子や発言内容，子どもの様子などを各スタッフが報告し，気づきや反省点について話し合う．各グループの記録者は逐語録を作成し，会報作成者に手渡す．

次回開催の決定と，郵送準備，次回内容決定のため，少なくとも3回のスタッフ集合が必要である．多職種運営のため，次回遺族会開催日を含め，集合日をなるべく早く決定する．次回内容の決定は，返信はがきが届き，参加予定者が明確になった時点で行う．

表3 遺族会各会の概要

回数	参加人数 (父/母/同胞数)	同胞の遊びと行事	会の変化
第1回	10家族18名 (3/10/5名)	松ぼっくりツリー作成,クリスマス会	—
第2回	4家族8名 (1/4/3名)	遺族(子も含む)とスタッフの共同演奏,レク室で遊ぶ	看護師や心理士,CLSの参加開始
第3回	8家族13名 (3/8/2名)	遺族の演奏,レク室で遊ぶ,ハンドベルの演奏(子とスタッフ)	—
第4回	4家族8名 (1/4/3名)	メッセージカード作り,レク室で遊ぶ	—
第5回	6家族16名 (5/6/5名)	オリジナル石鹸作り+レク室での遊び+クリスマスソング	会報に遺族の手記を掲載
第6回	6家族16名 (5/6/5名)	革細工でキーホルダー作成	会報にスタッフのコラム掲載
第7回	8家族22名 (7/8/7名)	お菓子の家を作成	会報に遺族の手記とスタッフコラムの掲載
第8回	9家族19名 (4/8/7名)	うちわ作成,UNO™ゲーム	・脳外科・小児科医師参加 ・遺族の手記とスタッフコラムの掲載
第9回	8家族17名 (5/7/5名)	人生ゲーム®,レク室での遊び	会報に遺族の手記とスタッフコラムの掲載
第10回	11家族24名 (5/11/8名)	クッキー作り	—
第11回	9家族20名 (5/9/6名)	雪だるま作り(スチロール球)	同胞の変化として読書感想文の紹介あり
第12回	8家族19名 (5/8/6名)	風鈴作り(ペットボトル),ボードゲーム	—
第13回	10家族20名 (4/10/6名)	松ぼっくりツリー作成,ボードゲーム	会報にスタッフコラムの掲載
第14回	8家族15名 (4/8/3名)	大人と子ども全員でレク(自己紹介ビンゴ・大縄跳び・ドッジボール)	初のレク導入。院内体育館でチーム対抗戦
第15回	12家族28名 (6/12/10名)	フェルトツリー作成,ボードゲーム	—

レク:レクリエーション

会報

開催後に会報を作成している。会報作成は運営スタッフが順番で行い,遺族会の様子や発言内容を要約する。遺族会に参加していない家族にも送付するため,全体の流れがわかりやすいよう留意して作成している。遺族自身の手記や各スタッフのコラムを掲載する場合もある。

次回の案内

会報と次回の遺族会開催案内,返信はがきを同封して郵送している。送付は開催2ヵ月以上前に行い,次回の出欠席を返信用はがきで連絡してもらう。

結果

●アンケート結果

いちご会への参加目的

　いちご会では毎回参加者アンケートを行っている。第11～15回における遺族の参加動機を図5に示す。

　いちご会への参加目的は、男女ともに「亡くなった子について話がしたい」「他のご遺族の話がききたい」「スタッフに会いたい」が多かった。男女別でいうと、父親である男性は「他のご遺族の話がききたい」が最も多く、次いで「亡くなった子について話がしたい」「スタッフに会いたい」が続いた。母親である女性は「亡くなった子について話がしたい」が最も多く、次いで「スタッフに会いたい」「他のご遺族の話がききたい」が多かった。われわれが予想しているよりも「スタッフに会いたい」と願う家族が多く、「きょうだいが楽しみにしている」との意見もあり、いちご会の運営スタッフとして大きな喜びを感じた。

　また、夫だけがいちご会に数回参加し、「妻のために自分が参加した」「悲しみにくれる妻をどうにか救ってやりたい」「いつか妻と一緒に参加したいと思っている」と語る男性もいた。いちご会で「子どもについて話せて、亡くなった子の母に戻れるのが嬉しい」「普段封印している息子への思いを素直に話せて心地いい」「同じ境遇の人が集まる場で話しやすかった」と話す家族や、「時間とともに変化していく自分の気持ちが言葉にできた」「娘の死後6年が経ち、自分も家族も落ち着いて話せるようになった」と遺族が心境の変化を話すこともあった。

　その他の参加目的として「子どもが好きだったこの空間に来たかった」「家族全員で楽しみにしている行事」「作業を楽しみにしている」「息子が頑張って生きた病院に行きたいから」などがあった。

図5　いちご会への参加目的

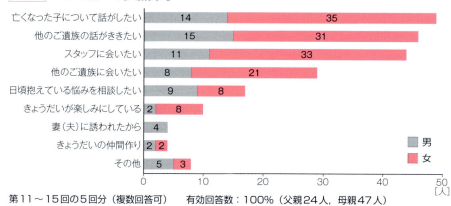

第11～15回の5回分（複数回答可）　有効回答数：100%（父親24人、母親47人）

アンケートからみた参加回数が多い遺族の心境変化

いちご会第7回までの3家族の心境変化を図6に示す。グラフ上，印が付いている箇所が参加した会を示している。

ケース1の家族を●で示す。7回中7回参加したが，1回目は戸惑いながらの参加，2回目はまた参加したい気持ちとなり，3・4回目は「経験者として話さなくてはいけない」という複雑な心境が生まれ，5回目以降は自分の変化に気づける場ととらえ，参加が気楽になったと話した。

ケース2の家族を○で示す。7回中5回参加し，「病院に行くと娘に会える」「娘と過ごしていた時間に戻れる気がして最初から積極的な気持ち」と話した。

ケース3の家族を□で示す。7回中6回参加し，「話したくなくなってきた」「思い出したくない時期なのかな」と話し，いちご会から距離を置く気持ちを正直に話した。

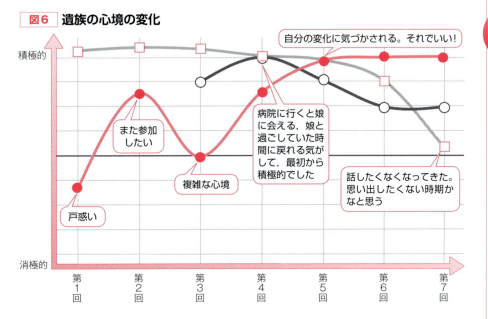

図6 遺族の心境の変化

いちご会での発言から

遺族会への期待

参加者の言動から，遺族会への期待を6つに分類した。

①自己変化の期待：参加することで自分が何か変化するのではないか。

②夫からの期待：喪失感に苦しんでいる妻の助けとなる。

③妻からの期待：普段は言葉に詰まり話せない。夫の意見が聞ける。

④父の立場からの期待：父親は語れる場所が少ない。同じ経験者の思いが聞きたい。

⑤母の立場からの期待：遺族会当日は亡くなった子について語れる。心の扉を開けられる。

⑥親の立場からの期待：将来，同胞を亡くした者同士で支え合うかもしれない。同胞の変化をみたい。

ある母親は,「今も診断の日,亡くなった日が急に脳裏をよぎります。でも,それ以上に笑い声,踊る姿を思い出します。それは,入院中に一生懸命生きることができたからだと思います」と語っていた。また,いちご会に8回参加した時点で「小学校高学年になった兄がホスピタルクラウンの本を読んで『この本を読んだら妹のことが書けると思いました。僕は妹の分も明るく楽しく生きます。僕が一生懸命生きると,きっと妹も笑顔でいてくれると今は心から思います』と読書感想文を書いた」と報告し,「(いちご会の)アフターフォローの賜物です。いちご会では話せるけど,自宅ではやっぱり話題に出しにくいんです。文章で兄の思いも知れました」と語っていた。いちご会が家族間のコミュニケーションのきっかけになり,遺族として同胞も参加する意味を実感した。

男女の性別による発言の相違（表4）

われわれは,男性と女性で発言内容が異なることを報告している[9]。男性(父・夫)は,「年数が経過すると悲しみはどのように変化するのか」「悲しみにくれる妻をなんとかしたい。自分にできることはないか?」「子どもがほしいと思うが言えない。皆さんはどうか」「自然体で話せる日が来てほしい。本当は話したい」など問題解決志向が強く,女性(母・妻)は「同じ経験をした方と話したい」「泣いてもいいと思えて心が軽くなった」「遺族会は自分の変化に気づける場所」「亡くなった子どもについて語り合える,心の扉を開けられる」など,受容と共感を求めていた。

細谷ら[10]は,「父親は社会的に言葉で生きていくという傾向が強いので,死を身体的には受け止めようとはしない」「お母さんの場合は子どもの死の意味を言葉でとらえきれない」と述べている。男性と女性でわが子を失った喪失による悲しみ方が異なるため,相互理解が難しく家庭崩壊につながることもある。父・母という立場や性別の違いによって悲しみ方が異なることに気づけることも,いちご会の役割と考える。

死別から年数が経つにつれ,「悲しみは変わらない。悲しみ方が変わっていく」「悲しむことを認めてくれるこの場が好きだ」と話す一方,語ることで自分の変化に自ら気づき,いちご会と距離を置く家族もみられた。

表4 いちご会における男性・女性の発言の相違

男性：問題解決志向	女性：受容と共感
・年数が経過すると悲しみはどのように変化するのか ・悲しみにくれる妻をなんとかしたい。何かできることはないか ・子どもがほしいと思うが言えない。皆さんはどうか ・自然体で話せる日が来てほしい。本当は話したい	・同じ経験をした方と話したい ・「泣いてもいいんだ」と思えて心が軽くなった ・遺族会は自分の変化に気づける場所 ・亡くなった子どもについて語り合える,心の扉を開けられる

医療者に対する遺族の言葉から緩和的作業療法を振り返る

- いろいろな希望の実現を手助けする役割：「～はしてやれた」という思いは遺族にとって支えとなる。「家に帰れた」「気管切開していても復学できた」「アンビューバッグ持参でも主治医同伴で外出ができた」「旅行に行けた」「～が食べれらた」など，さまざまな希望を実現できてよかったと話した。
- 意思伝達を支える役割：病態を予測し，最後まで思いを伝えられるように支援する。「子どもの気持ちを最後まで聴けた」「しゃべれなくなる前に字の練習をしていてよかった」
- 楽しい子どもらしい時間を提供する役割：日常性（遊び）の維持，その子らしさを尊重したかかわり。「しんどいなかでリハビリの時間は楽しそうだった」「リハビリしているときの笑顔が救いでした」
- 心理支持的な介入の役割：患者と家族に寄り添う。日常的なことこそ患者が望んでいることである。「境遇は違っていても親の思いに共感してくれているのがわかる」「ともに悩み考えてくれた」「何をするでなくても毎日顔を見に来てくれた，本人は慕っていたと思う」
- 親の休憩（レスパイト）の時間を提供する役割：信頼関係の構築。「リハビリの時間だけは任せられ，自分の時間ができた」
- 明日への希望をつなぐ役割：少し先の行事の企画（時には子どもと協業）。季節感を感じてほしい。「少し先の目標を抱けました。明日があると思えました」
- 医療者間をつなぐ役割：チーム医療の要としてそれぞれの専門職を調整する。「主治医の遺族会参加に感激。死後も大切に思ってくれている気がした」「看護師，CLS，心理士，みんなで支えてくれている。つながっている。ありがたい」
- リハ室は生前と今をつなげる役割：「一生懸命作った作品が飾ってあるこの場所に来たい」「この場所から子どもと一緒に見た風景を見に来たい」「子どもの遺品を使ってくれていることが嬉しい」「この椅子で，このマットで…子どもの姿を鮮明に思い出す場だから」

考察

●当院の遺族会「いちご会」の特徴

「いちご会」の特徴を**表5**に挙げる。両親と一緒に参加する同胞の年齢は2～17歳と幅広く，段階づけしやすくかつ季節感のある作業を選択している（**表3**参照）。リハ室には動的・静的作業があるので，同胞に合わせて柔軟に対応できる。両親は，いちご会の途中で死別した子どもの話題を出し，同胞がいちご会での作品を遺影の傍らに飾る姿や家族のメモリアルを作成することで，亡くなった子を偲び，日常で話す機会になっていると語る。また，いちご会で異なる遺族の同胞同士が集まりかかわり合う姿を見て，「将来なんらかの形で支え合うかもしれな

い」と同胞の将来に期待している。

　リハ室は「この場所からの風景」「子どもの作品を飾ってある場所」など生前と現在をつないでおり，リハ室という環境も重要と思われた。しかし，話は聞きたいけれど病院には行けないという遺族もある。病院に来る辛さや苦しみもあるため，会報の郵送だけを希望する家族が49家族中23家族（47％）おり，会報がグリーフケアの一助になっている。Lorenz[11]は，遺族ケアの目的は，①悲嘆の正常なプロセスを容易にして病的悲嘆を予防する，②正常な悲嘆過程に関連した多くの痛みを伴う混乱した感情の表現を促進するとし，悲しむことに時間が必要であり，遺族ケアはこのプロセスを速めることではないと述べている。参加する・しない，会報を読む・読まないなど，自己選択を尊重し，傾聴を心掛け，遺族会での会話進行に過干渉にならないよう，共感と受容を大切に接しなければならない。

　遺族会という遺族の集まる場所を提供すること自体に意味があり，それがリハ室で行われるということに意味があると思う。今後，会報の意義や同胞の成長に合わせた効果などを明らかにしていきたい。

● 遺族への影響

　遺族は遺族会を，自分の心境変化に気づく自己認識の場や，同じ気持ちだと安心する同質性を求める場，父母らのとらえ方の違いを理解できる異質性を認める場，楽しんでいた子どもの姿を思い出して子どもとのつながりを再確認する場，自分以外の家族が子の話題を出す家庭内でのつながりを再確認できる場など，多様にとらえている。

　遺族会では残された同胞への影響や夫婦間の意見相違，遺品整理や納骨などの話題が多く，遺族にとって「語り」は死に直面することでもあり，涙する場面も見受けられた。広瀬[12]は遺族会の意味として，泣くこと，語ること，悲嘆段階の違う人たちと語り合うことを挙げている。神田橋[13]は，泣くことは人間の悩みが溶けていく一番有効な流れだとし，泣くことは悲しみを流すことであると述べている。遺族会で遺族が自由に感情表出することで，さまざまな感情を解放できるのである。

　また遺族は，悲嘆の変化過程の経験を期待するため，死別から年数の経過した遺族の参加は重要である。悲嘆段階の違う遺族間の交流により，遺族自身が悲嘆とともに歩む将来の姿を想像できる機会になっている（**表6**）。生前から死別，現在にかけて「かかわりの連続性」があることが，このような相互援助の場を生み，自分（遺族）と他者と社会とのつながりの回復を手助けしていると考える。

表5　当院遺族会の特徴
①リハ主催
②多職種協同チームで支援
③同胞同伴参加可能
④同胞に対しての作業提供
⑤年2回主催し会報を出す
⑥ボランティア開催である

表6　遺族会という場所の性質
- 自己認識の場
- 同質性を求める場
- 異質性を求める場
- 経過年数が違う人と話せる場
- 子とのつながりを再確認する場
- 家庭内でのつながりを再確認する場

生前と死後の連続性が，自分と他者と社会とのつながりを回復する手助けとなる

● リハスタッフへの影響

　リハの目的は患児や家族の希望を実現することであり，希望を叶えるため極限まで努力した過程と結果が「これだけはしてやれた」という遺族の思いにつながり，死別後の心の支えとなる。Kissane[14]は，遺族ケアは患者が亡くなった後に始めるのではなく，緩和ケアが行われている最中から始めることの必要性を述べている。

　スタッフが，生存時のかかわりと死後のかかわりの連続性に気づくと，現在のリハを充実させる意識の高まりを導く。リハの価値や意義は，患者との死別によって無に帰するのではなく，死後も連続して遺族やスタッフ自体にかかわる崇高なものである。

● 多職種の特徴

　いちご会を運営する過程で，遺族の思いを引き出す方法について，OTと，臨床心理士およびCLSで相違を認めた。OTは問題に対する具体的援助を専門としており，介入方法を導き出そうとする傾向がある。しかし，臨床心理士やCLSは，遺族の気持ちに寄り添い言語化できるよう促していく。

　遺族の感情表出には高いコミュニケーション能力が要求され，臨床心理士である栗原[15]は，支持的なコミュニケーションの重要な能力として共感力，観察力，傾聴力の3つを挙げている。例えば，遺族が「幼くして亡くなる意味は？」「誕生の意義は？」と表出した場合，無力感や不全感，絶望に耳を傾ける，大切な話ができる相手として選ばれたときのために自分自身の価値観や死生観について考えておくとしている。他職種のコミュニケーション能力はOTの臨床に役立つものである。

　また，臨床心理士やCLS，看護師は，各患児の入院時期の小児病棟全体をとらえ，個々の患者の背景を知っているため，ファシリテーターとして有用である。さらに看護師は，闘病生活の苦楽をともに過ごしており，悲哀のプロセスをともに歩むことができると考える。広瀬[12]も，「看護師の存在が安心や懐かしさの感情とともに闘病中の感情を呼び起こし，グリーフワークを進めることにもなる」と述べている。各専門職種の多様なアプローチが遺族会を継続し，成功に導くのである。

● **医療者のグリーフケア**

　遺族会のなかで，医療者は遺族の心境変化を実際に感じて，自ら提供したケアを再考する機会を得ている。Lorenz[11]は，遺族会の付加的効果として「医療者の役割を再強化できることで満足感を高める」と述べ，遺族会は遺族間だけではなく，遺族と医療者の相互援助となり，医療者のグリーフケアにもなっている。

　遺族会を通じて医療者は，悲しみを乗り越えていく参加者の成長プロセスに勇気づけられ[11]，遺族会は死と直面する機会が多い大学病院医療職の緩和ケアの質の向上やburn out（燃え尽き症候群，次ページのコラム参照）予防にも有効である。大学病院の医療において遺族会は重要である。

今後の課題

　遺族会「いちご会」の動向を分析し，遺族会を必要とする死別からの年数や段階の有無，両親や同胞の変化，遺族の心境変化を調査する予定である。死別から年数を経た遺族の継続的な参加は重要であり，遺族会の運営に工夫が必要である。第14回では体育館で集団レクリエーションを開催し，「久々に大声を出した」「しばらく笑ってない自分に気づいた」という意見があり，異なる行事も必要かもしれないと感じている。参加回数の多い遺族と共同で企画する必要もある。また，運営はすべてボランティアで負担が大きく，スタッフの意欲維持も重要である。大学病院で取り組む重要な課題として，院内においても遺族会の意義や効果を示していきたい。

　遺族ケアの重要性はおおむね認められており，予防医学として欧米諸国では遺族ケアの公的援助も認められている。しかし，わが国では遺族ケアは診療報酬外であり，遺族ケアの浸透の大きな壁となっている。多数の専門職がボランティアで参加することは，物理的・経営的に難しい。死別後のケアの算定や方法論についても今後議論を深めたい。

　遺族ケアは，臨床で患者と家族に真摯に向き合った経験の上に成り立つ知識や技術である。海外ではグリーフ教育（悲嘆教育）を行っている学校も少なくないが，わが国では馴染みがない。医療人として自己の死生観を考える機会を教育に盛り込み，卒後教育としてその実践をすべきである。

おわりに

　愛する家族を失う悲しみは大きい。遺族ケアは子どもと死別した両親や同胞に限ったことではなく，必要とするすべての遺族に行えたら最良である。夫を亡くした妻が毎年命日にリハ室に来る姿，妻を亡くした80歳代の夫がリハ中の写真と一緒に来るといった遺族の姿や言動にわれわれ医療者は励まされ，臨床へ向き

合う活力や自信をもらっているのである。闘病や死に寄り添った医療者だからこそできるケアがあり，生死におけるケアの連続性を保つことが患者や家族にとって大きな安心感をもたらし，後に故人を語り合う際に活きた話題として互いの心を癒す作用があるのだと思う。遺族会のスタッフは，医療者でありながらも闘病期をともに闘った「同志」として位置づけられているからこそ，子どもの死に直面した病院に足を運んでくれるのだと思う。

われわれは今後も遺族会「いちご会」が遺族の自由な感情表現を支えられるものであるよう研鑽を積み，相互援助の場である遺族会の役割を追求していきたい。臨床で死に向き合うことは生に向き合うことであり，医療職の死生観や価値観が問われていると痛切に感じている。臨床1年目で担当した末期がん患者に「笑って死ぬにはどうしたらいいんじゃ？」と問われた時の自分の真っ白な感覚は忘れられない。まったく考えたことがなく，突きつけられたこともなかった問いだった。自分はどう生きて，どう死を迎えたいのか？ まずは自問することから始まり17年を経て，答えを導きやすい医学的カリキュラムに埋没することなく，答えのない課題を自分で考える姿勢が身についたと思う。そして今後も「自分が患者であったら出会いたい療法士であるか」「自分は最善の作業療法が提供できているか」と自問し，患者と家族に向き合っていきたいと思う。

コラム：burn out（燃え尽き症候群）を防ぐために：OTの経験から

burn outとは，今まで意欲的に取り組み没頭していた人が，燃え尽きたかのように無気力になってしまう状態である。医療者は陥りやすいといわれている。burn outを防ぐためストレス対処行動（コーピングパターン）を知ることが必要であり，そのための5項目を次に挙げる。

人として？　OTとして？　自分の感情を客観的に理解する

患者にどれだけ頑張って向き合っても，患者や家族の希望を叶えられずに亡くなってしまうことがある。自分は何ができるのか，何ができたのかと思い悩むとき，客観的に自分を見つめ「自分は何に悩んでいるのだろうか」と自問してほしい。患者の思いを受け止め，なんとか際限なく動きたい気持ちに駆られる。共感性が高くなり，患者とともに悩み，無力さに苦しむこともある。それは人として悩んでおり，療法士としてではない。

筆者は，「人として悩んでいるのか？　OTとして悩んでいるのか？」を自問するようにしている。OTの目的は，尊厳ある生き方の支援であり，いい人になることではない。例えば，四肢麻痺となり意思表出できない患者に関節可動域訓練をしながら何ができるか考える。意思表出可能かどうか残存能力を確認し，言いたいことを想像してカードを作成し，本人に問いかける。スイッチや眼球運動入力などの環境制御装置を検討し，気分転換を目的にリクライニング車椅子で散歩をして季節を感じてもらう。患者本人に問いかけながら，途中で中断した作品作りを家族と再開したり，家族と一緒に手形足形をとって飾ったり，OTとして介入の限界を決めずに患者に向き合い続けてほしい。

患者や家族の希望は何かと自問しながら，介入の中心は「患者本人」であることを忘れてはならない。終末期は患者の意志確認が行いにくい場面があり，家族ケアが充実してできているときほど家族の希望に寄り添うかかわりとなりやすい。それも重要であるが，時に患者と家族の望みが異なる場合もあることを，常に心に留めて動く必要がある。OTとして自分の感情を一つひとつ書き出し，感情を客観的に理解することが，ストレスに対処して自分を守る重要なプロセスだと思う。

立ち止まり，チームで考える

自分を理解するため，常に現場で走り続けるのではなく，一度立ち止まり振り返ることが大切である。通常，患者には医療職のチームでかかわっている。自分の役割に悩んだとき，同じOTや上司に相談できなくても，患者に真摯に向き合っている他の医療職に相談する。患者へのかかわりを議論し合うことは，

医療職のチーム力とケアを高める。立ち止まってもいいが，悩みを放置して医療者として立ち止まり続けないことがポイントである。

自分の弱さを知る
　白衣は自分を守る鎧であり，白衣に守られていることを知るべきである。10歳代の担当患者が亡くなり，リハの思い出を語るため慰霊祭に出席したが，家族や友人から思い出が伝えられるなか，止めどもなく涙が流れずっと嗚咽していた。リハの患者像はほんの一部であり，患者の生前の姿を重ねたとき，普段の自分の弱さに気づかされた。白衣は医療者としての自分を守っている。涙は悲しみを流すため，時に必要であるが，涙を流すほど心が傷ついたことを認識すべきである。自分の弱さを知ることは，自己防衛の一歩である。

相手との距離感を把握する
　患者と距離が近すぎると一般的にburn outしやすいという。しかし，細谷[10]は「（ターミナルケアにおいて）burn outするぐらいに自分のことを感じたほうが，やはりちゃんと仕事ができるのではないかと思っている」と述べており，患者との距離は体感してみないとわからない。やみくもに突き進んで満身創痍にならないことが重要である。経験を通じて患者との距離感を把握し，自分を知り，ストレス対処可能となった先に，細谷らの目指すかかわりがあると考える。

患者や家族の声を聴く
　患者や家族の声を実際に聴くことは実直なフィードバックとなる。書物からの知識も大切であるが，生の言葉は大きな感動をもたらす。自分のかかわりを反省し自信を抱く機会にもなりうる。患者が最期に望むことは，特別なことではなく，家族との食事や友達との会話，学校に行く，身体に触れ続ける，患者に話しかけるなど，一見些細にみえる日常のことであり，死後のかかわりからそれに気づくことができた。デスカンファレンスを行い，医療者間で助言を受けることも重要である。

【文　献】
1) 樋口明子, 近藤博子：死別後の問題. 小児看護 32(9): 1251-1255, 2009.
2) World Health Organization: National Cancer Control Programmes: Policies And Managerial Guidelines. 2nd Edition; p.84, 2002.
3) 天野功二：トータルケア. 小児がん診療ハンドブック (堀部敬三 ほか 編), 39-40, 医療ジャーナル社, 2011.
4) ACT/RCPCH: A Guide to The Development of Children's Palliative Care Services: Report of The Joint Working Party, 2nd Edition, ACT/RCPCH, 2003.
5) Rosof BD 著, 梅津祐良, 梅津ジーン 訳：子どもを亡くした家族への援助, メディカ出版, 1996.
6) Staudacher C 著, 福本明子 訳, 大原健士郎 監：悲しみを超えて, 創元社, 2000.
7) Worden JW 著, 鳴澤 寛 監訳：グリーフカウンセリング, 川島書店, 1993.
8) 繁本 梢, 岡村 仁：リハビリテーション部門における遺族ケア 小児がん患者遺族会を通じて. 臨床看護 36(4): 567 - 572, 2010.
9) 窪 優子 ほか：小児遺族会創設から3年を振り返る：遺族の心境変化と医療の質への寄与. 国立大学リハビリテーション療法士学術大会誌 34: 79-83, 2013.
10) 細谷亮太 ほか：対談集 いのちの言葉, 131-132, 199, 三輪書店, 2005.
11) Lorenz LA: A psychoeducational bereavement-support group for families provided in an outpatient cancer center. J Cancer Educ 11(4): 233-237, 1996.
12) 広瀬寛子：悲嘆とグリーフケア, 34-46, 97-101, 医学書院, 2004.
13) 神田橋條治：治療のこころ 巻4, 花クリニック神田橋研究会, 1995.
14) Kissane D, Bloch S 著, 青木 聡, 新井信子 訳：家族指向グリーフセラピー, 1-8, コスモス・ライブラリー, 2004.
15) 栗原幸江：コミュニケーションの基本. 緩和医療の基本的知識と作法 (門田和気 ほか 編), 168-181, メジカルビュー社, 2012.

3 リハビリテーション病院から在宅へ

5. 家族・遺族とのかかわり

東谷成晃

スピリチュアルペインとの出会い

●終末期がん患者・家族とのかかわり

　筆者が終末期のリハビリテーション（以下，リハ）を始めたのは2006年ごろである。もともと回復期・維持期病院に勤務していたが，法人内の異動があり急性期病院に勤務することになった。そこで初めて，多くのがん疾患や終末期の人々との出会いがあった。さまざまな症状，患者とともに戦っている家族の姿，そして亡くなっていく姿を目の前にして，"自分がこの状況で何かできることはないのか？"と自問自答していた。

　そのようなときに，急性期病院内に緩和ケアチームが発足した。発足当初は別のリハスタッフが緩和チームに所属していたが，一員としてチーム会議に出席しているだけの状況であった。そこで筆者は，当時はなんの根拠・実績もなかったが，1985年の日本作業療法士協会の定義で「作業療法とは，身体又は精神に障害のある者，またはそれが予測される者に対し，その主体的な生活の獲得を図るため，諸機能の回復，維持及び開発を促す作業活動を用いて，治療，指導及び援助を行うこと」[1]と提唱されていたことから，"今後は作業療法士が終末期の患者にかかわっていくことが大切になる，十年後には当たり前になるのではないか"と思い，自ら緩和ケアチームの一員になることを志願し，活動を開始した。

●患者へ応対することによる苦しみ

周囲のリハビリテーションに対する印象

　緩和ケアチームとして患者へ介入を始めた当初は，筆者自身に多くの苦しみが存在した。

　多くの苦しみのうち，主要なものの1つめは，"リハビリテーション"という言葉に関するものであった。当時の病院内には，リハをすることは「起きたり，歩いたり，体操したりすること。元気な人が行うこと。自宅に帰る人がすること」などのイメージが充満していた。そのため，図1に示すような語りが多く聴かれた。

　筆者はこの状況に，どのように応対していけばリハを行うことの必要性を感じてもらえるかと，悩み苦しんでいた。

図1 緩和ケアとしてリハビリテーションを開始した当時の関係者の意見

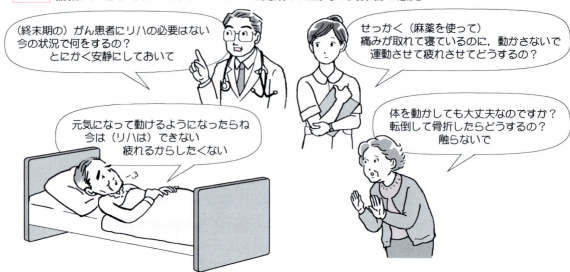

患者・家族の語りにあるスピリチュアルペイン

　主要な苦しみの2つめは，患者・家族の語りに対する返答についてである。リハスタッフは患者と20分以上は接するが，その間にさまざまな話題について話をしている。例えば，天気や食事，テレビ番組や漫画，パチンコや競馬，服装やバッグ，政治や戦争など多岐にわたり，何気ない会話をしていることも多いと思われる。しかし，終末期患者との何気ない会話のなかには突然，
「もう先は長くないんよね」
「今まで悪いことばかりしてきた。人生に悔いはない」
「外には出られないんやろうね」
「また天井だけを見て1日が終わっていく」
「死にたい」
「私はどうなるの。もう何もできない？」
などと患者自身の苦しみの語りが聴かれることがある。

　このような患者からの苦しみの発言に，どのように受け応えすればよいのだろうか？　筆者は当時，何か言葉を返さなければといろいろ考えたが，とっさに出てくる言葉はなかった。そして，よく言っていたのが，「そんなこと考えないで，よくなるために一緒にがんばりましょう！」「元気になって，またいろいろなことをやりましょう」というものであった。

　今考えれば，それ以上患者の苦しい発言を聴きたくないために，相手の気持ちを考えず，その場しのぎの自分勝手な言葉だったと反省している。この大事な患者の苦しみの語りが「患者が選んだスタッフだけに語ってくれた"スピリチュアルペインの表出"」だったとは，まったくわかっていなかった。

●スピリチュアルケアとスピリチュアルペイン

スピリチュアルケア研修

　筆者が苦しんでいるなか，その苦しみを和らげる・軽くするきっかけを作ってくれたのが，当時一緒に勤務していた緩和ケア認定看護師であった。

　さまざまな相談にのってもらうなかで，ある研究会の受講を勧めてくれた。それが，対人援助・スピリチュアルケア研究会のスピリチュアルケア研修であった。この研修会は，スピリチュアルケアの実践者を養成するためのものであり，講義と実習を取り入れた実践的な研修会である。スピリチュアルケアの概念をはじめ，対人援助論や援助的コミュニケーション・専門職性など，さまざまな概念を学ぶとともに，援助のプロとして一つひとつの行為を言語化し，意味づけすることを繰り返し訓練する。

　スピリチュアルケアの概念を知り，それを身につけると同時に，自分の行為を意味づけ，言語化できるようになったことが，臨床現場に大きな変化をもたらした。

患者のスピリチュアルペインとは

　患者から「辛いから，もういいです」「死にたい」「私はどうなるの？」「なにもできない」という語りを聴く。体力・身体能力が低下してくることでリハに効果がないと，「やってもしょうがない」として，リハが無意味となってくる。「死にたい」「死ぬんだ」と目標を失い，将来が喪失する。「何をしても意味がない」「何もできなくなって，治療もリハも意味がない」と，現在が無意味になる。そして，代わり映えがなく，患者の深刻な状況に応対できずに動揺してしまう医療職には，「わかってもらえない」「聞いてもらえない」と，意識が孤独に向いてしまう。

　このように，自己の無用・無価値・無意味・孤独が，患者のスピリチュアルペインである。

スピリチュアルケア研修受講後の筆者の変化

　スピリチュアルケア研修を受ける前，筆者は患者・家族が発した言葉のスピリチュアルなメッセージに気づけず，またスピリチュアルペインに気づいても応対できなかった。しかし研修後は，スピリチュアルペインに鋭く気づいて反応できるように，つまりスピリチュアルケアができるようになった。

　患者が発した「動けなくなって，どうしていいのかわからない」という身体の衰え，将来の喪失，生の限界というスピリチュアルペインのサインを受け取り，筆者が「動けなくなって，どうしていいのかわからないのですね」と援助的コミュニケーション（**表1**）で応対すると，患者は主体的に苦しみや気がかりを語る。患者は語ることで考えが整い，気持ちが落ち着き，満足して相手（筆者）を信頼してくれる。

スピリチュアルケアができなかったとき，動揺する筆者の姿は，患者・家族にはどのように映っただろうか？　さぞかし，頼りなかっただろうと思う。動揺する相手には，患者はそれ以上苦しみを表出できなかったと思う。

いつ，どのような場面でもスピリチュアルケアができるようになると，いつも安心して自信をもって臨床に臨むことができた。

表1 臨床における2種類のコミュニケーション

種類	目的
情報を収集して伝えるためのコミュニケーション	・正確で迅速な情報の収集と伝達 ・医療・看護・福祉領域において，一般的なコミュニケーション教育として行われる
援助的コミュニケーション	患者とコミュニケーションをとること。それにより，患者の満足・安心・信頼を得ること

（文献3，p.47から一部改変引用）

言語化の必要性

スピリチュアルケア研修の受講後，筆者は患者の病状だけではなく患者の苦しみに意識が向き，患者が今ここで抱いている苦しみや気がかりを反映したリハを提供できるようになった。

もちろん研修前も，一方的な押しつけにならないように，患者の価値観に配慮しようと，常に患者とのやりとりを大事にはしていたが，最初に患者の病状や身体状況といった客観的状況に意識を向けてリハをスタートすると，自然と行為に流れができてしまい，患者の苦しみに鋭く反応できていなかった。

あることに意識の焦点を当てると，ほかのことは背景に沈むという特性があるため，筆者が患者の客観的状況に意識を向けていると，患者の苦しみは背景に沈んで気づけない。苦しみは，患者の置かれている客観的状況と，主観的な想い・願い・価値観とのずれから構成されるため（**図2**），どのように患者の客観的状況を詳細に把握しても，今ここで患者が感じている苦しみはわからない。そのときに患者が感じている苦しみや気がかりとは関係のない，医療者の価値観によるリハが行われたとき，それは患者にとって無意味なものとなり，苦しみを和らげてくれるとは限らない。

図2 苦しみの構造

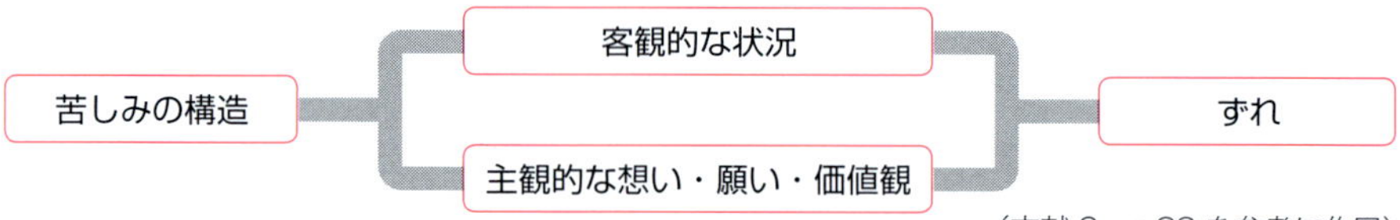

苦しみの構造 ― 客観的な状況／主観的な想い・願い・価値観 ― ずれ

（文献3，p.28を参考に作図）

当時の筆者が患者から信頼してもらえないのは当然だった。さらに，実施していたリハプログラムも，「何を」「なぜ」「どのように」という言語化が欠如していた。言語化の欠如した行為は一貫性・再現性に欠け，行き当たりばったりとなりやすい。また，批判にさらされないため，なぜよかったのか，なぜうまくいかなかったのかを反省できない，相手に伝えられないという特徴がある。そのため，安心して，自信をもってリハが行えないという悪循環に陥っていた。

終末期がん患者・家族への応対3対策

1. 対人援助論を知り，実践すること

終末期がん患者の身体状況だけではなく，苦しみにも意識が向くようになり，患者との関係が"援助の関係"に変わり，終末期がん患者にとってもセラピストにとってもリハの意味を変えることができる。

2. スピリチュアルペインをアセスメントし，ケアをすること

スピリチュアルペインに鋭く反応してケアしつつ，アセスメントする。それに基づいたケアプランを生かし，リハを介した援助を適切に，タイムリーに提供する。

3. やってみせること

リハに対して無理解，批判的，あるいは消極的であったり，無意味だと思っていた人に対し，対人援助論に基づくリハをやってみせ，患者が積極的に，元気になるという実績を示すことが，どのような説明や説得よりも効果的である。

緩和ケア病棟から在宅へ

ここからは前述の内容を踏まえ，実際に緩和ケア病棟から在宅へ移行した終末期がん患者・家族との会話記録から，スピリチュアルペインへの応対，スピリチュアルケア・援助的コミュニケーションに関して述べる。

●緩和ケア病棟での初顔合わせ

ある日，緩和ケア病棟の相談員から「若い男性が緩和ケア病棟に入院されるかもしれません。結婚されており，お子さんが2人とも幼稚園です。状態はターミナル期。現在は独歩ですが，食事は摂取できておらず，徐々に体重も減少されています。また，疼痛緩和ができておらず，当院には緩和ケア目的です」と説明を受けた。そのときの心境は，同年代で同じように子どもをもつ父親として，A氏にかかわることへの不安であった。

数日後，A氏は夫婦で緩和ケア病棟の見学と説明を受けに来た。マスクに眼鏡姿で，背が高く痩せており，もの静かな印象であった。筆者とA氏が会話することはなく，相談員から「緩和ケア病棟のリハスタッフです」との紹介に，双方が視線を交わして会釈する程度であった。

●緩和ケア病棟入院までの経過

さらに数日後，緩和ケア病棟に入院となった．A氏は30歳代で，妻と2児（幼稚園）との4人暮らしであった．A氏の入院までの経過は次のとおりである．

- X年Y月：A病院を受診し，進行胃癌と診断．
- 同Y月：B大学病院を紹介受診し，stage IV（T4 a N2M1 PER），手術の適応なしと診断される．抗がん薬治療を行ったが，麻痺性イレウスなどの副作用が強く断念．
- Y+2月：C医院での免疫療法を希望し，週2回の免疫療法を開始．
  - ▶ 経過中ほとんど食事が摂れず，B大学病院にてCVポートを造設し，中心静脈栄養管理を継続．週2回外出しながら治療を行っていたが，効果はみられなかった．
  - ▶ 胃癌に伴う閉塞性イレウスを併発し，経鼻的にイレウスチューブ挿入．腹水増加に伴う腹部緊満感と疼痛があり，週に1回程度腹水穿刺を行っていた．
- Y+5月：緩和ケア病棟入院．免疫療法がA氏本人の精神的支えであり，緩和ケア病棟入院後も継続希望．A氏，A氏の妻ともに，病状や予後に関して全告知済みであった．

●作業療法初期評価

初期評価を**表2**に示す．

表2　A氏の作業療法初期評価

種　類	目　的
全体像	・身長175cm，痩せ型　・右鎖骨下にCVポート ・左鼻腔よりイレウスチューブ（180cm）と排液バッグ
入院時の症状	・のどの違和感　・腹部膨満感 ・腹水　・吐き気
痛み（NRS）	1〜2
Performance Status	1
Barthel Index	85点
その他	・関節可動域やコミュニケーションには問題なし ・全身の筋力や耐久性低下

●入院初期時の生活状況

病院内では，点滴台を押しながら1人で散歩している姿が多く見られた．また，さまざまな全身的苦痛が出現していたなかでも，友人がお見舞いに来た際にはできる限り明るくふるまい，写真を撮ったり会話をしていたが，友人が帰宅した後はすぐにベッド臥床して休むという状態が続いた．

胃癌と最期まで戦うために，「0.1％でも可能性があるなら，それにかけたい」と，他院での免疫療法も歩行で外出して継続していた．しかし，帰院後は嘔気・腹部

緊満感・腰背部痛・倦怠感・高熱などの苦痛が著明となり，歩いて帰ってくることができなかったり，ベッド上で苦しんでいる姿が多くみられた．食事摂取はできず，食物は噛んで味を楽しんだ後に吐き出す，水分は摂取してもすぐにイレウスチューブから流れ出す，という状態であった．

● 作業療法アプローチ

A氏は，同年代の筆者に初めは緊張していたが，徐々に打ち解け，介入中にさまざまな会話を行った．会話の内容は，A氏の意識を痛みや病状に向かせないように配慮し，介入中はA氏本人が病状の話をしない限り，日常会話が主体であった．A氏に対する作業療法の内容を**表3**に示す．

緩和ケア病棟内で家族（A氏妻）の語りを傾聴するのは，主に看護師や相談員が行っていた．

表3　A氏に対する作業療法アプローチの内容

- 傾聴（援助的コミュニケーション）
- リラクセーション：腰背部・下肢
- 日常生活指導，疼痛緩和の動作指導
- 両下肢の筋力トレーニング

● A氏，A氏妻との会話

A氏は妻との会話は多かったが，ほかの病棟スタッフとのコミュニケーションは少なく，A氏妻がA氏の言葉を代弁して病棟スタッフに伝えることも多かった．A氏自身が同年代のスタッフに話しかけづらかったことや，病棟スタッフも医療行為のほかに，なんと声かけてよいのかわからなかったことなどが考えられた．

そのなかで，同性で同年代の筆者には少しずつ口数が増えていた．A氏は「今日は何時から？」と，毎回作業療法の時間を楽しみにしていたのだが，それは筆者が介入しているときは痛みを忘れられることが影響しており，表情が和らいでいることが多かった．これは，筆者が魔法をかけていたわけではなく，筆者がA氏妻ではなく，いつも直接A氏に話しかけていたこと，触れていたことが理由と考えられる．

あるとき，A氏妻から次のような語りを聴いた．

> A氏：しっかりと自分に意識を向けてくれる，話を聴いてくれるから信頼している．触れられているとき，寄り添ってくれているときは，とても気持ちよくて落ち着くんだよね．
> 妻：いつも緊張した時間・空間が2人（A氏とA氏妻）の間を作っていたが，あの時間（リハ）は夫を任せることができて，私にとっても安心して一息つける時間です．

●A氏のスピリチュアルペイン表出と援助

　A氏と筆者は，がんや病気のことについても話をしたが，主には男同士でしか話せないような会話が大半を占めていた（例えば，昔の彼女のことやタイプの女性，妻に言えないようなことなど）。そのようなさまざまな日常会話をしていくなかで，A氏から徐々に苦しみの表出，"スピリチュアルペイン"が聴かれるようになった。

> A氏：「今日は散歩したけど，（イレウス）チューブがストレス」
> 筆者（以下，OT）：「散歩したけどチューブがストレスやったんですね」
> A氏：「でもね，以前は寝てばっかりでチューブのことばかり考えていたけど，今は散歩や売店などで過ごせて気がまぎれていいんよ」
> OT：「以前は寝てばっかりでチューブのことばかり考えられていたけど，今は散歩や売店などで過ごせて気がまぎれていいんですね」
> A氏：「入院生活が長くなって，最近ネガティブ思考になりやすい。動きたいけど，きついしね」
> OT：「入院生活が長くなってネガティブ思考になりやすいんですね。動きたいけどきついんですね」
> A氏：「今ね，歯ごたえがあるものを食べたい。妻は料理がうまいんよ」
> OT：「歯ごたえがあるものを食べたいのですね。奥様は料理がお上手なのですね」
> A氏：「妻の料理姿を久しぶりにみた。カレーを一口味わった。おいしかった。以前は1日が過ぎるのが遅くて…。でも今は時間の流れが早くなったような…。このまま治療がうまくいって，食事ができたら…」
> OT：「奥様の料理姿を久しぶりに見られたんですね。カレーも一口味わっておいしかったんですね。1日の流れが早く感じて，このまま治療がうまくいって食事ができたらってお思いですね」

　本人の語りを促し，スピリチュアルペインのケアをしていくと，さらにA氏は深い想いを語るようになった。筆者はその語りをさらに傾聴し，スピリチュアルケアを実践するとともに，A氏妻に対してA氏の想いを伝えることも続けた。

●さらなる治療希望への語り

　緩和ケア病棟入院中も，他院での免疫療法の継続により，腹部膨満感や腹痛・腰痛・吐き気・息苦しさなどに苦しんでいたが，それでもさらなる治療に希望を求め，抗がん薬の詳しい副作用や，同じような患者に対する効果，今後の過ごし方を直接治療する医師に聞きたいと，がんセンターの医師にセカンドオピニオンを希望して受診した。

しかし，医師の説明を受けたA氏夫婦は，治療を行わないことを決めた。筆者は，医師から可能性が低いと言われても，これまでA氏はやれることは何でもやってきたので，今回も転院して治療を行うと思っていたため，よほど完治する可能性が低いことを伝えられたのか，と考えていた。
　A氏本人も当初，抗がん薬投与を行わない理由について何も語らなかったが，あるとき，筆者の介入中に語りがあった。

> A氏：「医者から抗がん薬の説明を受けたんよ。いろいろ厳しいことを言われた」
> OT　：「医者から抗がん薬の説明を受けたんですね。でも，いろいろ厳しいことを言われたのですね」
> A氏：「それでも可能性が少しでもあるならやりたい」
> OT　：「少しでも可能性があるならやりたいんですね」
> A氏：「でもね…（30秒ほどの沈黙）。どんなに有名な先生でもフィーリングが合わないと信頼が置けない。医者の態度が許せなかった。自分の命を預ける人は自分で選びたい」
> OT　：「医者の態度が許せなかったんですね。信頼が置けなかったし，自分の命を預ける人は自分で選びたいのですね」
> A氏：「だから今回はあきらめたんよ」
> OT　：「だから今回はあきらめたんですね」
> A氏：「以前もそうやったんよ。いろいろな先生に診てもらった。セカンドオピニオンっていうやつ？　でもこちらの想いに寄り添ってくれる医者はほとんどいなかった」
> OT　：「Aさんの想いに寄り添ってくれる医者がいなかったのですね」
> A氏：「なんとか，体をよくしたい…」

　抗がん薬治療に関しては，完治が厳しいことよりも，夫婦ともに説明を受けた医師に信頼が置けないことが最大の理由だったとわかった。また，今までも多くの医師と接し，命を預けられる医師を探していた。

●A氏からの否定
　入院中に筆者が一度だけ，A氏から強く否定されたことがあった。この当時，A氏妻は筆者に「夫が子どもに何か残したいと考えているような気がする。でも何をしていいのかわからないのかも。リハしているときに，タイミングをみて話をしてもらっていいですか？」と話していた。筆者は，病室にA氏のビデオカメラが置いてあることを思い出し，何かできないかと考えていた。

> OT ：「あのビデオカメラはAさんのものですか？」
> A氏：「そうだよ．子どもが生まれてから買ったものかな？」
> OT ：「最近何か撮りましたか？」
> A氏：「いや～，覚えてないね」
> （筆者は，妻や子どもに何かメッセージを残したほうがいいのではと考えていたため，そこで家族に送るメッセージを撮影する提案をした）
> OT ：「何か，子どもたちに思い出を残すために，メッセージ動画を撮りませんか？」
> A氏：「動画？（10秒程度沈黙して）どうして？」
> OT ：「父親として，子どもの成長を楽しみに…」と発言途中で
> A氏：「（強い口調で）まだそんな必要ない！　その話はしないでいいから！」
> OT ：「すみません」

　筆者自身の価値観で物事を進めてしまい，「0.1％でも可能性があるなら」と治療に励んでいるA氏に，"もう治らないから最期のことを考えよう"と宣告しているような状況を生み，初めて強い口調で拒否をされた．失礼なことをしてしまったと，筆者は強く反省した．

　しかし，この発言後から，A氏の生活状況にわずかながら変化が現れ始めた．それは，今まで病状の悪化とともに自身の姿を見ることを拒んでいたA氏が，病室内で妻や子どもを撮影したり，自身の入浴を撮影する場面がみられた．また，A氏妻にも最期まで見せなかったらしいが，ノートを購入して何かを書いている姿がみられていた．

● 家族への想いを語ったことによる変化

　A氏と筆者の会話には，妻や子どもの話題が多くを占めた．筆者が介入する直前に，A氏がA氏妻に冷たく当たっていることもあった．しかし，その直後の筆者との会話では，

> A氏：「妻がとても一生懸命看病してくれる．本当はきついはずなのに…本当にありがたい．でも妻には冷たく当たってしまう．妻にしか言えないから．申し訳ない．子どもにもすぐ怒ってしまう．子どももストレスがたまっているはずなのに…」
> OT ：「奥様はきついはずなのに，看病してくれてありがたいと思っているのですね．でも冷たく当たって子どもにも怒ってしまうのですね」
> A氏：「父親として今何もしてあげられていない．…（沈黙30秒）．どうしたらいいのかな」
> OT ：「父親として何もしてあげられていないと思っているのですね」

A氏：「自分のことばかり考えていたけど，もっと子どもとの時間を大切にしないとね」
OT ：「そうですね。子どもとの時間を大切にしないとですね」
A氏：「こんなことなかなか他人には言わないけど，なんか話したらなんかスッキリした」
OT ：「スッキリしたのですね。よかったです」

　その日の夕方，A氏妻が緩和ケア病棟のデイルームで子どもたちに夕食の準備をしていたが，A氏がその場に行き，A氏妻と一緒にハンバーグを作り出した。A氏妻，子どもたちとも驚いていたが，久しぶりの父親の料理に家族全員笑顔になり，家族団らんの時間を過ごしていた（図3）。

図3　夕食を作るA氏

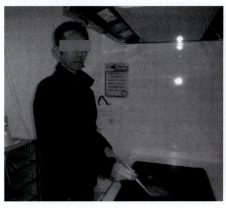
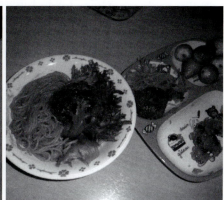

●スピリチュアルペインの表出と外泊

　身体状況が悪化していくなかで，ある日の作業療法中にA氏は突然，「俺，もう長くないんよね」とスピリチュアルペインを表出した。

A氏：「俺，もう長くないんよね」
OT ：「Aさん，もう長くないと思うのですね」
A氏：「自分自身が一番身体のことわかっている。力もないし，徐々に悪くなっているし」
OT ：「Aさん自身が一番身体のこと分かっていますよね。力もないし，徐々に悪くなっていると思っているのですね」
A氏：「今まで信頼を置ける先生，親身になって自分の話を聴いてくれる人がいなかった」
OT ：「今まで信頼を置ける先生，親身になって自分の話を聴いてくれる人がいなかったのですね」

> A氏：「東谷さん，相談がある。今家族と一緒にいたいから（緩和ケア病棟内で）子どもと寝るけど，子どもが騒いでしまい，ほかの人に迷惑をかけている。家に帰って子どもと一緒にいたい。最近子どもに笑ってないって言われた。腹を抱えて笑いたい。子どもと一緒に風呂に入りたい」
> OT ：「子どもが騒いでしまい，ほかの人に迷惑をかけていると思っているのですね。家に帰って子どもと一緒にいたい。子どもに笑ってないって言われて，腹を抱えて笑ったり，子どもと一緒に風呂に入りたいのですね」
> A氏：「今の状態で外泊ってできる？」
> OT ：「外泊ができるかとお思いですね。もちろんできます。援助します」
> A氏：「よろしくお願いします」

　A氏の意識は，少しでも長く家族と過ごすために外泊という生活行為に向いていた。すぐに主治医や看護師長に相談し，免疫療法の合間をみて外泊を実施することになった。

● 外泊中の想い

　外泊から帰院後，外泊中の様子や子どもたちと何をして遊んだのかをたずねるため，すぐに筆者はA氏の部屋に行って話を聴いた。

> OT ：「どうでした。子どもたちと遊べました？」
> A氏：「痛みも強くなくてよかった。家っていいね」
> OT ：「痛みも強くなくてよかったですね。家はいいって感じたのですね」
> A氏：「お風呂にも入れた。子どもとも遊び，笑うことができた。ゆっくり子どもと寝ることもできた」
> OT ：「お風呂にも入れたのですね。子どもとも遊び，笑うことができて，ゆっくり子どもと寝ることもできたのですね」
> A氏：「もう一度，外泊したいね。子どもと遊びたい。今度は発表会のダンスを見に行きたい」
> OT ：「もう一度外泊したいのですね。子どもと遊んで，発表会のダンスを見に行きたいのですね」
> A氏：「また外泊して行けるかな」
> OT ：「行けますよ」
> A氏：「今，何がつらいかって，妻の手料理が食べられないこと。うまいんよ。食欲はあるのに…。毎日体力が落ちていって，今までできてきたことができなくなっているのがわかる。子どもも抱っこできないし…。だから運動して体力をつけたい」

> OT ：「食欲はあるのに，奥さんの手料理が食べられないことがつらいんですね。毎日体力が落ちて，今までできてきたことができなくなっていること，子どもが抱っこできないと思っているのですね。だから運動して体力をつけたいのですね」
> A氏：「そう。外泊して発表会見たいし，お願いね」
> OT ：「わかりました」

外泊したことにより時間性が回復し，さらなる将来の目標が立った。また，家族との関係性の回復にもつながり，今後の自律性回復に向けた目標を立てることまでできていた。

● 家族のスピリチュアルペインへの援助

しかし，帰院後の夜から突然疼痛が増強し，悪寒や吐き気も増悪して容体が悪化した。「痛みをどうにかしてほしい。レスキューしても変わらないし，痛みが強い」とのことで，モルヒネ塩酸塩の持続皮下注射へ変更となった。

これにより疼痛は軽減したが，眠る時間が長くなり，覚醒しても落ち着かない時間が増えた。吐き気や嘔吐を繰り返し，口内炎，全身のふるえ，胃部のイガイガ感などのほか，息苦しさが出現し，酸素投与1.5Lの開始となった。その後も胃管からコアグラの出血が出現し，疼痛が増強していたため，持続皮下注射のベース量アップを提案するが，A氏から「麻薬量は増やしてほしくない」との拒否があり，現状での対症療法のみとなっていた。A氏妻も寄り添う時間が徐々に長くなり，疲労の表情が強まっていた。

> OT　　：「大丈夫ですか？」
> A氏妻：「大丈夫です。（夫が）つらいみたいで，眠るまでずっとマッサージやさすってほしいって言うんです」
> OT　　：「つらくて，眠るまでずっとマッサージやさすってほしいって言うのですね」
> A氏妻：「この部屋（A氏の病室）に入るとき，いつも気合を入れてから中に入ります。それまでは家でもよく泣いて，子どもたちから心配されます」
> OT　　：「この部屋に入るとき，いつも気合を入れてから入っているのですね。それまでは家で泣いて，子どもから心配されているのですね」
> A氏妻：「東谷さんに，何か今話をしていませんか？　私は好きなことをしていいよって。もう我慢しなくても頑張らなくてもいいよって。家で一緒に暮らしてもいいよって伝えています。何か話されたら教えてください」

家族・遺族とのかかわり

> OT ：「奥様は好きなことをしていい，もう我慢しなくても頑張らなくてもいい，家で一緒に暮らしてもいいって伝えているのですね。ご本人が私に何か話されたらお伝えします」
> A氏妻：「よろしくお願いします」
> OT ：「わかりました」

　A氏妻も徐々に病状が悪化する夫の姿を見て，最期まで寄り添いたい，好きなことをさせてあげたい，A氏の悔いが残らないようにしてあげたいとの想いが強かった。筆者は，A氏妻が夫に家に帰って生活することを提案していることを初めて知り，A氏の今後の語りを待った。

● "最期の場所" という語りから在宅へ

　その数日後，A氏妻が自宅に戻り，普段どおりに筆者が介入しているとき突然，「最期の場所をどこにしようか？」とA氏から語りがあった。

> A氏：「最期の場所をどこにしようか？」
> OT ：「最期の場所をどこにしようかって考えているのですね？」
> A氏：「妻には昨日話した」
> OT ：「昨日，奥様に話されたんですね」
> A氏：「俺を自宅で看る覚悟はあるかって聞いたら，私（A氏妻）は準備できているよって答えた」
> OT ：「Aさんを自宅で看る覚悟はあるかって聞いたら，準備できているよって答えたのですね」
> A氏：「このタイミングしか，もう帰れないかもしれない。（自宅に）帰るためにはどうすればいい？」
> OT ：「このタイミングしかもう帰れないかもしれない。帰るためにはどうすればよいかと思っているのですね？」
> A氏：「そう。妻がいろいろな（医療）手技ができるかどうかもそうなんやけど，俺自身は作業療法が受けられなくなることが一番不安。訪問リハがあることも知っているけど，今から新しい人とかかわる余裕はない。俺の家に来てくれないか？」
> OT ：「奥様の（医療）手技のほかに，作業療法が受けられなくなることが一番不安なのですね。訪問リハの新しい人とかかわる余裕はないから，私に家に来てくれないかとお思いですね」
> A氏：「そう。お願いします」
> OT ：「私の訪問の件はわかりました。そうしたら，退院に向けてのお気持ちを主治医に伝えてみませんか？　今から主治医や看護師長を呼んでき

> ます。ご本人からの言葉のほうが伝わります。私も側にいて援助します。
> 退院の準備もスムーズにいきます」
> A氏：「わかりました。自分の口で話します。お願いします」

　A氏はしっかりと座位を保ち，主治医や看護師長に視線を向け，今の想いを伝えた。その後，A氏妻が来院して状況を説明すると，A氏が突然このような発言をしたことに驚いていたが，筆者に対して「本人（A氏）が，家族のために時間を費やすことを考えてくれた答えだったと思います。本当はずっと前から考えていたことだと思います。でも言えなかった。がんと最期まで戦いたかったと思います。東谷さんだからこそ本音で語れ，相談できたのだと思います。ありがとうございます」との言葉をもらった。

　A氏の発言後，さまざまなチームの協力を得て早急にサービス・環境調整を行ったが，自宅環境を完全に整える時間がなかったため，退院時に訪問看護・訪問診察スタッフ・相談員・リハ・介護福祉事業者など多くが同行して調整を行い，A氏の発言から2日後に自宅退院となった。緩和ケア病棟入院期間は43日間であった。

● **在宅生活**

　A氏は訪問診察や毎日の訪問看護を利用していたが，主には妻が胃管やSチューブの管理や吸引，麻薬の交換方法などあらゆる処置方法を習得し，献身的に看病していた。筆者も毎日A氏の自宅に通い，援助すること，寄り添うことを続けた。自宅にうかがうときは，A氏に「今から行きますね」と毎回連絡していた。

> A氏：「今日もありがとう。自宅退院の話をしたとき，東谷さんならなんとかしてくれるって思った。このタイミングで帰らないとやっぱり駄目だった。（退院を）後押ししてくれてありがとう」
> OT ：「どういたしまして」
> A氏：「子どもたちも家のほうが表情がいい。楽しそう。家っていいね」
> OT ：「子どもたちの表情がいいのですね。楽しそうでなによりです」
> A氏：「またお願いします。明日も待っています」

　A氏は徐々に語ることも少なくなっていたが，スピリチュアルペインの表出には必ず援助的コミュニケーションで応対し，A氏の語りを促した。また，A氏への介入後，介助者であるA氏妻の苦しみの援助も行わないといけないと思い，A氏妻と語る時間も続けた。

OT　：「最近どうですか？」
A氏妻：「子どもたちも，夫と家に一緒にいることで嬉しそう。夫は東谷さんが来るって連絡があったら，その前にトイレに行ったり準備をするんです。まるで彼女を待つかのように。でも徐々に動けなくなっているけど，（OTが）触れているときは，すごく穏やか。私も安心して落ち着ける時間です」
OT　：「徐々に動けなくなっているけど，（OTが）触れているときは安心して落ち着ける時間なのですね。ありがとうございます」
A氏妻：「病院は看護師さんが何かあったら対応してくれるから安心。でもここは私1人がしないといけない。看護師さんも電話連絡したら対応してくれるけど，ここまで来るのに時間がかかるし。不安です。でも何があっても病院には戻りたくない」
OT　：「病院は看護師さんが対応してくれるから安心。でも自宅では1人で対応することが不安なのですね。でも何があっても病院には戻りたくないのですね」
A氏妻：「もっといろいろ教えてください。夫も楽しみに待ってますから」
OT　：「わかりました。Aさんも楽しみに待たれているのですね」

　緩和ケア病棟退院から4日目，身体状況の悪化とともに呼吸が浅くなり，胃管からの出血も増え，意識レベルが低下した。しかし，退院の際に夫婦間でどんなに状態が悪化しても自宅で看取ることを決めており，緩和ケア病棟に戻ることなく，A氏妻は最期まで自宅で献身的に看病した。A氏・A氏妻とも，意識がなくても最期まで筆者が介入することを希望しており，亡くなる数時間前まで介入を続けた。介入することで介入前まで苦痛表情をしていたA氏の表情が和らいだり，呼吸が穏やかになったりと，触れること・寄り添うことで多少なりとも変化が認められていた。A氏妻も孤独で不安になっているときに，病状に対して（今後どうなっていくのかなど）相談する人，聴くことができる人がいることで，安心感があったとのことであった。
　A氏は大勢の家族・友人がそばで見守るなか，穏やかに息を引きとった。自宅生活は7日間であった。

まとめ

　終末期がん患者や家族のリハ中には，多くのスピリチュアルペインが語られている。しかし，それに気づかない，鋭く反応できない，または気づいても応対できないと，その苦しみはさらに奥深くに埋もれてしまう。
　患者や家族が語ることをおそれるのではなく，自分自身が現実の厳しい状況を

自ら語ることで,"解釈する,了解する,受容する"ため,スピリチュアルペインを傾聴して援助的コミュニケーションで応対し,自由に語ってもらうことが苦しみの援助につながる。

リハスタッフが客観的状況の把握だけではなく患者や家族の想い・願い・価値観を聴くことが,患者の時間性(将来),関係性,自律性(自己決定)を支え,自身の身体状況は把握しながらも最期まで生きるため何ができるのか,患者が自律的・主体的に見つける作業を行い,その手段を自ら考え選択することにつながる。

リハの介入には,援助(苦しみを和らげること,軽くすること,なくすこと)を取り入れ,ケア(関係に基づき関係の力で患者クライエントの苦しみを和らげ,軽くし,なくす援助のこと)を実践することが必要である。

【文 献】
1) 日本作業療法士協会 Web サイト (http://www.jaot.or.jp/, 2016 年 5 月時点)
2) 村田久行:ケアの思想と対人援助 改訂増補, 川島書店, 1998.
3) 村田久行:援助者の援助, 川島書店, 2010.
4) 村田久行, 長久栄子 編著:シリーズ・現象学看護 1 せん妄, 日本評論社, 2014.
5) 村田久行:痛みとスピリチュアルケア. ペインクリニック 31(3): 327-335, 2010.
6) Jenny Strong ほか 編, 熊澤孝朗 監訳, 山口佳子 編訳:痛み学, 名古屋大学出版会, 2010.
7) 髙島千敬:がんに対する作業療法の現状と今後の課題. OT ジャーナル 44(2): 102-105, 2010.
8) 島崎寛将:緩和ケア病棟との連携から生まれる支援. OT ジャーナル 46(6): 578-582, 2012.
9) 島崎寛将 ほか 編:緩和ケアが主体となる時期のがんのリハビリテーション, 中山書店, 2013.
10) 綿古里美和 ほか:わが国におけるがんに対する作業療法アンケート調査報告. J Rehabil Health Sci 9: 19-25, 2011.
11) 田尻寿子:心のケアとしてのリハビリテーション. がんのリハビリテーション実線セミナー, 128-135, 2006.(http://www.lpc.or.jp/reha/modules/seminar_new/, 2016 年 5 月時点)
12) 安部能成 監, 祢津加奈子 著:患者の「やりたい」を引き出す作業療法 緩和ケアにもリハビリテーションを. がん暮らしサポート, 2011. (https://gansupport.jp/article/support/supporter/8739.html, 2016 年 5 月時点)

5. 家族・遺族とのかかわり

リハ専門職のもつトータルヘルスプランナーとしての可能性

小笠原文雄

はじめに

わが国では，国民の80％ほどが「できるだけ長く自宅で療養したい」と希望していることが，複数の調査で報告されている。しかし現状，国民の60％は「自宅で療養することは不可能である」と考えている。がん患者は増え続けているにもかかわらず，自宅で死ねる人は平成24年度で全死亡者数の9％，平成26年度で10％と少なく，「在宅医療と介護の適切な提供体制」の早急な構築が必要とされている。

在宅療養，特に在宅緩和ケアは，医療だけで成り立つことは難しく，介護職や地域の人々などたくさんの人達が関係することが多い[1]。かかわる人達が自分の職種のみの知識や視点で向き合っていくと，患者の希望やニーズがかなわなくなってしまうこともある。こういった問題を解決するために，多職種チームをマネジメントするキーパーソンであるトータルヘルスプランナー（Total Health Planner：THP）の役割と効果，さらにリハビリテーション（以下，リハ）専門職のTHPとしての可能性について述べる[2]。

トータルヘルスプランナーとは

高度救急救命医療を行う病院では診断と治療（Cure）に重点を置き，医師の指示で各専門職もチーム医療を行っているが，在宅医療では大きく異なる。病院でのCureはどうしても医師の指示命令系統の下にあるため，ほかの専門職が命令を実行するために神経を張り巡らせて緊張感が満ち，ある意味ストレス空間となってしまう。

一方，在宅医療はCare中心である。かかわるすべての人が，平等な立場で患者・家族を支えることになる。医師はたまたま医師免許証を有しており，ほかの職種ではできない診療行為を行い，少し責任が重いというだけのことだ。しかし，在宅においてCureの部分がないかというとそうではなく，必要な医療は行われており，ときにはCureが前面に出ている場合もある。ここで重要なことは，CureとCareのバランスである（**図1**）。在宅において，Cureが必要なときとCareが必要なときをしっかり見極めながら，医師を含めた多職種のケアマネジメントをしていく職種がTHPなのである[3]。

在宅医療とは，自宅や施設などで病気や障害のある患者に必要な医療を行いながら，生活全体を支えていくことである。患者の人生観・価値観に沿い，住み慣れた家で生きぬいてもらい，最期を自宅で迎えるための支援をし，看取りやエンゼルケアまで家族とともに営むことで，1人の人間の「生・老・病・死」すべてにかかわっていく。

　苦痛や不調を伴い，さまざまな不安やトラブルの多い終末期に自宅で安心して「生活」をしてもらうためには，在宅緩和ケアならではの専門性と，多職種のチームワークが必要である。在宅では医療の枠も越え，介護職ともチームを組み，患者の生活を支える必要がある（図2）。

　終末期の患者が苦痛なく最期を迎えるためには，家族だけでは乗り切れない問題がたくさん出現してくる。家族がいない一人暮らしの患者でも，天涯孤独では

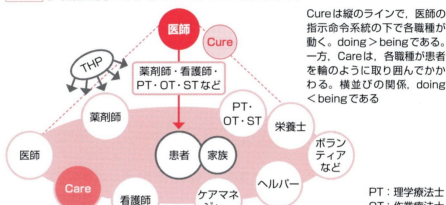

図1　多職種連携におけるCureとCareのバランス

Cureは縦のラインで，医師の指示命令系統の下で各職種が動く。doing＞beingである。一方，Careは，各職種が患者を輪のように取り囲んでかかわる。横並びの関係，doing＜beingである

PT：理学療法士
OT：作業療法士
ST：言語聴覚士

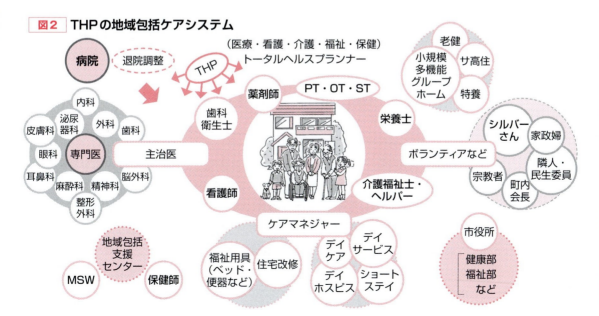

図2　THPの地域包括ケアシステム

なく同居していない家族がいる場合があるため，それぞれケアマネジメントは異なる。起こりうる問題点を予測し予防的にマネジメントすることが，患者が安心して穏やかな生活を継続できることにつながる。そこで問題点を早く感じとってアセスメントし，家族・ボランティアを含めた多職種チームをまとめ，その役割を最大限に引き出し，最善のプランをマネジメントするキーパーソンの存在が必要になってくる。それには医療的知識は不可欠であり，症状を予測して起こり得る問題点を予防するマネジメント力が必要になるが，これらをコーディネートしていくキーパーソンを当院ではTHPと呼び，THPを軸としたケアシステムの下，在宅緩和ケアを確立・実践している。

● トータルヘルスプランナー誕生まで

平成19年度から，THPの教育が名古屋大学大学院で始まっていたが，小笠原版THPの前身は「在宅ホスピスコーディネーター（Home Hospice Coordinator：HHC）」という名称で，2003（平成15）年から活動開始していた。2008（平成20）から，在宅医療において最期まで患者が希望する生活を送るための多職種協働・協調のキーパーソンとして，在宅版THPのシステムを作りあげていった。

筆者がどうしてTHPの存在が必要だと思ったか，そう思うようになっていった過程を述べる[4]。

幼少期

寺に生まれた筆者は，9歳で得度した。父から「お前の祖父は教誨師として死刑囚に説法をした。僧侶になったお前なら，死を前にした人に何を語る？」と問われ，「宗教の勉強より哲学を勉強しろ」と命じられた。高校生のとき，昨日まで元気だった姉が，歩けなくなり入院した。12日後，医師から「明日には亡くなるでしょう」と告げられた父は，「自分の大切な娘を死んだからといって病院の裏玄関から出すなんてかわいそうだ」と姉をおぶって退院させ，翌日，自宅で看取った。姉の死から，治療もむなしく人が死ぬという現実，それを受け入れなければならない家族の思い，「自宅で看取るということ」という哲学を考え始めていった。

病院勤務期

1974（昭和48）年に医師になり，病院勤務時，上司にがんの告知を訴えたときに，「時間外勤務を100時間以上している病院では，心のケアに時間をさけない。医師が過労死してしまう」。また別の日には，「末期がんで余命数日だと患者の息子に説明したら，親を家に連れて帰ってしまった。そうしたら7年後も死なずに外来に通ってくる。入院していたら名医のままであったのに，退院させると死なないのでヤブ医者になる」という話を聞いた。このような，病院での「終末期医療」「看取り」に疑問を抱かざるをえないエピソードを経験した。

開業～トータルヘルスプランナーシステムの立ち上げ

その後，1989（平成元）年に小笠原内科（以下，当院）を開業した。1992（平成4）年に，「明日死ぬから，旅行カバンと靴を用意して」と妻に告げた翌日に笑顔で旅立った人など，在宅での穏やかな旅立ちを経験し，カルチャーショックを受けた。それまでの「がんは苦しんで死ぬものだ」という思いから「なぜ，笑顔で死ねるのか？」と「死」への考えが180°変わってしまう経験をしていった。

2010（平成22）年に，官僚や有識者を対象に開催された多省庁合同会議では，視察に行ったヨハネホスピスでの話をした。そこの看護師が，「がん患者を支えるのに医師はいりませんよ」と答えたのに驚いた。「前もって麻薬を含めた薬を処方してもらっていれば，コントロールは看護師がしますから」と聞き，「そうだね，医師は邪魔するからね」と握手をした。そうして，THPのシステムでいこうと確信した。

2016（平成28）年現在までに1,000人ほどの患者を見送り，そのなかには独居47人が含まれる。近年は，年に6,7人程度の独居患者をほぼ全例，看取っている。これは，THPのケアシステムのおかげだと思っている（図3）。

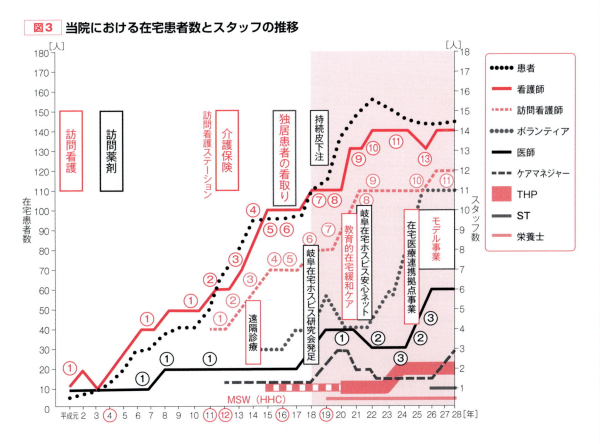

図3 当院における在宅患者数とスタッフの推移

● トータルヘルスプランナーのシステム

　2007（平成19）年に名古屋大学大学院において，看護師，理学療法士，作業療法士などを対象に，"専攻横断型の包括的医療職育成教育"としてTHPの教育が始まった。

　THPの人物像は，①病院内のチーム医療のキーパーソンであり，②退院調整を行う。また地域において，③在宅医療におけるキーパーソンとなり，④行政に入って立案・実行する，こともできるという幅広いものである。

　在宅では，すべての分野において多職種協働のキーパーソンとして活躍できる人物像をTHPとしている。在宅医療の分野では，多職種連携・協働・協調することが大切であり，またどの分野に対しても介入する能力が必要になってくる。

終末期患者の在宅ホスピス緩和ケアとは

　通常は，日本在宅ホスピス協会（Japan Home Hospice Association：HHA）の基準[5]を指標に，緩和ケアに取り組んでいる。

　在宅ホスピスケアとは，在宅ホスピスにおける緩和ケアのことである。緩和とは，痛み・苦しみを和らげて，できれば取ることである。ケアとは，人と人がかかわることで（リハ，清拭，話の傾聴，点滴など）暖かい雰囲気となり，生きる希望が湧き，生きる力がみなぎることによってQOLを上げることである。つまり，緩和ケアとは，苦しみを和らげてQOLを上げることである。

　在宅ホスピス緩和ケアは，暮らしのなかで死を視野に入れ，QOL・QOD（Quality of Death）の向上を目指すものであり，通常の高齢者のケアとはニュアンスが少し異なるが，筆者はすべての在宅医療は在宅緩和ケアでなければならないし，終末期になると在宅ホスピスケアとなると考える。患者本人の生き方を支えきることが最も重要であるが，患者と家族が主人公である。

　在宅ホスピスケアの原則は，①患者と家族が主人公であること，②家族は患者と一体になったケアの対象者であるが，③家族が疲れないようにTHPがケアのコーディネートをしたほうがよい，というものである。

　家族ケアとしては，「家族が，それまでの生活を維持しながら安心して患者を介護できるようにすること」をまず目標に上げ，次に看取りへの教育＝デス・エデュケーションをしていく。デス・エデュケーションでは，①病状に対する理解を確認し，患者，家族の人生観・死生観を踏まえた今後の希望を聞く，②今後起こりうる症状とその対応方法も具体的に説明し，問題点を患者と家族が克服できるように支える。

　ケアの最終場面では，患者家族に「お別れの紙」（図4）を渡し，安心して患者を看取りまで支えられるようにする。こうして，今，生きている日々を大切にし，本人の「希望死・満足死・納得死」をかなえるだけではなく，家族にとっても「満足死・納得死」つまり「グリーフケアがいらないケア」を目指せることになる。

図4 お別れの紙

お別れの日にむけて

～やすらかな看取りのために～

小笠原内科
小笠原訪問看護ステーション

さまざまなご苦労を乗り越えて、ご自宅での療養を続けてこられましたが、症状の変化から少しずつお別れの時が近づいて来ていることが、ご家族のみなさまにも察していただけると思います。これからの症状の変化にどのように対処すればいいのか、いろいろ心配になる時期とも思います。出来る限り落ち着いてゆったりとお別れ出来るように心の準備をしていただければと思います。また、ご面会させたい方がいらしたら、御連絡したほうが、良いかと思います。

今後、次のようなことがおこることもあります

＊ 食物や水分が飲み込みにくくなり、むせることがあります。プリンやとろみのあるゼリーなどが飲み込みやすいこともありますが、まずはご相談ください。
＊ 食欲がなくなり、ほとんど食べなくなったり、眠っている時間が多くなったりします。

無理に食事をすすめず、また無理に起こしたりせず、ご本人のしたいようにしていただくほうが良いと思います。

さらに、症状が進むと、
＊ 口が乾燥して言葉が出にくくなり、痰がきれにくくなります。氷やぬらした綿棒などで口をしめらせると、少しはしゃべれることもあります。
＊ 急な病態の変化（出血、肺炎など）がおこることもあります。
＊ 意味不明な発語や、興奮したりすることもあります。また、昼夜逆転・場所、時間、家族や知人が認識できないといったことがみられることもあります。
＊ 尿の量がへってくることがあります。
＊ 手足が冷たくなってきます。（血圧が下がるため）

このような兆候がすべて現れるとはかぎりません。ご心配のことがありましたらお尋ね下さい。

息を引き取られる時のご様子

ほとんど、眠っておられるようになってきます。そのうち呼んでも、さすっても、反応がなく、ほとんど動かなくなります。大きく呼吸した後、１０～１５秒止まって、また呼吸をする波のような息の仕方になります。肩や下あごを上下させて浅い呼吸をするようになります。少し苦しそうに見えますが、ご本人はすでに意識がなく、苦しみはないと思われます。

しかし、耳は最期まで聞こえているといわれています。ゆっくり声をかけられ、話しかけてください。

呼吸が止まり、胸や顎の動きがなくなります。脈が触れなくなり、心臓が止まります。

（　このようなケースが多いですが、最期までお話をされる方、隣に座っていても気づかないほど安らかに息を引き取られる方など、色々な方がいらっしゃいました。）

あわてずに救急車を呼ばず、ステーションに連絡してください。
看護師がくるまでの時間はご家族のお別れの時間としてください。

ご家族がおやすみになっている時やそばにいない時おひとりで逝くことを選ばれるかもしれません。死の瞬間に立ち会うことができなくても、ご本人はご家族の皆様に充分感謝をされていると思います。

どうぞ後悔をなさらないで下さい。

●終末期患者の在宅ホスピス緩和ケアの流れ[6]（図5～7, 表1～3）

図5 準備期の流れ

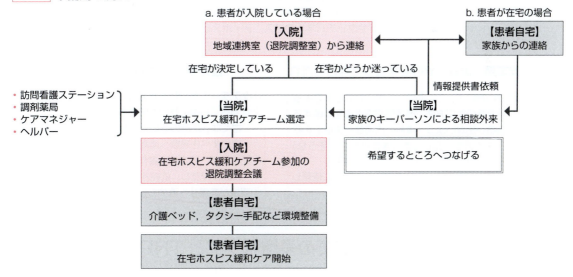

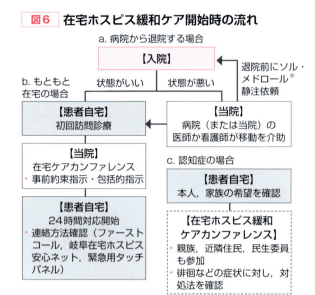

図6　在宅ホスピス緩和ケア開始時の流れ

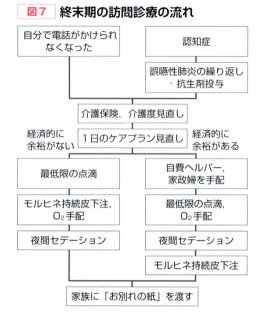

図7　終末期の訪問診療の流れ

表1　当院訪問診察の流れ

①訪問看護指示書発行
②定期訪問診察開始
　・開始時は頻回に訪問する
　・チームからの連絡（携帯電話，iPad®でも）に応じて適宜往診する
③疼痛緩和，オピオイド夜間セデーション
④患者の状態変化に応じて，適宜カンファレンス実施
　・ボランティアやタッチパネルの導入，デイホスピスへの参加

表2　安定期：患者が旅行を希望した場合の流れ

①患者の希望内容によって，必要な人員，物品を手配する
②外出時・急変時の対応方法，確認情報提供書を準備する
③外出時に苦痛が出ないよう，事前に点滴などを指示する
④外出・旅行先で万が一死亡した（または死亡しそうな）場合は，直ちに帰宅させ，自宅で死亡を確認する
　➡外出先が遠方の場合は，死亡を確認した医師に依頼して，死亡診断書を作成してもらう

表3　臨死期，死亡時の対応

①ケアチームから状態が報告される
②なるべく日中に訪問診察する
　・亡くなった時の連絡方法を再確認する
　・連絡すべき家族へ連絡する
③死亡確認，死亡診断書作成
　・親族に確認し，依頼があればエンゼルケアを行う
④親族が葬儀社へ遺体の扱いを依頼

在宅ホスピス緩和ケアでの多職種ケアとTHPの役割

　在宅ホスピス緩和ケアは，「チーム」で行われるものである。「チーム医療」とは，「多様な医療スタッフが，各々の高い専門性を前提に，目的と情報を共有し，業務を分担しつつ互いに連携・補充し合い，患者の状況に的確に対応した医療を提供すること」である[7]。

　在宅緩和ケアには特殊性があり，緩和ケア特有の医療的知識・技術も必要とな

る。死を前に苦しみ悩むため，全人的なケアが特に重要となる。在宅の終末期患者には，あまり時間がないことが多く，できるだけ早く在宅での療養環境を作りあげることも必要になってくる。

　在宅ホスピス緩和ケアでは，医療からのアプローチだけではなく，家族や生活の状況までをトータルでみて予防的なマネジメントをし，優先順位をつけて対応をしていくことが重要で，そのために多職種チームが協働することが必要になってくる。チームではケアの哲学が共有され，情報を共有していなければならない。それができていないと，例えば一人暮らしの患者が最期まで家に居たいと希望していても，ケアマネジャーが「一人きりで家に居るのは無理」と入院を勧めたり，遠く離れた所に住んでいる子どもが「老老介護では介護疲れを起こしてしまう」と入院を決めたりすると，家族やケアマネジャーが抵抗勢力になってしまう。

　そうならないように，ケアの方針を一致させて在宅療養を希望する患者が自宅でできるだけ長い期間を穏やかに過ごせるようにするためには，①患者に起こった変化を早く見つける「アセスメント力」，②その変化に応じてタイムリーに関係職種を動かしていく「コミュニケーション力」が必要であり，チームマネジメントを見越したプランが必要である。

● **THPの認定について**[8]

　HHAでは，2014年度よりTHPの認定制度〔HHAウェブサイト（http://n-hha.com/thp/）参照〕を定めており，2016年現在35名のTHPが全国で活動している。野球やサッカーでいう監督のように，対象者に必要なケアがタイムリーに実行されるように，全体を俯瞰して見渡す視点をもつ必要がある。2016年現在で認定されているTHPは，MSWが1名で，ほかは訪問看護師であるが，今後はぜひ認定に向けたリハ専門職の実践活動を期待したい。

症例紹介

● **事例①：70歳代男性，脳出血（左片麻痺），老老介護（図8）**

　入院先の病院ではリハに対する意欲がなく，認知力が低下して寝たきりになった。医師から「療養病床か施設に移ってほしい」と言われたと，妻が筆者に相談してきた。筆者は「退院させればよい。あなたは『お休み。おはよう』と言うだけにして，介護は無理だから後は看護師さんに電話するだけでいいよ」と伝えた。

　退院して自宅に戻ると，生きる希望が湧いたのか力がみなぎってきて，当初は「（妻が）小柄（40kg，本人75kg）なのでトイレ介助で疲れてしまってはいけないから，バルン（カテーテル）を入れたほうがいい」と話したが，本人の「ポータブルトイレで排泄したい」という希望を聞き，「リハをして歩けるようになったらバルンを抜いてあげる」と話した。それから，のんびり屋の本人も一生懸命

デイサービスと家でリハをしたところ，1年で自力歩行ができるまでになった。しかし，嫁いだ娘が80歳代後半になった高齢の両親を心配して有料老人ホームに入所させたところ，環境になじめずに間もなく脳出血が再発し，入院してすぐに亡くなった。

家族の介護負担を減らすことも，患者の苦痛緩和につながる。「癒しを提供するものは自ら癒されなければならない」ので，あえてバルンカテーテルの挿入を提案することもある。「バルンを抜きたい」という患者の意欲が高まる緩和ケアリハをすることで，患者のADLは下がったようにみえるが，QOLは上がっていく。この症例の場合，結果的にはADLも向上した。自宅で穏やかに暮らせていたが，母（本人の妻）に認知症状が出現したことを子が心配し，両親を入所させた。親の心子知らずということになってしまった。「退院してよくなった人間を再び入院・入所させると急変する場合もある」ということを家族に教えることもTHPの役割である。

図8　症例①

70歳代男性，脳出血（左片麻痺），体重75kg，妻と二人暮らし

X年　　：病院でリハを続けていたが，寝たきりで認知力低下
X＋1年：在宅医療（緩和ケア）開始。介護，看護，リハを行う
X＋2年：歩行できるようになり，認知力が回復
X＋6年：娘が両親を入所させたところ，脳出血再発により亡くなった

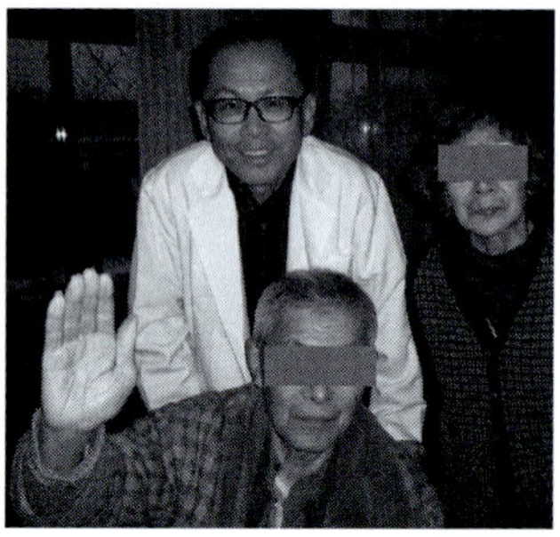

写真はX＋6年のときに，症例，その妻，筆者の3名で撮影。症例は車椅子に乗っているが笑顔がみられた

●事例②：80歳代男性，悪性リンパ腫，左大腿骨病的骨折，老老介護（図9）

骨折して入院したが，悪性リンパ腫による骨折のため手術ができないと告知された。

翌年，抗がん薬が使えなくなったため，在宅緩和ケアを開始した。半年後，発熱したときに家族が「入院しないとならなくなった」とおろおろしたので，本人と家族に「熱が出るのは生きてる証拠。喜びなさい。『慌てず・騒がず・驚かず』」と助言すると笑顔になった。

骨折したまま9年後も元気で，デイサービスで麻雀をしたり，家族で旅行に行ったりして過ごしている。ADLは変わっていないが，QOLが上がった。

がん末期の骨折は，骨転移によってきたすこともあるが，本人と家族の希望や予後に応じて対応していくことが大切である。ADLを上げようとしてリハをす

るのではなく，日々笑顔で暮らせるように，酒を呑んだり麻雀をして楽しめるよう，心が通うケアをチーム全員がしているかどうかをチェックするのもTHPの役割である。

図9 症例②

80歳代男性，悪性リンパ腫，左大腿骨病的骨折

X年12月　：左大腿骨骨折で入院したが，悪性リンパ腫のため手術ができないと告知される

X＋1年4月：抗がん薬が使えなくなったため，在宅緩和ケアを開始。骨折しているため動くと痛みがある

同9月　　：高熱が出る。家族が「入院しなければ」とうったえたが，「慌てず・騒がず・驚かず」と伝えた

写真はX＋5年2月に，患者，その妻，筆者で撮影。症例は「ビールがおいしい」「デイサービスは楽しい」と言っており，麻雀では大三元で上がったこともあるそうである

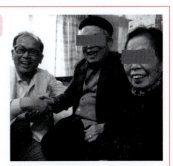

リハビリテーション専門職がTHPになるためには

　緩和リハは，病気・臓器中心のCureの現代医療からCareの医療への見直し，つまり部分だけをみるのではなく人間全体（Total）をみないといけないだろう。特に，治癒（Healing）・健康（Health）というところをみるために，THPの視点が必要になってくる。

　リハ専門職が緩和リハケアを行う際には，「QOLを上げるとは，どういうことか」という点を踏まえることで，それが大きな意義があるものになり，また重要な役割を担うことができる。

　特に，終末期での口腔嚥下リハは，栄養状態が維持されるだけではなく，口から栄養を摂ることの喜びと楽しみによってADL向上とQOL拡大につながり，一緒に食事をする家族の満足にもなる。

　死を目前にした患者は，一日一日の何気ない普段の日常生活を過ごすことを幸せと感じる。「あなたは最期に何を食べたいですか？」という質問では，筆者が聞いたなかでは「1本のうどん」や「お雑煮が食べたい」というものがあった。それを叶えられるよう，当院では患者がおいしく食べられる環境作りに言語聴覚士（ST）が活躍している[9]。食べられるようになるだけではなく，家族の負担軽減，褥瘡の予防，誤嚥性肺炎の予防にも結びついていく。

　がんの進行とともに現れやすい痛みや浮腫などに対しては，機能回復のためのリハよりもむしろ，マッサージやコミュニケーションのほうが効果的であろう。

●STが終末期リハビリテーションにTHPの視点でかかわった症例

事例③：90歳代女性，胆のう癌（末期）

- 既往歴：X－11年…脳梗塞，X－2年…うっ血性心不全，肝障害
- 経過：発熱・倦怠感で受診。黄疸，貧血があり入院となる。輸血や胆管ステント留置などの治療が行われたが，全身状態はなかなか安定しなかった。ADL低下や食事摂取量減少が顕著であったためPT・STが介入していたが，改善は困難であった。離床は進まず，移乗は全介助，食事量も低下し，中心静脈栄養が開始された。採血や点滴など治療への苦痛の訴えが目立ち，本人の帰宅希望が非常に強くなっていた。病状から，家族は家での介護・看取りを希望し，入院後1カ月強で自宅療養となった。

終末期緩和リハケア開始

在宅の介護者は，病院で嚥下評価・指導を受けていても十分理解できていなかったり，状態が変化したときにどう対応していいかわからなかったりすることがよくある。しかし，在宅の現場で働くSTはまだ少数であり，適切な嚥下評価やリハを受けることができないケースが多いのが現状である。

本人は点滴を嫌がることから，嚥下状態や今後の経口摂取の進め方について検討が必要であったため，早期にSTが介入することとなった。

看護師からは，病院では点滴と併用して経口摂取（ペースト食）を少量行っていたが，ペースト以外に食べることはできないのかなど，自宅でどのように食事を進めればいいのか家族に不安があるとの報告があった。

STの嚥下評価

嚥下機能の精査として，病院では嚥下造影検査（Videofluoroscopic Examination of Swallowing：VF）や嚥下内視鏡検査（Video Endoscopy：VE）が行われることが多い。しかし，在宅ではそのような検査が行えない場合がほとんどである。ベッドサイドや食事場面における嚥下状態を視診・触診・聴診によって判断しなければならない。その際，目で見えない咽頭期の判断を嚥下音や呼吸音で行う頸部聴診法は，大変有用な評価方法となっている。

入院前・入院中の食事状況について家族から情報収集を行い，現在の食事内容・介助の様子を確認した。ベッドアップ30°，身体は下方にずり下がった状態で，家族がペースト食少量，水分は「楽のみ（吸いのみ）」で全介助していた。水分にはトロミを使用しているとのことであったが，底にダマとなって固まっており，ほとんどトロミが付いていない状態であった。トロミやベッド上の姿勢について説明・指導を行ったうえで体位を修正し，嚥下機能・身体機能の評価を実施した。

- 先行期：認知症があるが，日常の簡単な応答は可能。
- 準備期・口腔期：総義歯はおおむね適合。食塊形成に拙劣さはあるが，軟らか

い固形物は咀嚼〜送り込み可能。声量十分・発話明瞭。
- 咽頭期：円背はあるが喉頭下垂はなく，咽頭クリアランスは良好に保たれている。嚥下反射遅延は軽度あり，覚醒や姿勢に注意が必要。
- 全身状態：バイタルサインは安定。声量十分で発話も明瞭。食欲や運動に対する意欲もみられる。
- 身体機能：麻痺（－），筋力低下はあるものの，上下肢挙上はなんとか可能（MMT 3）。端座位保持は難あり。腰痛や膝関節痛の訴え目立つ。
- 総合評価：嚥下自体はそれほど悪くない（藤島の摂食・嚥下障害のグレード6）。ペースト状にとどめる必要はなく，煮物や果物など軟らかい物であれば，一口サイズの固形物にアップ可能。水分はトロミなしか，薄めのトロミで対応可能。ただし，軽度の嚥下反射遅延があるので，姿勢や全身状態などの変化に注意していく必要はある。家族は嚥下障害に対する知識が十分ではない様子で，継続して指導が必要。全身状態は比較的安定しており，本人に意欲・食欲ともみられる。本人の好みに合わせて固形物も取り入れながら経口摂取量を増やすとともに，徐々に離床を進められるよう関節可動域練習や上下肢の筋力訓練を行っていきたい。

ST介入後の経過

　徐々に食事量が増え，点滴を終了できるまでになった。そうなると，本人や家族から本当のニーズが聞かれるようになった。
- 娘：「暖かくなったら外に散歩に連れて行きたい。無理かもしれないけど。もともと動くのが好きで，2年前まで自転車に乗っていたんです」
- 本人：「なんで私だけここで食べなあかんの？　あっち（食卓）でみんなで食べたい。花見に行きたいな。いろんな所に行きたい」

　そこで，上下肢の筋力訓練・座位訓練に加え，ベッド－車椅子間の移乗動作の練習を取り入れ，みんなで食卓を囲めること，桜の花見に行くことを目標にした（この時点で2月半ばであり，花見の時期まで状態が安定しているかどうか不明であったが）。
　端座位は可能になったが，本人に腰痛・膝関節痛があり，立位は困難であった。介護者も高齢であり，車椅子への移乗は通常の介助では困難であったことから，トランスファーボードを使用した移乗方法をケアマネジャー・家族に提案した。繰り返し指導し，車椅子の移乗が可能になった。車椅子に座れたことで食事の自力摂取が可能になり，食卓への移動，スロープを使用した庭への外出も可能となった。そして，毎年3月末には見に行っていたという近所の桜の花見場所まで，車椅子で散歩に行くことができた。退院時には，家族は車椅子に座ることすら無理だと考えていたが，訪問看護・リハを受けながら徐々に状態が改善し，花見に行くという目標を達成できたことは，本人・家族とも非常に喜んでいた。花見の

後，2週間ほどで全身状態が悪化し，死去した。

リハは，病院ではPT・OT・STと多職種でかかわれることが多いが，在宅では限られた職種で対応しなければならないことが多い。嚥下障害をもつ患者のQOL向上のためには，STは嚥下の機能だけをみていてはいけないと考えている。誤嚥＝肺炎ではなく，誤嚥性肺炎は体力・免疫力・喀出力のバランスが崩れたときに発症する。そのため，嚥下機能に合わせた食事場面への対応とともに，身体機能へのアプローチも同じように重要だといえる。

『がんのリハビリテーションガイドライン』[10]にも「余命の長さにかかわらず，患者とその家族の要望を十分に把握したうえで，その時期におけるできるかぎり可能な最高のADLを実現することという目的をもち，在宅という実際の生活場面で直接ADLやQOLにアプローチするリハは，がん患者や家族にとって生きていく希望や安心となりうるものである」とされている。それは，ADLが落ちてもQOLが上がるケアを目指すこととしている在宅ホスピス緩和ケアの考え方につながっている。

終末期にかかわるリハ専門職は，全員がTHPの視点をもってほしい。現在のリハ専門職の教育や，病院での仕事内容からは，終末期の患者や家族へのケアを学ぶ機会は少ないかもしれないが，THPの視点をもった実践を積み上げていってほしい。

おわりに

約45年医師をやってきて，在宅緩和ケアには約30年携わってきた結論は，「看取りは哲学」である。終末期の緩和リハケアは人間の尊厳を守ることであり，これぞまさしく看取りの哲学である。だからADLが下がってもQOLが上がるケアを目指していくことが，終末期の緩和リハの目的ではないだろうか。終末期緩和リハケアにかかわるリハ専門職には，ぜひTHPの視点をもってほしいと願っている。ケアとは，人と人がかかわることで暖かいつながりが生まれ，生きる希望が湧き，生きる力がみなぎることである。その人間がエンパワーメントをして希望を叶えることも，支援となる。1人の人格をケアすることとは，最も深い意味で，その人が成長すること，自己実現することを助けることである[11]。

生きること，死ぬこと，看取りの哲学を理解した在宅ホスピスケアを受けることで，患者は笑顔で心豊かに生き抜くことができる。「生まれる所は決められないが，死ぬ処は自分で決める。ところ定まればこころ定まる」。そして，逝くことを支えた家族や関係者の成長にもつながっていく。「希望死・満足死・納得死」を目指すために，ケアの哲学を噛み締め，かかわる多職種の誰もがTHPの視点でケアに当たれば，これからのわが国の在宅医療が変わっていくことになるであろう。つまり，少子高齢化の日本を救うことになると信じている。

【文 献】

1) 小笠原文雄：介護力が在宅医療の鍵 THPの視点が日本を救う．医学の歩み 239(5), 524-530, 2011.
2) 厚生労働省 医政局指導課 在宅医療推進室：平成24年度 在宅医療連携拠点事業 総括報告書(http://www.mhlw.go.jp/file/06-Seisakujouhou-12400000-Hokenkyoku/0000119379.pdf, 2016年6月時点)
3) 小笠原文雄：多職種連携におけるトータルヘルスプランナー（THP）．治療 91(5), 1541-1546, 2009.
4) 上野千鶴子，小笠原文雄：上野千鶴子が聞く 小笠原先生，ひとりで家で死ねますか？ 朝日新聞出版, 2013.
5) 日本在宅ホスピス協会：在宅ホスピスケアの基準（http://n-hha.com/guidance_ja/standard_ja/, 2016年6月時点）
6) 小笠原文雄：独居患者の看取り（https://clinicalsup.jp/contentlist/2113.html, 2016年6月時点）
7) 厚生労働省医政局：医療スタッフの協働・連携によるチーム医療の推進について．医政発0430 第1号, 2010.（http://www.jvnf.or.jp/1004301.pdf, 2016年6月時点）
8) 上野千鶴子：男おひとりさま道, 法研, 2009.
9) 大野木宏彰：頸部聴診法を使った 嚥下の見える評価マニュアル, メディカ出版, 2014.
10) 日本リハビリテーション医学会 がんのリハビリテーションガイドライン策定委員会：がんのリハビリテーションガイドライン, 金原出版, 2013.
11) ミルトン・メイヤロフ 著, 田村 真 ほか 訳：ケアの本質 生きることの意味, ゆみる出版, 1987.

索引

索引

あ

曖昧性	23
悪性黒色腫	26
アクティビティ	78

い

医学的リハビリテーション	3
息苦しさ	99
── を生じやすい動作	108
意思決定	23, 248
── の支援	294
遺族会	273
痛み	28

え

嚥下リハビリテーション	125
援助的コミュニケーション	291
エンド・オブ・ライフケア	194

か

介護付有料老人ホーム	85
介護保健施設	85
介護予防	194
かかりつけ医	128
学際的チーム	221
下肢麻痺	88
家族会	33
片麻痺	89
がん患者のリハビリテーション	72
── 中止基準	95
がんサバイバーシップ	34
患者会	33

患者のスピリチュアルペイン	291
がん終末期とQOL	113
がん終末期の身体変化	114
がん対策基本法	247
顔面神経麻痺	89
緩和	310
── ケア	24
── サービスの利用率	136
── チーム	13, 72
── の定義	8, 24
── プロジェクトのポイント	272
── デイケア	136
── リハビリテーション	112

き

希少がん	22
機能維持リハビリテーション	6
機能回復リハビリテーション	5
機能低下リハビリテーション	7
機能的チームケア	220
キャンサーサバイバー	34
強制呼出	106
筋萎縮性側索硬化症	237
緊急を要する症状・病態	62

く

口すぼめ呼吸	104
グリーフ	274
── ケア	274
── ワーク	274
苦しみの構造	292

け

ケア付きコミュニティ	192
形式的チームケア	220
軽費老人ホーム	85
幻肢痛	30
倦怠感	89

こ

高原状態	6
高齢者対応共同住宅	85
高齢者の住まいの種類	85
呼吸介助	105
呼吸器疾患	44
呼吸リハビリテーション	99
呼吸困難感	86
呼吸困難と動作の評価ポイント	103
呼吸状態の評価	101
呼吸のコントロール	108
国際障害分類	4
国際生活機能分類	4
骨関連事象	16
骨転移	27
── を有する場合に避けるべき動作	88
コミュニケーションスキル	16

さ

サービス付高齢者向け住宅	85
在宅医療	307
在宅がんリハビリテーション	222
在宅ターミナルケアのプロセス	224
在宅におけるエンド・オブ・ライフケアの要件	97
在宅ホスピス緩和ケア	156
── 開始時の流れ	312
サルコーマ	26

し

時間・病期のスキルミックス	195
自己排痰法	106
四肢麻痺	89
自助具	75
持続痛	28
疾患経過	39
死に至る廃用症候	52
死亡場所の構成割合の推移	180
死亡場所別の死亡者数の推移	192
修正 Borg Scale	102
住宅	191
終末期	42
── の生活を支える視点	226
── の訪問診療の流れ	312
── リハビリテーション	8, 13, 42
── で行う具体的活動	223
── の対象	10
── の展開	17
── の特色	9
── の方法	13
心疾患に対する ──	42
循環器疾患	41
── の末期状態	42
循環器リハビリテーション	41
傷害	4
上肢の麻痺	89
小児緩和ケア	273
職種間のスキルミックス	195
神経障害	91
── 性疼痛	28
進行性脊髄性筋萎縮症	235
心疾患	41
── に対する終末期リハビリテーション	42
腎疾患	43
人生の最期を迎えたい場所	179
心理社会 / スピリチュアルケアモデル	130

す

遂行機能障害 … 76
スキルミックス … 190
　── における3つのポイント … 195
スピリチュアルケア … 144, 291
スピリチュアルペイン … 144, 289

せ

生活 … 115
　── 機能とその構成要素 … 193
脊椎の解剖学的特徴による骨病変時の注意点 … 28
セデーション … 39
全人的苦痛 … 220
せん妄 … 91

そ

創作活動 … 31
ソーシャル・キャピタル … 200
その人らしい死 … 194

た

体位排痰法 … 107
体性痛 … 28
多職種チーム … 221
多職種連携における問題点と対策 … 222

ち

地域包括ケアシステム … 191
地域マネジメントに基づくケア付き
　コミュニティの構築 … 192

チーム医療 … 312
チャプレン … 20

て

デイホスピス … 129
　── スタッフの職種とその役割 … 131
　── の4つの機能 … 130
転移性骨腫瘍 … 27
転移性脳腫瘍 … 25
　── のがん種ごとの放射線感受性 … 26

と

疼痛 … 28, 87
トータルペイン … 220
トータルヘルスプランナー … 306
突出痛 … 28
トルーソー症候群 … 75

な

内臓痛 … 28
難病 … 47
　── のリハビリテーション … 234
　── への対応 … 47

に・ね

肉腫 … 26
二次性の障害 … 51
日常生活活動 … 5
日本人の死因 … 38
人間らしい死 … 194
認知症 … 49
寝たきりの要因 … 40

の

脳血管障害	46
脳転移	25
能力低下	4

は

廃用症候群	51
──に対する医学的リハビリテーション	53
ハッフィング	106
パニックコントロール	86, 103
場のスキルミックス	195
ハンディキャップ	4

ふ・ほ

腹式呼吸	104
浮腫	90
プライマリケア	127, 174
プラトー	6
ブローイング	122
プロボノ	204
ブロムプトムカクテル	18
訪問セラピストとして必要なスキル	226

み・め

ミニジョイスティック	240
ミラーセラピー	30
メラノーマ	26

も

燃え尽き症候群	287
モダンホスピス運動	127
物語と対話による医療	15

ゆ・よ

ユマニチュード®	17
養護老人ホーム	85

り・ろ

リハビリテーション	2
──医学	3
──専門職の立ち位置	257
医学的──	3
嚥下──	125
がん患者の──	72
緩和──	112
機能維持──	6
機能回復──	5
機能低下──	7
呼吸──	99
在宅がん──	222
終末期──	8, 13, 42
循環器──	41
心疾患に対する終末期──	42
難病の──	234
廃用症候群に対する医学的──	53
臨死期の緩和──	123
リラクセーション	124
臨死期, 死亡時の対応	312
臨死期の緩和リハビリテーション	123
臨床倫理検討シート	98
老化	49

A・B

activities of daily living (ADL) ······ 5
amyotrophic lateral sclerosis (ALS) ······ 237
burn out ······ 287

D・G

disability ······ 4
disuse syndrome ······ 51
do not attempt resuscitation (DNAR) ······ 63
general practitioner ······ 128

H

handicap ······ 4
high care unit (HCU) ······ 59

I

illness trajectory ······ 39
impairment ······ 4
information and communication technology (ICT) ······ 232
intensive care unit (ICU) ······ 58
interdisciplinary team care ······ 220
International Classification of Functioning, Disability and Health (ICF) ······ 4
International Classification of Impairment, Disability and Handicap (ICIDH) ······ 4

M・N

medical rehabilitation ······ 3
Mirel's Score ······ 88
multidisciplinary team care ······ 220
narrative-based medicine ······ 15

P

palliative care team (PCT) ······ 13
Palliative Prognostic Index (PPI) ······ 91
plateau ······ 6

Q・R

quality of life (QOL) ······ 5, 187
rehabilitation medicine ······ 3

S

sedation ······ 39
skeletal related event (SRE) ······ 16
spinal muscular atrophy (SMA) ······ 234
Support Team Assessment Schedule 日本語版 (STAS-J) ······ 86

T・V

TNM 分類 ······ 25
total health planner ······ 306
Visual Analog Scale (VAS) ······ 102

終末期リハビリテーションの臨床アプローチ

2016年 9月 20日　第1版第1刷発行

- ■編　集　安部能成　あべ　かずなり
- ■発行者　鳥羽清治
- ■発行所　株式会社メジカルビュー社
  〒162-0845 東京都新宿区市谷本村町2-30
  電話　03(5228)2050(代表)
  ホームページ　http://www.medicalview.co.jp/

  営業部　FAX　03(5228)2059
  　　　　E-mail　eigyo@medicalview.co.jp

  編集部　FAX　03(5228)2062
  　　　　E-mail　ed@medicalview.co.jp

- ■印刷所　三美印刷　株式会社

ISBN 978-4-7583-1718-4　C3047

©MEDICAL VIEW, 2016. Printed in Japan

・本書に掲載された著作物の複写・複製・転載・翻訳・データベースへの取り込みおよび送信(送信可能化権を含む)・上映・譲渡に関する許諾権は，(株)メジカルビュー社が保有しています．

・JCOPY 〈(社)出版者著作権管理機構 委託出版物〉
本書の無断複写は著作権法上での例外を除き禁じられています．複写される場合は，そのつど事前に，(社)出版者著作権管理機構(電話 03-3513-6969, FAX 03-3513-6979, e-mail：info@jcopy.or.jp)の許諾を得てください．

・本書をコピー，スキャン，デジタルデータ化するなどの複製を無許諾で行う行為は，著作権法上での限られた例外(「私的使用のための複製」など)を除き禁じられています．大学，病院，企業などにおいて，研究活動，診察を含み業務上使用する目的で上記の行為を行うことは私的使用には該当せず違法です．また私的使用のためであっても，代行業者等の第三者に依頼して上記の行為を行うことは違法となります．

高齢者リハビリテーションに必要な知識を包括的・横断的に解説した実践書

高齢者リハビリテーション実践マニュアル

編集 宮越 浩一　亀田総合病院リハビリテーション科部長

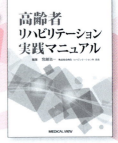

高齢者は病前の状態がさまざまで，入院による廃用症候群も生じやすく，リハビリテーションのゴール設定は複雑となる。複数の疾患を抱えていることも多く，合併症のリスクがあり，経過も異なるため特別なリスク管理が必要である。

高齢者リハでは考慮すべきことが多く，老年医学や各疾患についての幅広い知識と情報収集能力，その情報を整理してリハプログラムに反映できる総合的判断力が必要である。この総合的判断力を身につけ，高齢者リハを実践するために必要な知識を包括的・横断的に解説した一冊。

定価（本体5,400円＋税）
B5判・376頁・
2色刷（一部カラー）
イラスト98点，写真80点
ISBN978-4-7583-1490-9

目次

PartⅠ 総論
1. 高齢者のリハビリテーション：総論
2. 情報収集とリハビリテーションプログラム
3. 廃用症候群
4. 退院支援
5. 在宅における全身管理
6. 在宅におけるリハビリテーション
7. 終末期症例に対するリハビリテーション

PartⅡ 高齢者に多い疾患とリハビリテーションの実際
1. 脳卒中
2. 神経変性疾患
3. 呼吸器疾患
4. 運動器疾患

PartⅢ 併存疾患の管理
1. 糖尿病
2. 心不全
3. 慢性腎臓病，腎不全
4. 末梢動脈疾患
5. 認知症・せん妄
6. がん
7. 医薬品による影響

PartⅣ リハビリテーションに伴うリスク管理
1. 意識障害
2. 血圧変動，不整脈
3. めまい
4. 浮腫
5. 水，電解質異常，脱水
6. 消化器疾患
7. 悪心・嘔吐

PartⅤ 高齢者に多い問題への対応
1. 低栄養
2. 嚥下障害
3. 排尿障害
4. 感染症・発熱
5. 転倒対策

PartⅥ 症例紹介
1. 脳卒中
2. 大腿骨頸部骨折
3. 第12胸椎圧迫骨折
4. 肺炎
5. 心不全

「がん患者のリハビリを担当？ がんについてあまり知らないんですが…」

がん患者のリハビリテーション

リスク管理とゴール設定

編集 宮越 浩一　亀田総合病院リハビリテーション科部長

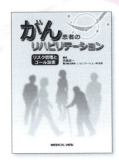

平成22年度の診療報酬改定で「がん患者リハビリテーション料」が新設された。それを受けて，がんのリハを実施する施設が増加しつつある。

本書は，がんについてあまり知らないセラピスト向けに，がん患者のリハに役立つ必要十分な知識をわかりやすく解説。亀田総合病院での実践例を基に，がん患者特有のリスクの管理法と，がんの進行状況に応じたリハのゴール設定について重点的に触れている。

これからがんのリハを始めようと考えている施設にも非常に参考になる一冊。

定価（本体4,200円＋税）
B5判・328頁・2色刷（一部カラー）
イラスト181点，写真45点
ISBN978-4-7583-1469-5

目次

Ⅰ章 基礎編 —総論—
1. がんのリハビリテーションの必要性とエビデンス
2. がん治療の原則とstage分類の意味
3. 血液・尿検査の見方
4. 生命予後の予測
5. 疼痛管理

Ⅱ章 リスク管理編
1. リスク管理総論
2. 骨転移
3. 脳転移
4. 深部静脈血栓症・肺塞栓
5. 悪液質
6. がんに伴う合併症
7. 抗がん剤や放射線による副作用

Ⅲ章 原発巣別各論
1. 頭頸部がん
2. 乳がん
3. 肺がん
4. 消化器がん
5. 婦人科がん
6. 泌尿器がん
7. 造血器悪性腫瘍
8. 終末期

Ⅳ章 実践編 —リハビリテーションの実際—
1. 評価方法
2. 開胸開腹術における周術期の呼吸リハビリテーション
3. 肩関節可動域制限への対応
4. リンパ浮腫への対応
5. 嚥下障害と構音障害・発声障害への対応
6. 骨転移患者に対する生活指導
7. 在宅患者への対応
8. 終末期症例への対応

※ご注文，お問い合わせは最寄りの医書取扱店または直接弊社営業部まで。

メジカルビュー社
〒162-0845 東京都新宿区市谷本村町2番30号
TEL.03(5228)2050　E-mail（営業部）eigyo@medicalview.co.jp
FAX.03(5228)2059　http://www.medicalview.co.jp

スマートフォンで書籍の内容紹介や目次がご覧いただけます。